打 开 心 世 界 · 遇 见 新 自 己
HZBOOKS PSYCHOLOGY

HZ BOOKS
华章心理

自闭症
新科学

What Science
Tells Us about
Autism
Spectrum
Disorder

Making the Right Choices
for Your Child

为自闭症人士
做出正确的生活选择

[美]

拉斐尔·A. 伯尼尔（Raphael A. Bernier）

杰拉尔丁·道森（Geraldine Dawson）

乔尔·T. 尼格（Joel T. Nigg）

/ 著

王芳

杨广学

/ 译

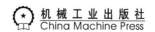

机械工业出版社
China Machine Press

图书在版编目（CIP）数据

自闭症新科学：为自闭症人士做出正确的生活选择 /（美）拉斐尔·A. 伯尼尔
(Raphael A. Bernier)，（美）杰拉尔丁·道森 (Geraldine Dawson)，（美）乔尔·T.
尼格 (Joel T. Nigg) 著；王芳，杨广学译. -- 北京：机械工业出版社，2022.6
书名原文：What Science Tells Us about Autism Spectrum Disorder: Making
        the Right Choices for Your Child
ISBN 978-7-111-70884-1

I. ① 自…   II. ① 拉… ② 杰… ③ 乔… ④ 王… ⑤ 杨…   III. ① 孤独症 - 研究
IV. ① R749.99

中国版本图书馆 CIP 数据核字（2022）第 091769 号

北京市版权局著作权合同登记　图字：01-2022-0827 号。

自闭症新科学

为自闭症人士做出正确的生活选择

出版发行：机械工业出版社（北京市西城区百万庄大街 22 号　邮政编码：100037）

责任编辑：李双燕   责任校对：殷　虹

印　　刷：涿州市京南印刷厂   版　　次：2022 年 7 月第 1 版第 1 次印刷

开　　本：170mm×230mm　1/16   印　　张：18.5

书　　号：ISBN 978-7-111-70884-1   定　　价：79.00 元

客服电话：（010）88361066　88379833　68326294   投稿热线：（010）88379007

华章网站：www.hzbook.com   读者信箱：hzjg@hzbook.com

版权所有·侵权必究
封底无防伪标均为盗版

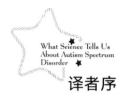

译者序

本书英文版是 2020 年出版的新作。本书综合了当代国际最新研究成果，兼具科学研究的系统性和日常生活的实用性，是一本既严谨又通俗的自闭症读物。我们用最快的速度翻译这本书，推荐给大家，就是因为它新颖而切实的内容可以帮助读者直接面对自闭症的前沿问题，在视野上有所拓展，在观点上有所更新。

本书的三位作者都是具有国际影响力的自闭症专家，他们长期从事自闭症病因与病理学、早期监测与干预、大脑神经可塑性相关的科学与临床研究。

拉斐尔·A. 伯尼尔博士，华盛顿大学精神病学和行为科学教授，曾为华盛顿大学人类发展与残障中心副主任。西雅图儿童自闭症中心前执行主任。他是一名长期从事自闭症工作的临床研究人员，研究的主要方向是自闭症的病因与病理学，以及如何提高自闭症患者及家庭的生活品质。

杰拉尔丁·道森博士，是杜克大学脑科学研究所主任，杜克大学自闭症和大脑发育中心主任，国际公认的自闭症专家。她长期致力于自闭症的早期检测、早期干预和大脑可塑性的研究，是自闭症家庭权利的热心倡导者。她曾与他人合著《孤独症儿童早期干预丹佛模式》和《高功能孤独症儿童养育指南（第 2 版）》。

乔尔·T. 尼格博士，是俄勒冈健康与科学大学心理学系主任，精神病学、儿科和行为神经科学教授。他是儿童神经发育领域的领军人物，同时也是一名执业临床医生。他是《多动症儿童日常生活的科学管理》一书的作者。

本书的核心理念是：基于自闭症的最新科学研究进展，提炼对自闭症个体及家庭的现实生活具有实际意义的研究主题和结论，指导家长为孩子及家庭制订高度个性化的、切实可行的治疗方案，改善自闭症个体的整体能力，提升自闭症家庭的综合生活品质。

本书具有四个鲜明的特点：

第一，介绍了自闭症研究领域的最新进展。本书作者对截止到 2020 年的最新研究文献进行了梳理与总结，有利于我们追踪自闭症的最新研究动态，把握前沿动向。

第二，全面涵盖了自闭症研究的多个领域。首先，本书详细介绍了自闭症的成因、病理发展过程、自闭症个体大脑的异常运作方式；其次，就自闭症家庭格外关注的睡眠、运动、饮食和胃肠道消化等问题进行了深入探讨；最后，就青春期教育及成年期转衔等关键问题展开论述，并提出了方案和策略。

第三，将学术理论研究与生活实践紧密结合。本书将抽象的科学理论研究结论转化成每个家庭可以实际操作的生活实践，在一定的原则指导下，结合真实、鲜活的临床案例，提出具有家庭适宜性的干预方案，是家长、教师手边不可或缺的实用指南。

第四，突出强调自闭症的病因与病理学研究。本书作者重点从神经科学和基因学的角度，对自闭症病因及病理机制进行了深入探讨，强调自闭症作为一种谱系障碍，其成因比我们以往想象的更为复杂，涉及生物体和环境之间复杂的相互作用。这提醒我们，必须重视环境影响，尤其要注重母亲孕期及儿童早期生活环境的改善，从饮食调理、情绪、运动和睡眠等各个方面入手，全面调整和优化自闭症个体的生活品质，提升其健康水平。

本书最突出、最具挑战性和启发性的内容，是关于自闭症的共病描述和更进一步的病因探究。尤其是关于胃肠道感染和肠－脑轴的研究，直接指向了以自闭症为代表的神经发育障碍类疾病的一个关键性根源。70 多年来，关于自闭症的病因众说纷纭，迷思甚多，而实证研究材料也已经积累到了相当程度，本书中呈现的多种线索，差不多已经有了明确的指向，结论可以说是呼之欲出。

但是，正是在这个关键问题上，本书作者却显出某种难言之隐。在第 7 章讨论有害饮食问题时，作者竟然没有列举任何内容，只道出下面这段话——"与其他健康问题相比，进食问题的研究依然很有限。这可能是因为，如果是饮食导致儿童发育落后或成长质量下降，那问题就变得十分敏感了：这有可能引发对国家健康指标的重新评估。"吞吞吐吐间，作者似乎有不少苦衷。尊崇科学的立场，在这里似乎打了折扣。严重影响国民健康的饮食风险最有可能成为自闭症的主要病因，为什么不敢或不愿对这一问题展开深入研究和公开讨论？作为译者，我们只能表示存疑，希望读者自己细心体会。

当然，科学研究的过程是艰苦而曲折的，未知的疆域总是远远大于已知的疆域，所以科学家必须永远保持谦逊的心态；而科学还具有自己涉足范围的明确局限性，很多其他问题，例如价值判断、个人选择、群己利害，等等，都很难只通过科学的方法来探查明白。因此，家长和专业工作者在做决策的时候，还要考虑科学以外的因素，尤其是个人和社会在一定文化背景下的错误立场假设。这些假设往往是我们沉浸其中而不完全自觉的，但其破坏力却因此而显得更加强大。这本书集中论述了科学的发现，提出了更多的问题，但不可能为自闭症干预提供万能灵丹式的指导，读者从书中得到启发和有效的线索后，在具体实践中还需要明察秋毫，做出自己的判断。

借翻译这本书的机会，参与当代自闭症重要研究课题的讨论，我们感到荣幸。相信这本书能让中国的家长和专业人士更好地认识和理解自闭症，帮助教师和治疗师在自闭症干预实践和研究工作中取得新进展，促使社会各界共同努力，一起为自闭症人士构建更完善的社会支持系统。

杨广学

2022 年春日

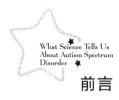

前言

　　自闭症谱系障碍（autism spectrum disorder，ASD，简称自闭症）是影响大脑发育最明显和最常见的疾病之一。很多人可以清晰地描述自闭症个体的特征，或者绘声绘色地讲述有关这个群体的故事。我们对自闭症相关科学研究进展的报道以及充满人情味的家庭生活逸事也常有耳闻。如果以"自闭症"为关键词进行互联网检索，你会在半秒钟内找到大约1.44亿个结果。自闭症这个领域存在着海量的信息，也充斥着无数的争论，关于自闭症的病因、治疗手段，甚至对自闭症的界定，都是迷思重重，观点各异。

　　这种现象出现的原因有很多，利益相关者在社会上的高效宣传便是其中之一。然而，这场"信息风暴"（包括错误信息）掀起的最根本原因，在于我们对自闭症的认识和理解正在发生天翻地覆的变化。这场巨变为我们提供了切实可把握的有利机会，我们要抓住这些机会，为促进自闭症儿童及其家庭的健康和幸福而努力。

　　本书厘清了正确的信息和错误的信息，帮助你清楚地了解与自闭症相关的最新科学研究发现，并运用这些发现来帮助你的孩子。我们对神经科学和基因学的最新研究进行了概述，强调了对孩子的现实生活具有实际意义的研究结论。此外，我们深知，自闭症的"一纸诊断"除了对个体产生重大影响外，也会影响其家庭。孩子出现任何变化，家庭都会牵涉其中。因此，我们还会对家庭普遍关注的科学话题，如自闭症儿童的睡眠、运动、饮食和胃肠道问题进行深入探讨，并指导你利用这些信息对孩子进行干预。我们会指导你为自己的孩子和家庭制订一套高度个性化的、切实可行的治疗方案——适用于所有家庭的方案是不存在的。我们会以批判的眼光来仔细审视和剖析那些一直困扰父母、临床医生和大众媒体的错误观念与流言，帮助你放心地为孩子和家庭做出正确的选择。

这本书将帮助你：

- 了解自闭症的最新研究进展，清晰区分科学论断与谣言。
- 明确自己孩子的障碍，据此选择合适的干预路径。
- 掌握有效的方法，为孩子打造最佳干预方案。
- 区分关于自闭症成因的事实与谎言。
- 认识睡眠、营养和运动等生活方式对自闭症儿童的影响，了解改变不良生活方式的实用建议。
- 理解如何帮助孩子向青春期和成年期过渡。
- 追踪最新的科学进展，把握未来的研究方向。

如何使用本书

本书的前4章介绍了自闭症的科研新发现——自闭症的成因、自闭症的病程发展以及自闭症患者大脑的异常运作方式。这4章为本书的其余部分奠定了基础，建议你首先阅读。第5~10章介绍了如何帮助孩子获得最佳的生活品质。这6章具体阐述了环境和生活方式的改变如何影响孩子大脑发育和行为养成的轨迹，建议你浏览目录，按照符合你兴趣的顺序进行阅读。每一章都力图将关于自闭症儿童的睡眠、运动、饮食和干预技术等问题的研究成果转化为实用策略，便于你运用到日常生活当中，让孩子和家庭收获更多健康和快乐。对于大多数具有沟通和社交障碍的自闭症儿童来说，专业支持是干预中非常关键的要素。第5章介绍了基于专业指导的干预方法以及组建治疗团队的路径。第6~8章介绍了对自闭症儿童的睡眠、运动、饮食、胃肠道问题和干预技术的新认识。第9~10章介绍了对自闭症青少年和成人最有益的生活方式。第11章把我们最新形成的理解汇集在一起，你可以由此决定在孩子青春期和成年早期应该采取的行动方案。在本书中，你会读到各种各样的案例，它们展现了科学发现是如何应用到不同的自闭症儿童、青少年和成年人身上的。贯穿本书的所有故事都是由我们所认识和曾经合作过的真实人物的经历融合而成的，它们展现了自闭症人士面临的各种常见状况以及挑战。

书中所有的信息和指导建议突出了两个关键的主题：第一，自闭症并非一种单一病症，清楚地认识到这一点，有助于我们提供多样化的支持方案。第二，目前，一些具体的支持方案在许多儿童身上取得了非常积极的干预效果。自闭症不应再被宣判为"终身监禁"。

自闭症是一种谱系宽泛的障碍

尽管"自闭症"只是一个词、一个诊断的标签，但它所代表的含义远非这么简单。自闭症领域流传着这样一句话："如果你只见过一个自闭症患者，你千万别说你懂自闭症。"尽管诊断标准还算清晰，但这些标准之下不同个体表现出来的障碍程度和能力水平是千差万别的。比如，每一个自闭症儿童都有某种形式的社交缺陷，但这些缺陷在不同孩子身上的表现又各不相同——有的孩子不会分享或向别人展示他最新的乐高积木或刚完成的作业，有的孩子围绕明显已经结束的话题仍然喋喋不休。与之相似的是，刻板的思维模式可能在一个孩子身上表现为由于改变了从学校回家的路线而崩溃大哭，而在另一个孩子身上表现为总是将玩具摆放在固定的位置并避免移动。同样地，许多自闭症患者拥有特殊才能，而这些才能的表现领域各不相同——美术、数学或音乐。

单一名称的疾病为什么会呈现如此复杂的多样性呢？首先，自闭症的成因比人们之前想象的要复杂得多。10年前，许多科学家还认为只有少数基因与自闭症有关，事实上，自闭症的成因不是单一的，而是复杂且多样化的。基因在自闭症的成因中扮演着重要角色，我们现在估计，至少有1000个基因和基因事件影响着自闭症的发生与发展。尽管许多基因会相互影响、相互作用，但它们依然保持着自己的独特性，例如，这些基因为蛋白质编码，从而发挥多种多样的功能，如指导脑细胞建立连接，基因在细胞核中开启与关闭，以及脑细胞允许分子穿过其细胞膜。这些不同的过程对大脑的影响也不同，并以多种方式交织在一起。这些综合的基因效应会影响儿童的发育过程、学习经验和个性养成，这让事情变得更为复杂了。最终的结果是，同是被诊断为自闭症的儿童，却表现出千差万别的行为特征。

非常重要的一点是，基因不是单独运作的。基因之间相互作用，也与环境相互作用。这里所说的"环境"，不是指山峦风雨，而是与自闭症病因相关的早期发育环境——孕前母亲和父亲的身体状况、母亲孕期的身体状况、孩子生命早期以及后续整个发育全程。其中包括各种危险因素，如致畸原（诱发先天畸形的因素）、体位异常、围生期的缺氧，等等。因此，自闭症并不是一种单一的病症，这就是为什么我们要为孩子制订个性化的干预计划。单一的治疗方案无法适用于所有的孩子。当你知道自闭症是由多种因素导致的，表现形式也各不相同时，你和治疗团队就可以专注于随时对你的孩子采取适当的干预措施了。

提升干预效果的多种方法

30多年前，被诊断为自闭症就意味着被判"终身监禁"。那时，可选择的干预方案很少，资源匮乏，信息有限，自闭症儿童及其家庭的希望很渺茫。今天的情况已经截然不同了。最近的研究显示，有很多的方法可以支持孩子。其中最重要的是，父母作为主要照料者，可以拥有为孩子的成长和改变创造机会的最强大的力量。

如今，我们对自闭症谱系的本质有了更深入的认识，这种认识提高了我们对自闭症的早期识别和筛查能力，并帮助我们在幼儿大脑可塑性最强（即适应性最强）、对干预反应最灵敏的时期就为其选择正确的发展道路。值得关注的是，目前的干预措施（至少对某些儿童来说）可以有效地解决他们的核心障碍。我们对需要密切关注的问题加以明确，拥有正确的应对之法，这就大大提升了孩子和家庭的生活品质。

我们必须重视最新的科学研究进展。50年前，自闭症几乎被判定为一种永久性的残疾状态；如今，在家庭和社区的支持下，越来越多的自闭症儿童经历良性的成长变化，摆脱了自闭症的诊断标签。对于那些仍然处于自闭症谱系中的患者，适当的支持也可以切实提升其生活品质。事实上，现在许多成年自闭症患者为他们的才能和看待问题的独特视角深感自豪。认识到这种多样性的价值，对于全人类来说都意义重大。因此，在这本书中，我们的目标不是彻底"改造"你的孩子，而是尽可能帮助孩子把握机会，发挥能力，成长为他想成为的人。

你可以在最佳实践和科学理论的指导下，评估一个干预方案对孩子和家庭的适宜性，然后有目的地选择和实施干预方案。你需要了解评估的基本要素以及孩子的基本权利，以确保选择的干预项目能够时刻以孩子为中心。除常识外，掌握孩子特定行为的情境驱动因素也是十分重要的。最好的办法是像一名侦探一样去追踪线索。本书提供的一些方法可以帮助你系统地了解孩子的行为问题，进而确定行为背后的原因，你和你的治疗团队可以将对行为问题的理解贯彻到整个治疗过程中，为孩子提供更好的干预服务。

事实证明，健康的生活方式比我们想象的还要重要。最近的科学研究表明，我们不能低估睡眠和运动对孩子行为和学习效果的影响。正如第6章所阐述的，想办法保证孩子的睡眠健康，养成良好的运动习惯，就可以让孩子的大脑处于健康状态，学习更多社交技能，用更强的适应性策略取代挑战性行为。第7章指出，饮食和营养问题必须得到重视，特别是考虑到目前出现胃肠道问题的自闭症儿童的数量不断增加，以及最近关于肠道和大脑相互影响的作用机制研究取得的突破。我们可以采用常规方法，保证孩子的饮食营养、健康，并着手解决自闭症人群常见的胃肠道问题。

如今，自闭症各种干预技术在应用方面的进展受到了广泛关注。我们建议，对各类技术的价值和风险要谨慎地做出判断。我们总结了一些方法，帮助你在避免风险的同时，使用适当的技术来支持孩子的发展。

科学的进步为你的孩子步入青春期和成年期提供了有力支持。这一过渡时期就像孩子第一天上幼儿园一样令人紧张不安，幸运的是，你可以采取一些有效的措施来度过这段时间，比如帮助孩子养成良好的卫生习惯，有序安排一天的生活，以及支持孩子参与集体活动。同时，你在孩子青少年时期就要提供适当的监护和经济支持（要适合你的家庭），这可以帮助缓解过渡时期的压力。本书中所有的建议都基于我们对自闭症科研领域当前最新进展的梳理。

自闭症的未来会怎样

虽然我们不能完全清楚地预见未来，但我们可以总结过去20多年的科学发现和研究趋势，做出明智的推测，并据此采取行动。心理学中有一条自明之理：预测未来行为的最佳指标是过去的行为。我们可以将这一理论扩展到心理学和医学领域。我们在自闭症方面所取得的成果是惊人的。我们对自闭症具体病因的了解与日俱增，对基于实际经验的干预方法建立了信心，并开发了许多新方法，为自闭症家庭提供接受治疗和学习培训的机会。试想一下，10年前，我们甚至还不知道哪些基因与自闭症有关，现在我们却能够列举出200多个与之相关的特定基因（第3章对这个问题做了详细介绍）。10年前，行为治疗费用还没有被列入保险公司可报销的范围，这使得大多数家庭根本负担不起这项唯一经过科学验证的自闭症治疗技术（见第5章对于干预技术的讨论）。10年前，我们甚至完全不知道自闭症患者的大脑出了什么问题，而现在我们已经知道是脑神经通路以及相关异常导致了自闭症患者的挑战性行为或天赋才华（见第4章对于自闭症患者大脑的讨论）。毫无疑问，这样高速的研究进展将会一直持续下去。本书将重点介绍最新的研究发现，并指出下一步的发展方向，以帮助你站在自闭症科学研究的前沿。

我们希望这本书可以让你满怀希望，充分理解自闭症发展变化的过程。透过科学的视角，我们希望你不再自责，不再绝望，而是充满力量，准备好为你的孩子和家人创造具有无限可能的美好生活！

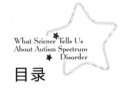

目录

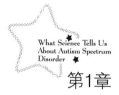

What Science Tells Us
About Autism Spectrum
Disorder ★

第1章

对自闭症的新认识

  在 20 世纪 40 年代，自闭症被描述为一种单一的儿童病症。你可能十分熟悉当时医学界对自闭症典型症状的描述：自闭症儿童在社会交往和沟通层面存在显著问题，兴趣范围狭窄，行为刻板，眼神交流少，面部表情不多，与人互动方式异常，等等。这些典型的行为特征至今依然常见。你可能会注意到，除了异常狭窄和刻板的兴趣外，许多自闭症儿童对特定的触觉、质地、声音或场景高度敏感，而且偏好遵守每日例行程序。

  如今我们仍然以同样的方式来描述自闭症，但我们知道，自闭症患者的发展轨迹远比这些司空见惯的说法更细致入微。比如，自闭症患者的发病时间存在差异。一般来说，婴幼儿在出生后的前 6 个月里很少表现出明显的症状，通常在 8 ～ 12 个月时才开始出现异常。然而，有大约 1/3 的自闭症儿童在蹒跚学步之前，发育状况是正常的，在这之后，他们的能力才开始退化。除此之外，自闭症患者的障碍程度也存在很大差异，一些患者能够独立生活和工作，一些则不能；一些患者发展出了充分的语言能力，一些则终身失语。对于大多数自闭症患者来说，这些困难和挑战是伴随一生的，然而，每个孩子通过有效的干预，都能取得不同程度的进步，习得各种各样的技能。换言之，自闭症个体之间的差异很大，我们在这里讨论的话题，不一定每一条都适用于你的孩子。

事实告诉我们，几十年来，科学家们一直将自闭症视为一种单一的病症，这样的做法如今已经明显行不通了。自闭症个体之间的差异如此之大，因此，我们必须根据每个孩子的具体情况对需要采用的一般原则进行调整。也许，你已经开始着手进行某种干预了，我们会在接下来的内容中提出更多建议。现在，最重要的一点是，你要明白，科学已经发现，自闭症有许多表现形式，这与许多父母的直觉是一致的。

自闭症的表现形式之间的差异极大。有的孩子不会说话，也不会解数学题，他们的父母可能会想，自己的孩子怎么会和那些能够解代数题或解释元素周期表的孩子患上同一种病呢？

尽管我们对自闭症病因的了解仍不够全面，但可以确认的一点是，自闭症并非由单一因素导致。最新的科学观点是，自闭症是几种相关病症的集合，这些疾病具有可识别和部分重叠的特点。这一新的认识有助于我们了解自闭症的病因，也为自闭症的有效治疗带来了希望。

本书整理了自闭症研究的最新进展，但要取得最佳结果，父母还要格外重视以下观点。

自闭症是一种谱系宽泛的障碍

现在，研究人员和临床医生都普遍认为自闭症表现为一个十分宽泛的谱系。在深入探究"谱系"的含义之前，让我们先来梳理一下我们对自闭症的认知：它是如何从一种单一的障碍类型发展为一种谱系障碍的？

诊断标准的演变

《精神障碍诊断与统计手册》（*The Diagnostic and Statistical Manual of*

Mental Disorders，*DSM*）是临床医生用来诊断一系列精神健康和发育障碍的一般性指南。该手册在第二次世界大战结束后不久制定，用以规范精神病学术语，现由美国精神病学协会（American Psychiatric Association）出版，多年来已经历了数次修订，现在也收录了影响儿童大脑发育和行为的障碍。DSM 第 5 版（DSM-V）为当前最新版，于 2013 年问世。为了指导临床医生的诊断，DSM 列出了各类障碍的诊断标准；指出了诊断时需要额外考虑的因素，比如除了单一疾病，是否还有共病的诊断；还提供了关于特定障碍的最新信息，比如某类障碍的患病率、已知病因和病理基础。DSM 列出的各类障碍的诊断标准一般包括症状或行为表现的特征、时长以及最早出现时间。这些症状或行为会对社交、就业或接受教育造成严重阻碍。换言之，根据定义，某些症状或行为只有必定会给孩子的生活带来负面影响，才会被定义为一种障碍。

1980 年，自闭症作为一个独立条目首次被列入 DSM 第 3 版（DSM-Ⅲ），称为"婴儿孤独症"。1987 年，美国精神病学协会出版了 DSM 第 3 版的修订版（DSM-Ⅲ-R），在其中提出了"自闭症障碍"（autistic disorder）一词，并基于新的统计分析，发布了更加正式的标准。1994 年，DSM 第 4 版（DSM-Ⅳ）问世，仍然保留了"自闭症障碍"的名称，但将与之相关的病症统称为广泛性发育障碍（pervasive developmental disorders，PDD）。广泛性发育障碍包括雷特综合征和儿童期崩解症，以及自闭症、阿斯伯格综合征和待分类的广泛性发育障碍（后三个亚型后来被纳入谱系）。其他的相关术语，如非言语学习障碍，则被排除在外，因为它们被认为不够科学和严谨。因此，从 1994 年到 2013 年的近 20 年间，我们从事自闭症研究和干预的对象主要是以下三类：自闭症、阿斯伯格综合征和广泛性发育障碍。

但是，我们对自闭症进行亚型分类的尝试还是失败了，关于这一点，我们稍后会详细论述。2013 年，新版的 DSM-V 取消了诸如阿斯伯格综合征和自闭症的分类，转而用"自闭症谱系障碍"（autism spectrum disorder）涵盖，从而使自闭症的诊断标准变得更加宽泛，简化了临床医生的诊断工作。DSM-Ⅴ的诊断标准是：起病于生命早期，以社交和互动障碍、狭窄兴趣和刻板行为为主要特征，并对个体的生活造成严重的影响。

　　为什么要做这些重大调整呢？在20世纪40年代，也就是精神科医生利奥·坎纳（Leo Kanner）发现自闭症的最初几年，人们主要关注的是自闭症的共性。随着时间的推移，各种挑战和变化性越来越明显，对亚型进行分类的DSM第4版应运而生，但最终还是以失败告终。一些新发现促使学界放弃了对阿斯伯格综合征和广泛性发育障碍的分别诊断，因为没有针对不同亚型的治疗方法。换言之，我们无法对被诊断为阿斯伯格综合征的儿童和被诊断为自闭症的儿童在治疗方法上做出标准化的区分。

　　更重要的是，在判断儿童的亚型分类上，临床专家的经验并不十分可靠。2012年的一项重大发现进一步证明了将"自闭症"定义为一种谱系障碍而非三个亚型是必要的。这项研究采用完全相同的诊断标准，对北美12所高校研究中心的2000名儿童进行诊断评估。在每个试点，这些顶级机构的临床专家使用标准的工具来诊断自闭症，并采用一系列标准化测试来评估儿童的认知、语言等发展特征。为了确保评估方式完全相同，并遵循DSM第4版的有关准则，研究者对所有的评估过程都进行了录像。最终的分析显示，对智力障碍、语言障碍、应激障碍、运动障碍等不同类型的儿童的诊断结果没有显著性差异，但医生得出的亚型比例却大不相同——一个研究中心只诊断出自闭症，另一个研究中心诊断出一半以上的阿斯伯格综合征，还有一个研究中心没有诊断出广泛性发育障碍。换言之，临床医生一致认为，这些儿童都符合"自闭症"总括术语的诊断标准，但就其分类却无法达成一致。这意味着，即使是北美的顶级诊断专家也难以保证基于行为指标的亚型分类的准确性。况且，人们在这些亚型之间并没有发现可靠的生物学差异。

为什么会出现谱系症状的差异

自闭症谱系反映了障碍程度和症状表现的各种差异，也涵盖了先前所划分的亚型。科学家们认为，自闭症个体的核心特征有许多不同的形态，呈现谱系的特征。现有证据表明，自闭症不同的核心缺陷表现，是由不同的原因导致的，包括不同的基因和环境刺激，以及不同的生物系统紊乱。为了促进对这一科学发现的理解，我们对整个谱系进行研究，已经得出了更加清晰的生物学发现。

意识到自闭症有一个宽泛的谱系后，科学家可以利用脑成像、遗传学和其他前沿科学方法来认识谱系上的变化。反过来，我们获得的信息又可以帮助我们制订治疗计划，设计新的干预措施，使身处谱系的不同个体受益，最终为每个儿童提供更加个性化的治疗。

理解自闭症或者自闭症亚型的路径之一是遗传学。遗传信息对于理解其他疾病（比如智力障碍和学习障碍）也有帮助。一个多世纪以前，所有智力障碍儿童都被认为患有同一种疾病。然而，我们今天知道，智力障碍就像自闭症一样，是一种由多种原因引起的行为上的障碍。比如，有些智力障碍是家族遗传的，有些则不是。随着时间的推移，人们发现了许多导致智力障碍的单一基因。目前，由单一基因导致的罕见病症已超过1000种。然而，其他类型的智力障碍并非由单一基因引起。

苯丙酮尿症（phenylketonuria）是一个单一基因致病的典型例子。在发现该基因突变之前，患有苯丙酮尿症的儿童往往被简单地根据外显的症状诊断为智力障碍。后来，负责处理体内苯丙氨酸的基因可以被明确识别，预防苯丙酮尿症就变得简单了。婴儿可以在出生时接受足跟采血，如果测试结果呈阳性，预防这一类型的智力障碍只需从婴儿的饮食中去掉含有苯丙氨酸的食物即可。虽然自闭症的问题可能不会这么容易解决，但其逻辑是类似的。从表面上看，用生物因素和病因进行病症分类，虽与外显的行为对应并不明显，但对自闭症儿童的干预可能有举足轻重的意义。

我们再来详细讨论一下遗传学。20 世纪 70 年代的双胞胎实验研究让我们知道了遗传学在自闭症领域的重要作用。从那时开始，许多不同的基因被认定会影响自闭症的发生。正如我们将在第 2 章中讨论的那样，大约 1000 个不同的基因和基因组区域与自闭症有关。虽然这一发现还不能确定导致自闭症的确切路径，但它启示我们，要把自闭症看作一系列相关病症的集合，被称为"自闭症"的症状其实是由很多不同的路径发展而来的。找出共同的基因效应，是未来研究的一个重要目标。在接下来的章节中，我们将详细阐述基因和环境对自闭症的已知影响。

障碍的严重程度

在科学家根据生物学、基因或环境因素来确定自闭症的亚型之前，父母和临床医生可以通过了解每个孩子在谱系中的位置来帮助孩子。处于谱系的何种位置，在很大程度上取决于孩子的发育水平、实际年龄以及障碍的严重程度。一般来说，如果自闭症诊断的定义性特征十分明显，对孩子造成了损害，而且孩子的发育水平远低于同龄孩子（比如，实际年龄 12 岁，发育水平只相当于 3 岁），那他就处在谱系的末端，需要大量的支持和干预。最近的研究表明，有效的支持和干预最终可以改善孩子的状况，减少孩子在日常生活中需要的帮助。

我们认为，将自闭症称为一种谱系障碍是有好处的。它帮助我们关注孩子的个体化的特征，例如优势和不足。这种关注让我们能够制订计划，用孩子的优势（例如视觉处理或机械记忆）抵消其社交沟通或者活动转换方面的严重困难。

除以上典型症状外，过去 20 年的研究告诉我们，还有一系列其他疾病通常也与自闭症相关，它们会影响我们对适合孩子的治疗和支持方案的选择。关于这一点，家长和临床医生需要谨慎识别。换言之，要让孩子有良好的发展结果，不仅需要解决其核心症状，还需要解决其他许多问题。

自闭症儿童的共病问题

自闭症儿童之间最明显的差异之一在于经常与自闭症同时出现的其他病症，其中包括行为和健康层面的问题。许多症状的重叠，提示了自闭症病因重要的潜在线索，但人们通常意识不到这一点。然而，对共病问题的研究在部分程度上促进了科学的发展，即自闭症和下面列出的几种病症有一系列的相关性，与早期大脑发育和成长中特定的、尚待确认的变异有关。

智力障碍

首先要了解的病症是智力障碍，这一术语取代了旧的、逐渐被污名化的说法，如"智力迟钝"。智力障碍是指个体的智力与同龄人存在差距，而且个体的实际生活能力（临床医生口中的"适应技能"），比如洗澡和独立购物等实用技能，也存在缺陷。大约有1/3的自闭症患者同时患有智力障碍。智力障碍的程度从轻微（外行人可能看不出来）到严重不等。如果你的孩子智力障碍程度比较严重，那么就需要额外的特殊支持。我们将在第5章中详细讨论这个问题。

语言和沟通障碍

语言的发育迟缓或减少也是一种与自闭症相关的病症。语言障碍的程度因人而异，大约15%的自闭症儿童口语能力十分有限，甚至没有口语表达。有的孩子有异常的说话方式，比如重复脚本化的语词，或重复别人刚说过的话（称为回声语言）。其他非典型性的语用包括使用自己创造的词（称为语词新作），以及使用代词颠倒，比如用第三人称指代自己，或者在提问时混淆你我。例如，一个孩子问："你要一杯牛奶吗？"他实际上是说："我想要一杯牛奶。"其他的孩子能够较好地理解语言（称为感受性语言），只有在用语言表达意思（称为表达性语言）时才会遇到困难。几乎没有口语表达的儿童可以使用平板电脑等设备，从利用技术手段进行交流和学习中受益。幸运的是，通过治疗，所有的孩子都可以学会交流，无论是借助口语还是其他方式。

注意缺陷多动障碍

注意缺陷多动障碍（attention-deficit hyperactivity disorder，ADHD，简称多动症）是一种常见的综合征，不同个体的严重程度也不相同。多动症是指注意力极度不集中，无法保持和分配注意力，或者极度活跃（好像身体装了马达），或者极度冲动。多达一半的自闭症儿童存在注意力不集中或多动的问题，同时符合多动症的诊断标准。自 2013 年 DSM-V 颁布以来，临床医生被准许同时诊断和治疗这两种疾病。对于一些儿童来说，多动和行为调节的困难可能会加剧现有的社交方面的障碍，因为随着时间的推移，同伴会感到不适，并疏离冲动和多动的孩子。这进一步限制了自闭症儿童学习和练习社交的机会。如果你的孩子属于这种情况，那么医生可能会向你推荐一些治疗多动症的药物，比如常用的哌甲酯，以及其他十几种方剂。最近的研究显示，患有自闭症的儿童如果同时符合多动症的诊断标准，就会从这些药物中受益。如果诊断出的主要问题不是多动而是注意力缺陷，那么临床医生可能还会建议进行与注意力相关的技能训练，以帮助孩子完成学业。对于多动症和自闭症，日常的生活方式和替代性的治疗方案有很多相通之处。有兴趣的家长可以阅读乔尔·T. 尼格的《多动症儿童日常生活的科学管理》一书，从中了解更多关于多动症的信息。

情绪问题

自闭症儿童也会面临情绪问题。我们的生活离不开社交，如果你的社交适应十分困难，那么不难想象，你一定容易感到焦虑和悲伤。我们经常看到自闭症患者表现出更高水平的焦虑和情绪障碍，如抑郁症，这在青少年和成年人中十分常见，因为他们更有能力意识到自己与他人的不同。语言能力有限或者难以理解自己情绪体验的自闭症患者很难向别人表达自己的焦虑或悲伤情绪。但是，你可以从孩子的行为表现中体察到这一点，比如孩子表现得过分恐惧，或是对过去喜欢的活动突然失去了兴趣。如果你的孩子符合这些特征，那么制订一份调节焦虑或情绪问题以降低和减少压力的计划是十分必要的，临床医生可能会建议将这份计划纳入干预方案。

健康问题

自闭症患者的健康问题多到超出我们的预料，其中包括癫痫、睡眠障碍和胃肠道紊乱，且原因不明。尽管仍有许多东西需要了解，但最近的医学发现为自闭症的病因研究提供了新的线索，我们将在后文中讨论这一点。例如，20% 的自闭症儿童被诊断患有癫痫，患病率是普通人群的数倍。巧合的是，许多与自闭症相关的基因也与癫痫有关。例如，SCN2A 基因是大脑细胞生产一种特定蛋白质的"说明书"，这种蛋白质嵌在我们的脑细胞壁上，控制着离子穿过细胞壁的通道，而这条通道决定了细胞的运作和交流方式。SCN2A 基因被破坏会导致通道混乱，使通过的离子过多或过少。结果表明，离子过多，会导致发育早期癫痫的发生；离子过少，会导致发育后期出现癫痫，也容易导致自闭症。

睡眠问题在自闭症患者中很常见。超过一半的自闭症儿童的父母报告称，他们的孩子存在某种形式的睡眠问题，1/4 的父母报告称，他们的孩子没有得到足够的睡眠。自闭症患者的父母对孩子身上普遍存在的睡眠问题已经司空见惯，多年来他们一直在与医生探讨这些问题。然而，最近的研究进展表明，改善睡眠卫生的行为干预措施，对学习能力的提升和问题行为的减少有显著效果。第 6 章将讨论这些实用的提升睡眠质量的技术。另外，孩子睡眠质量的提高也会对你的睡眠状况产生积极的影响。

西尔维娅正在上学的女儿患有自闭症和智力障碍，一直都有严重的睡眠问题。西尔维娅每晚只睡两三个小时，有时会连续一两天不睡觉，这也影响了家里其他人的睡眠。他们一家寻求专家的帮助。接受睡眠干预后的几周里，通过行为训练和服用褪黑素，西尔维娅的脸色变得不那么苍白，疲惫的眼睛明亮起来，身姿也更加挺拔了。据她讲，过去的 9 年里，她没有睡过一个整觉。她感觉自己重新振作了起来，重新融入了这个世界，这是她近 20 年来从未有过的感觉。针对自闭症患者采取的睡眠干预措施可能非常有效，它们不仅能让孩子睡个好觉，还有许多其他积极的影响。

与睡眠问题相似，胃肠道问题在自闭症患者中也很常见。事实证明，这不是一个巧合，而是一条寻找自闭症病因的有力线索。第 7 章将深入探讨胃肠道问题。这里先提示一下，我们当前的研究在认识胃肠道问题和自闭症之间的关系上取得了快速进展，这也引发了临床实践的巨大变化。直到最近，临床医生还普遍认为胃肠道问题只是自闭症患者次生或附带的问题。作为家长，你可能被告知"我们需要关注的是自闭症问题，而非胃肠道问题"或者"对于胃肠道问题，我们不确定能做些什么"。然而，胃肠道疾病对于行为表现有显著影响，患胃肠道疾病的儿童比未患胃肠道疾病的儿童表现出更多的问题和挑战行为。这背后的道理在于，如果你感到不舒服，甚至是痛苦，那么本来可以克服的压力或困难，很快就会变得无法克服。随着时间的推移，医学界开始尊重父母的意见，现在，针对胃肠道问题的干预措施已经被纳入了总体的治疗计划。

总而言之，智力障碍和语言障碍、多动症、睡眠问题、胃肠道问题以及其他相关的病症都增加了为孩子制订治疗计划的复杂性，但同时，它们也为我们提供了一些有用的科学线索，我们会在本书中将这些线索转化成实用的建议。这样做的目的，是让你能够更容易地为孩子制订有效的个性化计划。

自闭症诊断年龄提前

医生问你的第一个问题通常是："你是从什么时候开始觉得孩子不对劲的？"对这个问题的回答因人而异。令人吃惊的是，在 20 世纪 80 年代末之前，自闭症儿童都是直到学龄前晚期甚至童年中期才得以确诊的。临床医生对自闭症的早期症状表现所知甚少。20世纪90年代的突破性研究改变了这一状况。这些研究来自父母与科学家的通力合作，他们发现，自闭症症状在孩子一岁之前就可以检测出来。然而，将科学研究成果应用到社区筛查服务中是需要时间的，这就是为什么科学发现转化为家庭可利用的临床实践的过程总是存在延迟。因此，过去十年间，我们刚刚看到临床医生将这些发现应用于实践。

本书作者之一道森教授早在25年前就开展了第一批研究，开辟了这一领域的新天地。研究者从学龄期儿童的父母那里获得了一些录像带，这些录像带记录了确诊为自闭症的孩子一周岁生日聚会的场景，他们将自闭症与非自闭症的学龄期儿童的录像进行了比较。一周岁生日聚会的场景为研究者提供了极为宝贵的材料：一个用来观察行为的标准化的环境。在大部分聚会上，孩子都会被安排坐在桌边，与朋友和家人围聚在一起，大家唱起生日歌，拿出早就准备好的蛋糕，然后拍手庆祝。观看这些录像的大学生并不知晓哪些孩子后来被确诊为自闭症，接受简单的培训后，他们被要求简单地评估录像中孩子基本社交行为的频率，比如眼神交流或注视行为的频率。虽然最初的研究规模很小，但从这仅有的几个关键行为，比如在被叫到名字的时候看向对方，使用诸如指示或者展示的手势，在整个聚会过程中对人的关注度（比如，看向他人的次数），就可以准确区分哪些儿童后来会被诊断为自闭症，哪些儿童不会。这项研究和其他类似的研究都表明，自闭症的症状在生命早期就出现了，临床医生可以基于这些行为表现进行早期筛查和诊断。这为我们提供了一种可能性的思路，即在自闭症的形成过程中，当大脑的可塑性（或对输入的反应）最强时，可以通过早期干预来遏制自闭症的发展，而这反过来也能有效地提升早期干预的效果。更多详情参见第4章。

但是，近期的其他发现使情况变得更为复杂了。自闭症并不只是指早期发育阶段表现出社交技能的缺失。有时候事实恰恰相反。大多数情况下，日后发展出自闭症的婴儿最初具备正常的眼神交流能力，对别人叫他们的名字能够做出反应，并能够关注他人。但是，在出生后 6 ~ 8 个月内，他们开始出现变化：他们在不知不觉间对人的关注越来越少。然而，对于一些婴儿来说，症状直到 12 个月甚至更久的时候才会显现出来。这些新发现表明，即便在发育初期遵循典型的发展轨迹，个体在婴儿早期阶段还是可能出现重要变化。

这种早期能力出现退化或社会性发展轨迹偏离预期的现象，在自闭症患者中十分常见，且通常发生在一岁之前。这又为我们提供了另一条重要的线索，在 18 ~ 24 个月大时出现退行性变化的少数自闭症儿童中，有的能力退化缓慢，有的则十分迅速。在退行性的表现中，有的是丧失先前习得的语言和社交技能，有的仅仅是停止进步或发展停滞。

通过对后来确诊为自闭症的儿童的早期发育状况的研究，我们发现：不同患儿早期症状出现的过程和模式是相当不同的，同时，他们通常还患有其他病症，比如进食困难、睡眠问题和运动发育障碍。在这些孩子中，有的最终只出现非常轻微的自闭症症状，有的则需要终身支持。对大多数孩子来说，在 18 ~ 24 个月大时，他们的自闭症诊断已经趋于稳定了。

漏诊的儿童

自闭症的一些特征可能会在孩子出生后一年内出现，尽管这个年龄段会发生许多诊断错误，但孩子 2 岁左右基本就可以确诊了。需要指出的是，所有的孩子一旦开始接受治疗，病情就会有一定程度的改善。此外，大约 10% 的儿童在学龄前就会失去全部自闭症症状，尽管这些儿童通常表现出一些其他的神经发育障碍（如多动症）或情绪障碍（如焦虑），这可能导致在早期诊断时出现"假阳性"。在孩子 2 岁之前，你不大可能知道其自闭症最终的严重程度。最重要的一点是，你要尽你所能地帮助孩子，充分发挥他的潜能。

早期干预是改善孩子发展结果的一个重要驱动力。基于行为的干预措施效果令人振奋，我们将在后文讨论这一点。但是，行为干预的花费很大，并且很难获得服务资源。因此，在后面的章节中，我们将根据各种情况探索一些新的办法。

患病率的性别差异其实不大

男孩被诊断为自闭症的概率是女孩的4倍。有一种推测认为，这是由与性染色体有关的基因突变造成的，但事实远没有这么简单。最近，基因研究发现，与男性自闭症患者相比，女性患者往往有更高概率的罕见基因突变或变异（见第3章），但是这些变异分布在整个基因组中，与性染色体无关。事实上，出现这些罕见基因突变的自闭症儿童的男女比例并不是4：1，而是接近1：1。此外，母亲遗传给孩子的一些罕见基因变异似乎只会导致男孩发展出自闭症，对女孩则不起作用。这些发现之所以有趣，原因有两个。一个原因是，这项发现与女性保护因子论一致（女孩更不容易患自闭症），换言之，一个女孩要发展成自闭症，她需要比男孩出现更多的基因突变。对其他一些大脑发育障碍的研究也发现了这种女性保护因子，这可能与产前性激素对男孩和女孩大脑发育的不同影响有关。另一个原因是，这些发现再次印证了我们对自闭症有多种致病途径的猜测，罕见的基因突变只是其中的一种，而男孩似乎对这些特定的突变更加敏感。其他更常见的途径，可能涉及基因和环境复杂的交互作用，关于这一点，我们将贯穿全书进行讨论。

随着认识的加深，我们还发现男性和女性自闭症患者的大脑存在差异，自闭症女孩可能有不同的行为表现。换言之，即使潜在的病因相同，自闭症女孩的行为表现可能也与男孩不同，可能表现得更和缓。

新的研究还表明，自闭症在女孩身上更容易被漏诊或误诊，这可能是因为临床医生认为男孩的患病率更高，或者是由于患有自闭症的男孩和女孩在行为表现上存在其他差异——这在一定程度上可以解释男女 4：1 的性别比例的原因。女孩的特定症状可能在表现方式或严重程度上与男孩有所不同。一些研究表明，与男孩相比，女孩更善于掩饰自己的症状。这意味着，我们需要更密切地关注女孩细微的行为问题，以确保不会遗漏对女孩的自闭症诊断。

什么样的科学研究可以加深对自闭症的理解

本书将探讨自闭症的最新科学研究进展。我们将从不同类型的科学研究中提取关键的概念和发现。每一种研究都有其优势和不足，并提供了拼图的碎片，本书的目的就是为你整合这些碎片。我们在本章的末尾介绍了几种研究设计方法。当你浏览科学文献中的新发现时，就会对我们所提建议的基础有一定程度的了解。我们整理了多种类型研究的发现，从元分析到随机对照试验和前瞻性研究，为你提供关于自闭症的最新科学知识。最重要的一点是，你要明确自己可以采取哪些策略做出最有利于家庭的改变。

对自闭症的新理解会对孩子和父母产生什么影响

随着对自闭症的认识逐步加深，自闭症研究不断取得新进展，这给我们提出了一个重大的哲学性问题：什么是自闭症？它是一种需要治疗的疾病，还是一种需要被理解的人类发展进程中的自然变异，抑或两者兼而有之？许多自闭症儿童的家人和照料服务提供者都希望通过干预来减少自闭症的核心症状，从而增加孩子自我掌控命运和实现自己潜能的机会。例如，如果一个孩子表现出异常的重复行为，那么干预的目标就是降低这种重复动作的频率，增加孩子行为选择的灵活性。

我们需要仔细区分"帮助某人实现其真正潜能"和"使某人遵从社会规范"，这是整个精神病学领域所面临的问题。出于对混淆风险的敏感性，许多人主张将自闭症视为人类自然变异的一种表现，尊重神经多样性。因此，他们倡导接纳自闭症，并通过调整环境来减少自闭症的相关障碍。持这种观点的人可能会问："做一些不寻常的动作有什么不对吗？尤其是这些动作可以帮助孩子或成人减轻压力？我们应该帮助其他人接受这些差异，除非它们会造成伤害。"

自闭症是一种需要被接纳的差异性表现，这一观点得到了包括部分自闭症患者在内的许多人的支持，"自闭症人群"是自闭症自我倡导者更喜欢使用的说法。这个视角非常重要，尤其是当一个自闭症患者已经恢复良好时，即便仍然保留了一些自闭症状，比如感觉敏感或难以理解一些社交线索，但它们并不妨碍他正常参与集体生活。这些人不希望他们的障碍被别人误解，他们希望被接纳，需要社会支持。自闭症是他们个性和身份的一部分，而不是他们想要"治愈"的某种坏东西。

与此同时，许多自闭症患者正承受着巨大的痛苦。如果没有必要的治疗和支持，比如稳定的照料者和替代性的沟通方式，他们就无法参与更广泛的集体生活，容易遭受严重的痛苦。因此，许多家人、照料者以及精神卫生治疗机构都把提高患者的自理能力和自主决定能力视为重要目标。

你如何看待自闭症（以及你的孩子最终会如何看待它）是一种个人决定，这可能会受到孩子的自闭症程度以及个人和文化观念的影响。科学无法为这些价值问题提供一个明确的答案，答案也没有对错之分。你对自闭症的看法将由你和你孩子的个人经历来决定。不管怎样，你对孩子的关心、接纳和鼓励，可以带给孩子更多的价值感和自信心。

那么，作为父母，你要如何重新认识自闭症呢？你要做的第一步是认识到自闭症是一种谱系障碍，每个孩子都有独特的优势和不足，因此干预和支持应该是个性化的。对所有患者都有效的"万能钥匙"是不存在的。一个孩子可能会受益于高强度的一对一干预，而另一个孩子可能会在集体环境中获得更好的干预效果。一个孩子可能需要言语治疗，而另一个孩子天生喋喋不休。我们首先需要制订个性化的治疗和干预计划，而最近的科学进展为我们提供了具体的路径，包括最新的研究证据、基于孩子的优势和不足制订的支持方案，以及应对共病问题的措施。考虑到我们对自闭症的新认识，你要做的第二步是科学认识自闭症及其发展，并寻找方法，帮助自闭症儿童实现他们的人生目标；这一步将有助于你厘清正确和错误的信息，并帮助你更加深入地理解孩子。只有理解孩子的学习和成长方式，你才能给予他最有力的支持。你要做的第三步，是根据收集的与自闭症及其治疗方案相关的信息，整理出你自己的规划方案。这是一个充满希望的时代。让我们开始探索吧！

不同类型的科学研究

- **元分析**。元分析是将针对一个常见问题的所有研究整合到一项综合性的分析中，从而得出关于该问题的有力结论。这种方法如果运用得好，就可以克服单项研究因为样本量太小导致偶然性结论的问题。元分析大大提升了效果估计的把握，降低了偶然性。元分析的一个常见用途是确定治疗的有效性程度。现在，元分析的可靠性也取决于被研究个体的规模、性质和数量，这与个体研究的结果取决于样本量大小和方法是否可靠是一样的。总体来讲，元分析所取得的发现比单项研究的发现更能提供对某个主题的明确理解。

- **综述**。类似于元分析研究，综述使用严格的规则将关于一个问题的全部文献集合在一起，但是它们就特定的干预措施或研究变量的定量效果提供的见解较少。不过，就像元分析一样，它们汇总了来自不同研究的关键发现，阐明了任何单项研究都无法阐明的模式。

- **随机对照试验**。随机对照试验是一种分离和检查治疗效果的有效方法。它们的力量来自向治疗组或安慰剂组随机分配参与者。如果做得好,安慰剂就会伪装起来,这样结果就不会受到参与者或试验者倾向的影响。随机化的力量在于统计,它意味着当研究成功时,我们可以确定是治疗导致了改善,而改善不会被归因于某些无法测量的因素。被研究的治疗方法可以是2年的行为干预疗法,也可以是6周的饮食疗法,甚至是单剂量的药物疗法。在这种双盲研究(意味着科学家和研究对象都不知道哪个人属于哪一组)中,所有参与研究的人可能存在的任何有意识或无意识的倾向都可以被排除。它还可以排除任何影响结果的其他系统性差异。这种试验设计的关键之处在于,它可以证明一件事导致另一件事,而不仅仅是两者恰好同时出现,这正是相关性研究所证明的。

- **前瞻性研究。** 为了提高我们对自闭症研究早期发展的理解,科学家们依靠回顾性研究,回顾过去发生的事件和信息。最近,前瞻性研究也被用于探究自闭症。在前瞻性研究中,自闭症患者会被跟踪观察一段时间。这些研究很重要,因为早期的事件或风险因素是一条发现原因的线索,它们能帮助我们预测不同的孩子身上可能会发生什么,即使我们不确定原因。例如,在一项前瞻性研究中,自闭症儿童的弟弟妹妹(我们知道他们比一般人群更容易患自闭症)从出生开始就被跟踪,研究者对他们的行为模式或环境暴露经历进行了测量。几年后,他们可能会被评估为自闭症,而那些早期的测量结果可能会告知或预测诊断结果。虽然这种类型的研究设计无法证明因果关系,但它仍然比在单一时间点简单地观察行为和自闭症症状的存在更有效。在后一种情况下,我们将无法确定行为和症状出现的先后顺序。

- **人口学研究。** 在检测环境暴露或遗传因素与自闭症之间的联系方面,大量的以人群为基础的研究已经被证明是非常宝贵的,因为它们可以检测到细微的影响，而这些影响正是规模较小的研究所忽略的。在大多数自闭症研究中，参与者是从当地社区或诊所招募的。这种局部方法的优点是可以对孩子进行深入评估，但它的缺点在于研究结果可能不能推广到所有的自闭症儿童。计算能力和大型数据库使科学家能够分析来自更大的自闭症患者群体的数据，从而增加了将发现推广到所有自闭症患者的可能性。这种方法的缺点是无法对个体进行深入评估，因此可能存在诊断错误等局限。

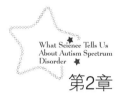
自闭症的基本特征

　　第 1 章重点强调了自闭症患者的广泛差异。我们认识到，理解自闭症是一种谱系障碍有助于实现每个儿童获得最佳发展的目标。同时，了解自闭症患者的共性也很重要。自闭症的核心特质是什么？同处于一个谱系的孩子的共同点是什么？ DSM-Ⅴ列出了自闭症的两个基本特征：①社会沟通和交往障碍；②狭窄兴趣和刻板行为。如果你的孩子是自闭症患者，你一定对这些特征的表现十分熟悉。但我们需要进一步细致地探讨：在行为的背后，自闭症患者的大脑里发生了什么？只有明确这一点，你才能真正地理解和支持孩子。

社会沟通和交往障碍

　　影响自闭症儿童社会沟通和交往的因素主要有两个：第一，孩子对社交世界的兴趣，即社交动机。一般来说，自闭症儿童对社交信息的兴趣和关注度往往不高，所获价值感较低。第二，理解或处理社交信息的能力，比如，能够准确解读面部表情等社交线索。在过去十年中，临床观察与脑成像研究清楚地揭示了自闭症患者在社交动机和社交信息理解与处理能力方面与普通人的差异。虽然从理论上来看，这两个因素会相互影响，但鉴于一些原因，我们倾向于相信：社交动机是关键，低社交动机会导致社交信息处理的困难。这样的原因有两个：第一个原因是，从这个角度出发，我们可以找到帮助自闭症儿童的有效方法；第二个原因在于我们从大脑活动研究中获得的信息。

社交动机的差异

我们首先回顾一个经典场景。利奥·坎纳首次描述自闭症时，呈现了11个儿童的案例研究报告。他对其中一个孩子的描述如下：不喜欢和同龄人一起玩，不喜欢同龄人通常感兴趣的事情。在描述第二个孩子时，他借用了孩子母亲的原话，例如"他经常忽略其他人，家里有客人的时候，他根本不会注意"。同样，对于第三个孩子，他报告说，"他对测试者或其他任何人都没有兴趣"。关于这项开创性报告中的所有儿童，坎纳都提到了对社交世界关注度的降低。

为了进一步对自闭症儿童的社交障碍进行测试，科学家最初采用了一个简单的方法：在一个空房间里，放置一张简单的桌子。一个患有自闭症的幼儿坐在桌边，他的对面坐着一名研究生。他们一起安静地玩橡皮泥。研究者分别在孩子和研究生的斜后方各设置了两个观测点，每隔一段时间从四个观测点对自闭症儿童的表现进行精确观察。第二名研究生以相同的音量放出或发出不同类型的声音。这些声音包括一些常见的声音，如厨房计时器、闹钟和汽车喇叭声，它们代表非社交性的声音；也包括拍手声、拍腿声和呼唤名字的声音，它们代表社交性的声音。研究者在一面单面镜后面观察，记录孩子注意不同声音的次数。这个基础实验通过调整声音在房间的位置和呈现的顺序重复进行，以监测声音位置或顺序对数十名自闭症儿童、发育迟缓的儿童和典型发育的普通儿童的影响。对所有孩子注意力转向声音的次数进行统计分析后，研究者发现，几乎所有自闭症儿童对社交刺激的注意力都远远低于同龄人。这不同于我们在第 1 章中讨论的个体差异性，我们发现自闭症儿童存在一定的共性。

但这种方法可靠吗？毕竟，它依赖于人为的操作。我们采用了新技术手段再次验证这一观察结果。借助空军飞行员在空中快速飞行时识别和跟踪目标的眼动追踪技术，科学家现在可以使用专门校准相机和复杂的数学算法跟踪自闭症儿童观看屏幕上静态和动态图像的情况。对自闭症儿童观看包含人脸的图片和影像进行研究时，研究者得出了一个惊人的发现：自闭症儿童会关注人脸，但关注的位置与其他儿童不同。大多数典型发育儿童主要关注人的眼睛，因为眼睛能够传达最多关于对方注意事物和感受的信息。但自闭症儿童关注眼睛和关注其他部位的次数差不多，他们同样经常关注人的下巴或嘴巴。在他们看来，人脸更像一个复杂的几何形状，而不是一张完整的人脸。在一个充满各种人和物品的房间里，典型发育儿童会把大部分注意力集中在人身上，而自闭症儿童可能会花同样多的时间关注房间里的物品。为什么会这样呢？低社交动机以及社交信息处理能力的缺陷可能都在起作用。关键问题是，先有鸡还是先有蛋？

大脑中发生了什么

通过对自闭症患者的脑成像研究发现，他们大脑中负责动机（尤其是社交动机）的部分活跃性较低。这也是我们怀疑自闭症患者社交动机低下的一个主要原因。

科学家们通过结构性磁共振成像（structural MRI）来检测人的脑结构的大小和形状，并通过功能性磁共振成像（fMRI）来检测人在从事某项活动时各个脑区的活跃性。脑区活跃性，是根据活动期间流向特定脑区的血流量推断出来的。基于结构性磁共振成像和功能性磁共振成像的测量结果，我们发现，自闭症患者的大脑异于普通人的大脑，主要表现在脑结构的差异和部位间相互作用的复杂性。这些部位包括位于我们大脑深处的杏仁状结构，即杏仁核；位于杏仁核之上、大脑皮质之下的腹侧纹状体；以及我们大脑中进化最突出的部分——前额叶。杏仁核标记具有生物学意义的重要信息，提醒我们关注影响生存的重要事件。

例如，当你在公园的树林中漫步时，无意中看到一条趴在小径上晒太阳的蛇，你被吓了一跳。这种惊吓反应是由于你的杏仁核在起作用，它告诉你要当心路遇这种动物。与杏仁核紧密相连的腹侧纹状体在面对一些奖赏性的活动（比如坠入爱河、吸烟）或者相对常见的活动（比如因工作出色而获得表扬）时，就会表现得十分活跃。眶额皮质与杏仁核和腹侧纹状体有着紧密的联系，它主要负责整合杏仁核和腹侧纹状体的信息输入，进而确定目标，指导行动，并对来自环境变化的刺激做出反应。

自闭症患者的杏仁核大小与常人不同（有的研究中显示较大，有的研究中显示较小），与其他脑结构的连接存在异常，并且对包含社交刺激的图片（如脸和眼睛）反应不敏感。鉴于脑区活跃性的变化很微小，以今天的技术条件还无法精准观察，所以目前尚无专门针对自闭症患者的大脑扫描测试。此外，当个体执行任务时，获得的奖励要么是社会性的，比如从一个有魅力的大学生那里得到表扬；要么是非社会性的，比如得到金钱的奖励。结果显示，面对社交奖励，自闭症患者的腹侧纹状体活跃性降低，但面对感兴趣的事物时，这些奖励回路的活动处于正常水平。因此，大脑扫描的研究结果提示我们，要改变的动机因素是特定的社交信息，而不是一般的动机水平。社交刺激对于自闭症患者大脑的作用不大，脸、声音、手势等社交刺激并没有激活分配奖赏感受的神经回路。

> 自闭症儿童的大脑似乎比普通儿童的更少受到社会动机的驱动。

因此，不难想象，如果一个孩子的大脑在发育早期对社交信息的反应不敏感，那么孩子在成长的过程中就不会关注社交刺激。如果一个孩子不关注面部表情、眼神示意以及人际互动等社交刺激，那他就会错失情感表达、应答反馈、问候他人以及保持沟通等丰富多彩的社交活动。渐渐地，孩子将无法获得甚至失去准确阅读社交信息的能力。这就是为什么一些婴幼儿在一开始可能表现出典型发育的特征，却在逐渐失去学习社交的机会之后产生明显的症状表现，最后被确诊。

举个例子，作为一名临床研究者，我们的作者之一伯尼尔不觉得足球有什么社交刺激作用。他会很自然地忽略体育新闻，当话题转到足球时，他往往会走神。结果，他错过了关于足球话题的谈话所透露的所有线索和信息，包括最基本的比赛规则、参赛队伍；即便看到了相关信息，他的脑中也没有相关储备，所以无法理解它们的意义。然而，在朋友的鼓励下，他开始记忆比赛规则，关注比赛动态。现在，了解比赛或与懂球的朋友一起观看比赛让他觉得很有意思，学到了更多东西。最后，通过美好的社交体验，他了解足球的动机更强烈了。这个简单的同伴干预促进了个体对足球知识的理解，就像基于行为的干预可以提高自闭症儿童的社交动机和社交信息处理能力一样，久而久之，形成良性循环。反之亦然。想象一下，一个孩子喜欢足球，但很少参加社交活动，我们就可以利用孩子对足球的热爱来帮助其增加社交机会，促进其社交技能的发展。随着时间的推移，对足球奖赏相关的联想就可以与社交经验联系起来。尽管大多数自闭症儿童对社交的兴趣不高，但仍有一些人喜欢且享受与人相处。比如，许多孩子喜欢与他人进行追逐嬉戏和音乐游戏活动，也喜欢分享他们独特的兴趣。花时间和孩子一起从事他们喜欢的活动，是提高孩子的积极性和社交兴趣的好方法。

> 将孩子的特殊兴趣融入社会交往，可以激发社交动机，改善社交信息处理能力。

社交信息处理的差异

提高孩子关注社交信息的动机，可以改善他们处理社交信息的能力，即提升大脑对社交线索的解读和理解能力。一个简单的例子可以说明行为干预是如何通过增加眼神交流来提高人们对社交信息的关注的。众所周知，眼神交流对于促进社会交往至关重要。奖励，是教导孩子眼神交流的方法之一。假设一个孩子眼神交流能力较弱，但他喜欢吹泡泡，那么干预者可以把泡泡瓶放在自己的脸边。当孩子有意或无意地进行眼神交流时，干预者可以立即吹泡泡，对眼神交流给予及时的奖励。这样，吹泡泡与眼神接触的配对不断地重复进行。随后，干预者可以拉大泡泡瓶与自己脸之间的距离，但仍然通过吹泡泡来奖励眼神接触。在数百次的配对过程中，孩子逐渐学会了将社交互动、眼神交流与奖励配对，然后就可以通过这项活动来发起沟通（例如"我想要一些泡泡"）。

然而，仅仅关注社交世界是不够的。社交，如谈话和表达情感，在本质上是一种复杂的、不断变化的、不可预测的多感官活动。科学研究表明，自闭症患者大脑中处理社交信息的部分，即所谓的"社会脑"，与普通人的是不同的，这有助于解释自闭症儿童如何处理或为何不能处理重要的社交线索。

> 赋予社交活动意义，自闭症儿童才更有可能关注社交信息。你可以为孩子提供更多的机会来增进他对这些信息的了解，但这还不够，因为社交世界太过复杂。

社会交往的情境往往是动态的、充满挑战的、快节奏的。回忆一下，公交车司机对上学孩子的一句简单问候是多么复杂。公交车刚刚停靠在车站，十多张表情各异的脸出现在车窗边，还有十多张脸分布在车厢内部，被遮挡得看不清楚。黄色的公交车中发出 20 多种不同音色、音高、频率和节奏的声音。司机必须把这些声音从引擎的隆隆声和刹车的哧哧声中分离出来，而感官体验的额外输入，比如柴油的气味和散热器中飘出的暖风，也必须被屏蔽掉。门开了，司机坐在台阶彼端的驾驶位上喊道"拉弗，快点进来，我可没有一整天的时间等你"，接着她勾起拇指指了指公交车的后面。与此同时，她的眉毛皱了起来，鼻子皱了起来，嘴唇又紧又薄。她要小乘客听到并且理解她说的话，这种心理活动会反映在她的面部表情和肢体语言上。孩子需要将这条简短的信息从公交车上的其他声音和景象中提取出来，并在事件活动的背景下加以考虑——在这个例子中是去上学。所有这些复杂的信息处理和理解都在快速变动交错的相互作用中迅速发生。对大多数人来说，学习这样做是"自动化"的——孩子们耳濡目染就能学会，就像他们沉浸在某个环境中学习当地的语言一样容易。但对于自闭症患者，这种情况就不会发生。

你可以想象，如果该过程不是自动化的，那么面对这些混乱的社交信息，人很快就会变得难以应对。

人脸识别

最近的研究表明，与低社交动机类似，社交信息处理困难是自闭症患者的另一个核心特征。在过去的 10 年里，一项通过在头皮上使用无害的电极（探测器）来记录大脑电信号的研究格外引人注目。这种方法揭示出，典型发育的个体在 200 毫秒的时间内就能识别出一张脸。这样的识别速度几乎和有意识的觉察一样快。大脑已经发展出了一种特殊的模式来识别人脸。但对自闭症患者来说，这种识别需要更长的时间，这表明他们大脑的人脸识别系统存在一个微妙但十分关键的薄弱点。

然而，这里有一个问题：如果一个患有自闭症的人被告知要注意这些人脸（并借助视觉提示来判断面孔出现的位置），那么识别的延迟基本上就被消除了。这个事实表明，动机（关注相关的面孔）和信息处理（足够快地识别面孔）都与自闭症有关。好消息是，这样令人振奋的发现为帮助自闭症儿童发展他们的人脸识别能力指明了训练的方向。这表明，引导孩子注意人脸可以提高其处理人脸信息的能力（就像前文吹泡泡的例子）。从理论上讲，这会创造一个良性循环，因为如果孩子经常注意到一张脸，就会对它感到熟悉和亲近。

生物运动

人脸识别对于我们的社会生活至关重要。除此之外，对其他类型信息的处理能力也十分重要，比如科学家们所说的生物运动。生物运动指的是生物特有的动作，更具体地说，是人类特有的、有社会意义的动作，比如走路、跳舞、握手或功夫表演（当然，最后一项很难完成）。正如大脑有专门处理面部表情的模块一样，科学家最近发现大脑也有一个专门处理生物动作的模块，那就是颞叶的一部分。

> 了解自闭症患者大脑活动的特别之处后，我们就可以设计干预措施，通过行为练习（比如注意和识别人脸）来恢复大脑功能。

这个模块是通过点光源显示器发现的。点光源显示器类似于卡通动画，大体上是指在黑色背景下显示光点的影片，它描绘的要么是骑自行车这样的日常动作，要么并没有真实的人或物，而只是在屏幕上随意描绘光点的移动模式。值得注意的是，大多数人能很快识别出近似于人类运动的模式。这项实验使用磁共振成像进行，科学家们对固定在大脑颞上沟区域的大脑回路的特定活动进行识别。研究发现，自闭症患者这一脑区的活跃性降低了。但与人脸信息识别研究的发现相似，这一发现也具有积极意义。正如我们将在第 3 章讨论的，这一区域的大脑活动显然可以通过干预得到正常化，这再次表明，针对自闭症患者社交困难的治疗方法具有良好前景。

心智理论

所谓心智理论，是指理解其他人有不同于自己的想法和感受的能力，也是人类大脑处理社交信息的第三种关键能力。让我们以一个经典的儿童研究故事作为例子，研究共涉及三个孩子，被称为乔希、安妮和奥利维娅。测试者在一个房间里摆放了两个篮子。安妮看着乔希把弹珠放进左边的篮子里。然后安妮离开了，乔希把弹珠移到了右边的篮子里。奥利维娅目睹了整个过程。现在安妮回来取弹珠。测试者问奥利维娅："你觉得她会去哪个篮子里找弹珠？"当然，读者知道安妮会去左边的篮子里寻找弹珠，因为她看到乔希把它放在那里了。典型发育儿童在很小的时候就知道这一点。你以及大多数孩子能够知道这一点，是因为你们已经发展出了心智假设。这是一种巧妙的说法，即你默认安妮有她自己的感知，与你的感知不同，因此，安妮将基于她自己的信念和知识来行动，而不是你的。典型发育儿童大约在4岁半就可以发展出这种对他人心智的推测能力。更年幼的学龄前儿童可能会回答说，安妮会去右边的篮子里拿弹珠，因为那才是弹珠所在的地方——他们知道弹珠在哪里，他们理所当然地认为安妮也知道。他们还不能理解别人的观点会与自己的不同。许多5岁以上的自闭症儿童也这样回答。如果奥利维娅患有自闭症，那么即便她已经8岁或更大，她也可能会说安妮会在右边的篮子里找弹珠。低年龄段的孩子和患有自闭症的孩子也很难理解捉迷藏等游戏，因为这需要运用心智理论。其实，即使是撒谎也需心智理论。难怪许多自闭症患者不喜欢撒谎。在大多数情况下，不撒谎是一个很好的品质。然而，善意的谎言又可以帮助我们应对很多社交场合中的难题。比如，当玛丽阿姨问你是否喜欢她头上那顶十分滑稽的帽子时，你可以说"挺好看"。

尽管自闭症患者在5岁甚至更大年龄时仍然难以运用心智理论，但他们中的许多人可以在发育过程中学会准确地完成以上任务。许多患有自闭症的儿童能够用具体的逻辑推理出适当的答案，而不依赖于心智理论；对于其他患有自闭症的儿童来说，社会经验可能会推动他们这方面能力的发展。

虽然让乔希、安妮和奥利维娅完成的任务对于患有自闭症的青少年和成人来说相对容易，但有些自闭症患者即便已经成年，其心智理论仍未达到典型发育水平。我们是在根据年龄适合性对成年人采取的测试中发现这一点的。测试中有一个任务叫作"通过眼睛读心"，测试者会呈现一系列人脸照片，只有一小部分——眼睛是可见的，每双眼睛周围都环绕着四个有关情绪的词汇：怀疑、嫉妒、恐慌和愤怒。被试必须选择最能描述该眼神的那个词。这听起来有些难，但事实上，大多数成年人都能轻松做到这一点。相比之下，患有自闭症的成年人完成这项任务会存在困难，准确度也低于常人。

　　磁共振成像显示，我们在社会交往中使用的大脑区域是颞叶和顶叶交界处（temporo-parietal junction，TPJ，对神经科学家来说，这是一个非常著名和重要的区域，它关乎社交功能和注意力等能力）。TPJ靠近负责生物运动的脑区。一项有趣的研究显示，当患有自闭症的英国成年人被要求评估英国女王认可"写日记很重要"这一想法的可能性时，他们的TPJ活跃性降低了。相反，普通成年人在回答这个问题时表现出了该脑区的激活，因为回答这个问题要求人们不仅要考虑另一个人的观点，还要考虑一个非普通英国公民的观点。

> 社交反应异常通常可以追溯到这样一个事实：自闭症患者不能完全理解他人的想法或感受，他们缺乏我们所说的心智理论。

DSM-V如何降低自闭症的过度诊断风险

　　根据DSM-V的规定，社会沟通与交往障碍是自闭症诊断的核心。这就是为什么DSM-V要求儿童只有在其列出的所有方面存在社交障碍（亲社会、非语言交流和人际关系），才能被诊断为自闭症。使用DSM第4版可能会无意中导致过度诊断，因为它把挑战行为列入了社交障碍和语言缺陷。DSM-V更能反映当前对自闭症的思考，也更准确。因为这些标准限制了对缺陷进行多次计数的可能，不会导致过度诊断。临床医生还可以援引DSM-V中言语沟通的挑战行为（沟通障碍）和社交领域的挑战行为（社交障碍），以此说明孩子的病情可能处于谱系上较为严重的位置，因此必须接受诊断。

弹珠测试、读心术测试以及类似的研究，为我们带来了什么启示呢？正如你可能已经猜到的，理解他人的想法、感受和意图对自闭症患者来说是有难度的。这显然会进一步影响他们的社交反应，有时还会让他们看起来十分冷漠。因此，在你难过的时候，如果患有自闭症的儿子没有给你一张纸巾或一个拥抱，那真的不是因为恶意、冷漠或不关心，而是因为他缺乏处理或理解社交信息的能力。如果你的女儿没有对杂货店收银员的闲聊做出适当的回应，那可能是因为她不明白为什么收银员要和她说话，或者不明白这个友好的收银员真正的意图是什么。幸运的是，许多自闭症患者确实能学会如何关注和理解社交世界。许多成熟的干预方法都有助于教授孩子一些观念，比如社交情绪或看待问题的视角。

狭窄兴趣和刻板行为

"社会脑"显然是当今自闭症理论的一个主要部分。与10年前不同，现今，我们对"社会脑"有了相当深刻的了解。这为帮助自闭症儿童实现个体的发展目标和发挥优势潜能提供了更多可能性。然而，对于自闭症患者来说，需要处理的信息不仅仅是社交信息。自闭症谱系障碍的第二个核心特征是狭窄兴趣和刻板行为，表现为与过分关注或僵化思维相关的一系列行为，但并不是所有的自闭症儿童都表现出这一点。这就是为什么DSM-Ⅴ中自闭症的诊断标准强调，只需要满足下面提到的四种表现中的两个即可。

在坎纳经典的描述性研究中，他这样形容自己的10号案例："日常生活秩序十分规律，固定程式的任何微小变化都会引起恐慌的爆发……看到任何残破不全的东西时，他会感到非常沮丧。比如，他注意到两个娃娃，而其中一个没有帽子，他就变得十分焦虑，开始满屋子寻找帽子。当他在另一个房间里找到这顶帽子后，他立刻对娃娃失去了兴趣。"今天看来，这种过分关注的倾向表现在四个方面：恪守常规、行为刻板、兴趣狭窄和感觉敏感。

思维僵化和对同一性的坚持

自闭症患者经常表现出思维僵化、对同一性有固执需求的特点。约翰是在坎纳处就诊的一名年轻患者。他欠缺灵活思考的能力，具体表现为恪守时间表、活动转换困难，以及日程安排僵化。坎纳之后的科学家注意到，思维僵化还会扩展为抽象思维困难。一位家长告诉我们："乔伊思考问题时，总是过度关注琐碎的细节。比如，当要离开某个地方时，我说，'我们抓紧吧'，孩子会说，'抓紧了会痛的'。他这样说的时候，表情很紧张！"同样的问题也会出现在对未来进行规划和设想时，或者更恰当地说，体现在未来计划被打乱，需要进行灵活调整的时候。比如，有一天去学校没有走既定线路，而是绕道而行，这对我们来说可能只是一桩小事，但对许多患有自闭症的孩子来说，却是一件大事，他们紧接着可能会出现全面的崩溃。当然，这并不是因为这些孩子控制欲太强，而是因为他们无法理解和处理当下发生的事情，因此很快就变得不堪重负。他们的大脑无法灵活地思考，不允许他们打破先前的计划，并为实现到校的目标而重新规划线路。

希望在于，最近的研究发现正在帮助我们理解这种境况。有关自闭症的几项脑成像研究表明，患者的某些大脑部分（即纹状体、前额叶，以及与以上区域密切相关的大脑回路）神经元的体积和密度与普通人是不同的。类似地，对大脑的功能成像研究表明，当自闭症患者执行需要灵活思考和抑制先前学会行为的任务时，相关脑区的活跃性就会降低。这一发现可以为基于大脑回路的新型疗法的发展指明方向。虽然我们的研究还没有进展到那一步，但了解复杂行为的神经生物学原理是第一步。

刻板行为

刻板行为本质上指的是重复性的行为，自坎纳首次描述以来，刻板行为就被认定为自闭症的一部分。刻板行为包括重复性的动作习惯，如不停地拍手或摆出固定的姿势，或者刻板地使用物品，如一次又一次地排列玩具，拿起玩具，然后扔掉。刻板行为还包括重复的语言模式，如鹦鹉学舌式的回声言语。这种固守脚本的语言，比如随时随地重复电影中的台词，似乎没有什么明显的社交功能，却也是孩子表达意愿的方式。例如，当一个孩子想要离开房间时，他会使用脚本化的短语"该上车了"来表达他的愿望。不幸的是，我（伯尼尔）每次和这个孩子同在一个房间里的时候，他总这样说。另一个例子是，一个兴趣广泛的美国少年对哈利·波特感兴趣，也乐意与别人分享有关乐高、恐龙和宠物小精灵的话题。他会以正常的语调、语音和语法谈论兴趣话题，但一旦他开始谈论哈利·波特，他就带上了英国口音。不过，转换话题时，他又会切换回典型的美式语音和语调。

有趣的是，同样的症状也会表现在以刻板行为为标志的其他疾病中，比如妥瑞氏症（一种抽动症，患者有一种不可抗拒的冲动，想要重复某个动作或声音）以及强迫症（以不可抗拒的对于清洁、反复检查或数东西的冲动为特征）。虽然自闭症儿童的经历可能与其他障碍类型儿童的不同，但它们有共同的生物学基础。随着我们对大脑神经系统冲动抑制或灵活增强机制的研究不断深化，我们可能会探索出新的治疗思路。尽管目前还没有具体的治疗方法，但对神经生物学的深入了解将为治疗方案提示可能的探索方向。

兴趣狭窄

兴趣狭窄在自闭症患者的临床表现中也很常见，尽管并非所有的自闭症儿童都存在这个问题。兴趣狭窄主要有两种表现形式：关注程度的异常和关注对象的异常。关注程度异常的兴趣，被称为局限的兴趣，它与典型的兴趣爱好并无不同，但对自闭症儿童来说却是极度内耗的。换言之，孩子所谈论或玩耍的内容几乎攫取了他所有的关注力，这样不仅不利于他进行积极的社会互动，也不利于拓展其他经验。以一个 13 岁的自闭症儿童为例，他的兴趣仅限于摄影。摄影是许多人的爱好。然而，对这个孩子来说，他的兴趣妨碍了他进行其他的社交活动。他只喜欢分享他所知道的每一款相机的每一个细节，比如型号和生产年份。另一个孩子则对马桶有浓厚的兴趣。一旦进入一个新的场所，他就会找到厕所，探查马桶，检查它的牌子，关注它的型号，并与父母分享他的发现。这是一个关注对象异常的例子，也就是对大家觉得稀松平常的事物感兴趣。马桶、交通灯、空的洗衣粉容器和火灾警报器只是我们在临床干预工作中遇到的几个例子。

> 在日常生活中，狭窄的兴趣会令孩子难以与他人沟通。但如果对这一特点利用得当，它也可以为职业定向或学术兴趣服务。

狭窄的兴趣和异常的关注会对家庭生活产生重大影响。一方面，家庭可能不得不根据孩子对某事物的兴趣程度来重新安排他们的日常生活，或者不得不应对孩子因为兴趣没有得到满足而情绪崩溃和大发脾气的事件。狭窄的兴趣也会妨碍孩子与他人互动的能力（普通孩子可能已经厌倦了听自闭症朋友反复讲口袋妖怪的故事），也会妨碍他们参与与兴趣无关的活动。但另一方面，特殊的兴趣在一定程度上对自闭症患者是有益的。如果利用得当，特殊兴趣可以为职业目的服务。打趣来说，作为学者，我们对自闭症谱系障碍的神经生物学研究兴趣狭窄，我们就能够利用这一强烈兴趣来推进这一领域的发展。实际上，这不仅仅适用于学术界。微软公司有一个雇用自闭症患者并提供职业支持的项目。一个有自闭症的年轻人如果对电脑编码很感兴趣，就能够利用这种兴趣支持自己在微软公司工作下去。

此外，狭窄的兴趣是帮助我们完成繁重任务的强大激励。我（伯尼尔）还记得，当我还是一个学童的时候，我就对神话故事中的怪兽产生了浓厚的兴趣。我喜欢读关于它们的书，看关于它们的电影，画关于它们的画，和我的父母谈论它们。我的父母利用这种兴趣作为我完成数学作业（六年级时，我认为这是最繁重的任务）的奖励。可以说，我之所以咬牙做完大量作业，都是为了有机会和爸爸一起观看关于人身牛头怪的电影。现在，了解特殊兴趣的积极反馈力量，帮助我在学校或诊所中无数次地支持自闭症儿童完成了繁重的学习任务。最近，我利用一个孩子对乐高忍者（Lego Ninjago）的兴趣，帮助他完成了个别化教育计划（individualized educational plan，IEP）中的神经心理学测试。

感知觉的处理

一个男孩在救护车呼啸而过时，总是用双手捂住耳朵；一个女孩不能穿后面带有标签的裤子；一个孩子只吃浅色的食物；一个年轻人容易被普通人根本察觉不到的空调嗡嗡声弄得心烦意乱。他们都在经历临床科学家所说的"感觉敏感"现象。这几个例子描述了人对社交世界的超反应性，也就是说，对感官刺激的反应过度。与此相反，一个男孩喜欢用手触摸周围每个人的头发，连地铁上的邻座也"在劫难逃"；一个女孩面对第一次接触的东西时，会习惯性地放到嘴边亲一亲；一个年轻人喜欢用余光盯着转动的风扇看；一个孩子总是用舌头舔舐邻居家门口的台阶，这些现象叫作"感觉寻求"。感觉寻求是感知觉迟钝的表现，即儿童对社会刺激的感官反应不足，需要寻求额外的、有时是特定的体验来刺激感官。这些特征在自闭症研究中一直存在争议，科学家们对其定位问题争论不休。2013 年，这个问题的答案才变得明朗起来：感觉敏感和感觉寻求在 DSM-V 中被纳入自闭症的官方诊断标准。令人颇感惊讶的是，有 95% 的父母注意到孩子存在某种程度的感觉敏感或感觉寻求现象。

DSM-V 将狭窄兴趣和刻板行为列为感觉敏感的核心特征，但现在，基于小鼠的动物实验研究证明，感觉敏感与社交处理困难也是相关的。虽然用小鼠来研究自闭症听起来可能很奇怪，但科学家们认为，在某些情况下，小鼠表现出的行为与人类的自闭症行为非常相似，这足以教会我们一些有用的东西。例如，当一种叫作 MeCP2 的基因被抑制时，小鼠会重复某个动作并表现出社交问题（它们与不熟悉的小鼠互动时间减少，更少在不熟悉的小鼠身上嗅、爬或为其理毛）。科学家认为，这些行为与自闭症患者的表现相似。研究人员还进行了另外的实验，比如让一部分小鼠脑细胞中的 MeCP2 基因受到干扰，让另一部分小鼠外周神经系统细胞（例如控制皮肤或腿部肌肉感觉的细胞）中的 MeCP2 基因受到干扰。研究发现，脑细胞中 MeCP2 基因被敲除的小鼠会重复出现后肢抓握和运动障碍，且对触摸不敏感。这些小鼠也为后代建窝，与其他小鼠的互动似乎也正常，并且和其他小鼠一样愿意探索迷宫或摆脱噪声的干扰。相比之下，外周神经系统细胞 MeCP2 基因被敲除的小鼠对触摸非常敏感，无法适应噪声，不与其他小鼠互动，不为后代建窝，也不喜欢探索迷宫。但它们运动能力正常，没有任何明显的重复动作。这项研究表明，不同位置的同一个基因，可以分别解释感觉敏感和社会性发展的问题。

科学家在敲除 GABRB3 基因的小鼠身上进行了同样类型的实验，并得到了相似的结果。对触摸极度敏感的小鼠，也伴随着明显的社交缺陷。（然而，这种情况只适用于发育阶段的小鼠，成年小鼠则不同。本书第 4 章将讨论自闭症儿童在发展过程中可能发生的变化。）

> 对小鼠的研究表明，自闭症患者身上出现的感觉敏感和社会性发展障碍可能是由同一种遗传差异引起的。

其他关于人类和其他动物的研究似乎在以下情况下趋于一致：对同一性（重复、常规）的坚持和社交障碍似乎是自闭症的明显特征，但自闭症患者的感觉敏感似乎与社交挑战有某种联系。例如，研究发现，发育早期的感觉敏感问题与后来的语言和社交障碍有关。这可能是因为，感觉敏感会对学习造成干扰。一个对噪声敏感的孩子，很可能会逃避充斥着噪声的群体活动，错过在这些场景中练习和发展社交技能的机会；而缺少成功的社交经验，反过来又加剧社交障碍，从而形成一种恶性循环。

类似的研究已经在基因和行为层面上确定了自闭症患者感知觉问题和社交障碍之间的关系，以及这种关系的发展进程。在这种关系中，感觉敏感可能会干扰社交学习，但如果能尽早正确认识感知觉问题，就可以减少这种干扰。这表明，帮助孩子应对感觉敏感问题，可能有助于治疗，尤其是对提高社交技能意义重大。对于父母来说，关键的一点是，在孩子出现感觉敏感问题时，要及时告知医生，并想办法解决，从而减少它对孩子社交技能发展的长期负面的影响。

多感官处理

事实上，自闭症儿童不仅面临感觉敏感的问题，还面临整合感知觉信息并做出决策的难题。当我们意识到这一点时，感知觉问题和社交障碍的关系就更加明确了。例如，一个人的听觉会受到视觉的影响，这被称为"麦格克错觉"（McGurk illusion）。在麦格克错觉中，听者对口语的体验会被他们看到的说话者发音时的口型无意识地改变。根据说话者口型的不同，即使听到的是同样的声音，听者也会感受到不同的声音。有趣的是，研究表明，麦格克错觉效应也发生在自闭症患者身上。但是，患有自闭症的听者在语音体验过程中受到的视觉信息的影响比其他人要小。同样，几十年来，人们注意到患有自闭症的儿童和成人很难模仿诸如面部表情、手势或个人行为举止等动作。模仿的能力要求个体把视觉刺激和自身的身体动作结合起来。如果你很难将你所看到的动作与考虑如何通过自身运动来重现那个动作相结合，你将很难准确地模仿它。

我们回顾一下前文中列举的例子，那个总是说"该上车了"的自闭症少年，需要同时处理和整合多种不同的感知觉信息。如果这个加工过程或延迟，或受关注过多，或受关注不够，那么，进行无缝和多模块的信息整合就变得困难了。事实上，它可能会让人感到相当不知所措，这就像一个疲惫的成年人穿梭在拥挤的机场，突然听到广播通知登机口已经改变，可他需要走半小时才能到达新的登机口。结果是，他感到十分困惑和不知所措（这在普通孩子身上可能被解释为情绪的崩溃，在患有自闭症的孩子身上可能被解释为无处容身的困境）。

从这个例子中，你可以推断出，如果不能有效整合感知觉信息，社交世界就会变得特别难以应付和处理。自闭症儿童可能会逃避社交场合，从而导致社交技能发展的落后。我再次强调，解决这些感知觉的难题十分重要，这有助于改善自闭症儿童的社交障碍，提高孩子的生活质量。本书第5章将讨论关于这个问题的解决方案。

挑战行为

挑战行为，如精神崩溃、发脾气、攻击和自伤等表现，在自闭症患者中非常普遍，但挑战行为并不是自闭症谱系障碍的诊断标准之一。这些挑战行为是孩子与前面所描述的一系列困难和障碍做斗争的自然结果。尽管这些具有挑战性的行为并没有被列入自闭症的诊断标准，但如果你是一位家长，那它们仍然是一些很严重的问题。

你可能会想逐个击破挑战行为的问题。持续45分钟的发脾气在大多数孩子身上很少见，但对包括你在内的很多家长来说实在太熟悉了。其他挑战行为，如打人、踢人或自残行为（如撞头或咬手臂），在典型发育的儿童中也很少见或根本不存在，但在许多自闭症患者中很常见。（更多示例参见下一页方框中的内容。）这些行为可能是由思维僵化、感知觉处理困难或者社交信息处理障碍导致的，反过来又会破坏这些能力的发展，进而陷入一个恶性循环。我们稍后会讨论这个问题的解决方法。

挑战行为主要出现在语言或智力发育迟缓的孩子身上吗

我们曾经认为这个问题的答案是肯定的。但现在我们知道，行为问题要比我们想象的复杂得多。有一种观点认为，当一个孩子掌握的语言或智力资源较少时，其问题行为自然会更严重，这是有一定道理的。然而，最近的研究发现了不同的关联：一些研究表明，语言能力与挑战行为的发生频率完全无关。另一些人认为，并非语言或认知能力，而是异常的感觉处理或僵化的思维模式导致了挑战行为。还有一些研究表明，许多具有正常认知能力的自闭症儿童也表现出了较多的挑战行为。显然，挑战行为背后的原因是很复杂的。

自闭症中常见的挑战行为

挑战性行为本身并不是DSM-Ⅴ诊断标准的一部分。但重要的是，家长们要把它们视为自闭症的一部分，这样它们才能得到适当的治疗，而不是被视为与自闭症无关的表现。这种态度可以帮助你的孩子克服自闭症的核心挑战。下面是你可能会看到的典型挑战行为。

- 发脾气与情绪崩溃
- 抗拒：拒绝服从要求或建议
- 自伤行为：如打自己、撞头、咬手臂或手指等
- 攻击行为：如用手或脚猛击他人，咬人，扔东西或打碎东西
- 离家出走：逃跑不归
- 不太常见的挑战行为，包括：
  - 粪便挖掘和涂抹：挖掘是指将手指插入直肠，涂抹是指将粪便涂抹在物品表面、自己或他人身上
  - 厌食：拒绝吃任何东西
  - 异食癖：进食非食物，如指甲、灰尘、油漆屑等
  - 反刍：把部分消化的食物吐出来重新咀嚼
  - 诱导呕吐：有目的的呕吐

对于身处具体情境中的特定孩子来说，理解导致其挑战行为的原因，对于制订干预策略至关重要。这要求你像一个私家侦探一样，挖掘线索，整

理碎片化信息，揭开谜底。幸运的是，你可以采取一些具体的步骤来探寻挑战性行为的根源。这些步骤基于我们对学习原则的理解，这些原则是心理学家和哲学家 B. F. 斯金纳（B. F. Skinner）在很久以前发现的，并且为一些循证支持的、基于应用行为分析（ABA）的自闭症治疗方法奠定了基础。

应用行为分析是找出挑战性行为背后原因的一把钥匙

应用行为分析是如何运作的呢？在行为心理学领域，任何特定的行为（我们称之为 B）的前面都有一个先行事件（我们称之为 A），后面都有一个结果（C），这个序列通常被称为 A-B-C。行为受先行事件或结果的影响，并且可随先行事件或结果的变化而增加或减少。因此，通过确定影响特定挑战行为的前因和后果，你可以找到减少这种挑战行为的策略。然后，你可以系统地改变这个先行事件或结果，监控其对行为的影响；如果有需要，就修改你正在改变的先行事件或结果，直到你看到行为的改变。

下面讲一个来自我（伯尼尔）诊所的例子：乔是一个患有自闭症的年轻人，接受单独的特殊教育干预。他是该校八名语言能力各不相同、特殊教育需求也各不相同的学生之一。乔的认知发育迟缓，与人沟通时通常使用短句。在学校里，他每天总有一次会对同学拳脚相向。这个挑战行为带来了严重的影响。我们尝试使用 A-B-C 方法来理解和解决乔攻击同学这一行为。先从探索先行事件开始，在乔痛打同学之前发生了什么？通过访谈，我们了解到，痛打同学这一行为可能发生于任何时间，但主要是在美术课和音乐课上，而这两门课的每周上课时间是不固定的。在有组织、结构化的学习时间里，这种行为不会发生。乔不知道他为什么要痛打别人。通过观察，我们发现在美术课和音乐课上没有固定的座位，而且这两门课的感官刺激程度比其他课程要大得多；学生们在空间里自由移动，而乔一旦进入教室就安静地坐着。我们又密切关注了结果。乔痛打别人之后发生了什么？出现了两件事：首先，他从他的同伴那里得到了一些物理空间，他们都躲着他；其次，他和助教可以待在被保留下来的安静空间里。考虑到这些先行事件和结果，我们的一个工作假设是，美术课和音乐课的刺激对乔来说超载了，他试图调节感官输入。痛打别人可以获得积极结果：他可以减少环境刺激，获得一个安静的物理空间。因此，我们可以通过改变先行事件进行干预。我们可以在课堂上改变乔身处空间的物理结构来降低感官刺激的程度，让学生不在他的周围跑来跑去，让他找到一个可以减少噪声和视觉刺激的空间。我们也可以教导乔，让他学会告诉我们他什么时候需要从这种高强度刺激的课堂中休息一下——教他举起手来，而不是打别人。当他举起手的时候，他可以快速地从过度刺激的情境中抽离出来，从而避免为了应付困难的情境而大发脾气。

> 了解挑战行为出现的前因和后果，可以帮助我们对环境和事件做出调整。这是应用行为分析干预的基础。

我们在干预前跟踪乔打人的频率，对先行事件进行调整，在干预后继续跟踪频率，并进行核查分析，确保乔打人的频率降低了。如果没有，那么我们需要修正我们的假设，并考虑换一种干预方法。

为了促进行为的改变，我们有无数可能的先行事件或结果需要调整。然而，你不需要成为福尔摩斯；你只需要戴上你的侦探帽，愿意一试。而且，除了你的仔细侦查和改变先行事件与结果之外，训练和发展孩子的应对技能，对于减少挑战行为也是至关重要的。

最近的研究表明，患有自闭症的儿童在学习日常应对能力（如要求休息）时，挑战行为会有所减少。这一新的研究证据表明，自我调节技能和适应性应对能力是管理挑战行为的基本要素，甚至比整体的沟通能力更加重要。

> 最近的研究表明，孩子的自我调节能力和应对策略有助于减少挑战行为。

自我调节

　　自我调节能力，是一种调整我们的行为、思维、注意力和情绪体验的能力，其中包括抑制冲动或控制情绪爆发、坚持完成任务，或根据任务要求正确使用资源。自闭症儿童在自我调节方面存在许多困难：他们容易冲动，容易分心，无法完成没有回报的任务，或者表现出极具挑战性的行为。虽然有的研究已经发现，自闭症儿童与普通儿童在应对挫折的情绪反应上没有什么差异，两组儿童对挫折经历都表现出更多的生理唤起。但差别在于，患有自闭症的儿童较少使用目标导向的自我调节策略来缓解挫折，而这些策略往往可以替代言语的爆发或情绪的崩溃。

　　从发展的角度来看待自我调节与自闭症之间的关系是很重要的。幼儿很难有效地进行自我调节，这是正常发展过程的一个阶段。比如，当一名幼儿要离开一个有趣的生日派对时，他会扑倒在地，伤心大哭。这种景象对我们来说十分平常。对幼儿来说，大脑中负责调节行为的前额叶，还在学习管理来自大脑其他部分（负责驱动和监控身体的情绪体验）的信号的发育过程中。同样，大脑中负责语言的部分仍在发育，我们依靠这些部分来标记与情绪相关的身体信号。所以，一想到派对的乐趣要结束了，幼儿的大脑就会发出信号，大脑和身体都被激活，这就是我们成人所说的"悲伤"。然而，此时的幼儿还没有建立认知标签来标记来自身体和大脑的信号，也没有能力对这些信号做出反应。因此，他挣扎着去调节流经大脑的情感洪流，结果就是扑倒在地，掩面哭泣。

　　自闭症患者的前额叶发育迟缓，功能滞后。前额叶是大脑的一部分，它帮助我们从环境或自身获得的线索中停顿下来并进行反思，或者对特定情况下的适宜行为进行选择。此外，正如我们前面讨论过的，语言缺陷在自闭症患者中很常见，他们在理解情感方面也存在困难。这个隐藏在语言和身体情绪体验标签下的大脑回路与前额叶区域紧密相连，所以这个脑区回路的异常，意味着患有自闭症的孩子会表现得更像低龄的幼儿。

所以，当一个 8 岁的自闭症儿童发脾气、摔倒在地板上或挣扎着控制自己的情绪时，这可能反映了她的前额叶仍在发育过程中的事实。即使在蹒跚学步的年龄，患有自闭症的孩子也比普通孩子更有可能在自我调节方面存在困难。这说明一个事实，即负责自我调节能力的神经回路的发育出现了迟滞。一个蹒跚学步的孩子，在即将离开生日派对时情绪失控，这说明了识别和标记一个人的情绪体验、选择适当的行为来应对这种情绪体验的能力的重要性。对自闭症儿童而言，因为他们的前额叶发育还不够成熟，所以这些能力对他们来说是极具挑战性的，你也就理解为什么他们更容易心烦意乱了。

> 前额叶决定我们的行为表现，自闭症儿童的这部分大脑区域发育迟缓。因此，自闭症儿童可能会发脾气或出现幼龄化行为，这并不奇怪。

是自闭症还是日常行为不当

各个诊所经常面对的一个问题是，一个特定的行为是自闭症的一部分，还是正常发育的一部分，抑或是完全不同的一种行为？大多数情况下，挑战行为源于孩子在识别、理解和管理情绪方面的自我调节能力迟缓。例如，比利是一个被诊断为自闭症的孩子。他的母亲描述说，幼儿园班级里有其他孩子在哭的时候，比利根本不会察觉。作为比利班上的一名义工，她有机会观察儿子在操场上和教室里与同龄人的行为差异。她注意到，如果一个孩子摔倒了，磕破了膝盖，开始哭泣，比利似乎根本察觉不到。他会继续玩，而且如果他受伤的朋友根本顾不上回应他，他会变得十分沮丧。同样，在家里，他不会察觉到妈妈是否生病或感到悲伤。他的母亲想知道，这是自闭症的一部分，还是只是她儿子的问题。

比利的母亲观察到的问题，正是 20 世纪 90 年代的科学研究关注的问题，当时科学家们正试图理解自闭症儿童面临的社交挑战。在一项关于自闭症儿童情感感知的研究中，一位科学家坐在一个幼儿的对面，与这个正在玩玩具工作台、锤子和钉子的孩子进行互动。在互动过程中，这名科学家假装用玩具锤敲打自己的手指，然后轻声地哭了起来，并做出痛苦的表情，这个场景持续了30秒。这项研究面向数十名患有自闭症的学龄前幼儿、发育迟缓的幼儿和典型发育的幼儿开展。家长会扮演科学家的角色参与实验。实验中的互动过程会被记录下来，以便编码人员在不知道孩子属于哪个诊断组的情况下，对孩子的反应时间、分别回应科学家和父母的痛苦的时间进行评估。结果是，自闭症幼儿在这种情况下更加关注玩具。他们对陷入困境的人的关注远远少于他们的同龄人。缺乏对他人痛苦的关注，是我们前面讨论过的处理他人情绪体验困难的例证。所以，在比利的例子中，当别人受伤或生病时，他的缺乏识别或反应似乎是自闭症谱系障碍的一部分，反映了自闭症患者理解情感世界的困难。

重要的是，这些处理社交信息的困难妨碍了对情绪的认知，从而妨碍了对自身情绪体验的理解。作为父母，我们的职责之一就是帮助孩子了解情感世界。为了做到这一点，我们可以给特定情境中孩子的行为贴上解释的标签。对于那个在生日派对上大哭大闹的小孩，我们可以说："哦，你太难过了，你不得不离开，因为你玩得太开心了。"我们"翻译"孩子的身体感受。随着时间的推移，孩子的经历越来越丰富，标签和身体的感受之间会建立联系，他们最终能够理解这些感受。想象一下，如果你很难识别别人不同的情绪体验，很难理解自己的身体感受，那么你就很难知道该给自己贴上什么标签。再加上处理语言方面的困难，你会面临更大的挑战。如果没有必要的工具来标记身体感受，或者选择一种有效的方式来调节或减少它，苦恼就会产生。外显的行为表现，就是攻击他人、发脾气和情绪的崩溃，以及像撞脑袋或咬手指这样的自残行为。

对自闭症患者而言，可能导致痛苦的情况有很多。比如沟通上的困难，比如被迫做不想做的事情，又无法告诉别人，这些都会让其感到痛苦。如果他在所处的环境中面临十分强烈的感官刺激，如噪声或不舒适的感觉，他就会十分痛苦。如果他有肠胃不适或睡眠障碍，或有轻微的癫痫发作，他就会十分痛苦。或者，因为思维灵活性欠佳，他对一件事将如何展开抱有期望，但它没有按照预期发展，他也会感到痛苦。所有这些痛苦，如果没有足够的工具来识别、标记和提供适当的应对策略进行调节，就会外显为挑战性的行为。

幸运的是，自闭症儿童可以学习如何应对各种各样的情况，许多人还可以学会情绪稳定地驾驭生活。同样，在这些情况下，作为家长的你可以担当私人侦探的角色，找出孩子心烦意乱的原因。此外，通过示范应对技巧，比如，为你的孩子请求休息，你可以向他展示他需要的解释工具，让他成为自己的私家侦探。接下来的重要任务是选择适当的策略来应对这种困境。孩子可以学习行为的 A-B-C 来识别他行为的先行事件和结果，这样，当他面对痛苦的时候，他就可以开始把你在他崩溃的时候使用的解释标签和调整策略联系起来，然后学习应对这种痛苦的适当策略。

自闭症方面的最近科学进展概述了自闭症的本质。我们在其中看到了社交动机的重要性、社交信息处理的关键作用、感官处理的挑战，以及刻板思维在自闭症中的影响。这一系列的挑战与医疗条件以及认知能力相互作用，产生了孩子身上表现出的独特行为。每个孩子的自闭症都是独特的，我们将在接下来的两章中进一步讨论，这是由许多不同的自闭症病因和自闭症患者大脑中发生的各种变化所驱动的。

要点复习

- 自闭症的基本特征是：①社会交流和互动的障碍；②狭窄兴趣和刻板行为。
- 了解这些特征的相互作用方式，有助于改变现状，激发学习潜力。
- 总的来说，自闭症儿童并不缺乏动力，他们只是缺乏社交的动力。

如果社交行为对他们来说更有意义，这种情况就会改变。我们可以运用相关策略。

- 自闭症儿童的社交表现存在差异，有想极力避开社交的儿童，也有想要融入社交圈子但却不知所措的儿童。

- 每个自闭症儿童都是不同的，但是最近的基因研究发现，两个不同的特征，比如感觉敏感和低社交动机，可以同时出现在一个自闭症儿童身上，因为它们是由相同的基因机制引起的。

- 磁共振扫描帮助我们识别自闭症儿童大脑中与普通儿童不同的区域，进而帮助我们设计行为干预，使异常区域得以恢复。

- 挑战行为并不是自闭症的诊断标准，但依然要将它视为自闭症的一部分并加以重视，否则它可能会阻碍你帮助孩子克服自闭症谱系中的核心障碍。

- 了解挑战行为的诱因和后果，可以帮助父母和专业人士确定导致行为出现的原因，并想出应对之策来减少孩子相应的行为。

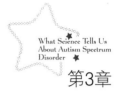

What Science Tells Us
About Autism Spectrum
Disorder

第3章

自闭症的成因

　　孩子被诊断为自闭症后，家长自然要问："什么导致了自闭症？"关于自闭症病因的各种解释，你可能早有耳闻，但很不幸，其中许多是猜测，还有一些只会叫人徒增疑惑。平心而论，自闭症的成因十分复杂、不易理解和解释。事实上，近年来，科学家们发现自闭症远比我们想象的复杂。最紧要、最关键的问题是，我们必须要明白，"自闭症"是一个统称，它涵盖了多样的症状表现，症状背后的原因又各不相同。大多数情况下，我们难以确定一个孩子罹患自闭症的确切原因。（当然也有少数情况例外，比如说发现了特定的基因突变。）最新研究发现，自闭症的少数案例是由多种罕见的基因突变导致的，而大多数案例是遗传易感性和环境诱因二者交互作用的结果。

　　到底是什么导致了自闭症？你可能听说过"先天与后天"影响因素的论争。事实上，在自闭症病因的研究历程中，诸如此类的争论从未停止。随着研究和理解的深入，我们认识到，这种非此即彼、非黑即白的思路是错误的。实际上，基因和环境之间的交互作用一直在参与自闭症发生与发展的过程。

世纪回顾：病因研究的三个阶段

在 20 世纪四五十年代，关于自闭症的一些早期理论认为，儿童的问题可以追溯到父母与孩子早期关系的质量上。我们今天知道，家庭环境中的亲子关系非常重要，也是自闭症干预的重要力量，但它并不是自闭症的成因。比如，一个早期观点认为，自闭症儿童之所以性格内向，是因为他们没有从父母（尤其是母亲）那里得到足够的爱与关注。你可以想象，这种判定对已经吓坏了的父母来说，无异于在伤口上撒盐。这是一个典型的用相关代表因果的错误。虽然在个别的案例中，父母有时候会因为心理压力过大而不管孩子，但他们这样做是因为无法从孩子身上得到回应和理解。换言之，父母的逃避是果，不是因，这与早期临床医生关于"冰箱母亲"○的推测，正好相反。

从 20 世纪 60 年代起，关于自闭症的生物学和遗传学病因理论开始流行。一个重要的转折点是 1977 年发表的双生子实验研究成果。在那项具有里程碑意义的研究中，科学家们走遍英国，找出了 21 对同胎中至少有一子患有自闭症的双生子。研究比较了拥有几乎 100% 相似遗传基因的同卵双胞胎和拥有约 50% 相似基因的异卵双胞胎患自闭症的概率，发现同卵双胞胎比异卵双胞胎更容易罹患自闭症。事实上，接受研究的异卵双胞胎中没有一对双生子同时罹患自闭症，但同卵双胞胎同时罹患自闭症的风险概率为 36%。与今天的研究相比，该研究的样本量很小，但其结论却成功地推翻了"冰箱母亲"假设，并突出了遗传学在自闭症病因研究中的作用。

随后的一项双生子实验研究采用了新版的自闭症诊断定义，在方法上也克服了第一项研究的局限。这项研究证实了几乎所有同卵双胞胎中的两子都会同时罹患自闭症，从而进一步强调了基因对自闭症的重大影响。自这项开创性的研究以来，基因致病的相关研究层出不穷，有时甚至被过分强调

○ 20 世纪五六十年代由美国心理学家布鲁诺·贝特尔海姆（Bruno Bettelheim）和一些精神分析学家推崇的假设，即自闭症是由母亲疏远、冷漠、剥夺孩子建立情感联结机会导致的。——译者注

了。实际上，现在我们知道，很多环境因素也会导致自闭症的产生。我们稍后会详细讨论这个问题。这里首先需要明确：亲子关系不会导致自闭症；基因起着很大的作用，当然，早期环境风险因素也起到了一定的作用。为方便起见，我们把基因和环境因素分开来讲，最后再合在一起讨论。

遗传学与自闭症

除了上文提到的双生子研究，家庭研究也支持遗传因素在自闭症成因中的作用。（当然，事情还有另一面：一个家庭的成员具有相似的基因，生活环境也相似。）根据目前的统计，美国儿童自闭症的患病率约为 1/59，或者约为 1.5%[一]。如果家庭中有一个孩子患有自闭症，那第二个孩子患有自闭症的概率就会增加到 1/5，即 20%。这是相当大的一个概率，增加了超过 10 倍的风险值。如果一个家庭有两个孩子患有自闭症，那么第三个孩子患自闭症的概率就会增加到 1/3。

然而，遗传学领域的研究目前不再依赖于双生子实验研究和家庭实验研究了。过去 10 年中，基因研究的变革使我们能够在分子层面和实验室中直接研究基因。

鉴于自闭症被认定为一种"复杂"的病症，基因研究自然也成为了一项复杂的工作。与亨廷顿病（Huntington's disease）等单一病因的病症不同，自闭症（与大多数其他病症一样）通常是多种因素共同作用的结果，而且个体之间存在很大差异。我们还知道，和其他许多复杂的疾病一样，自闭症也与特定的单个基因异常（尽管这种情况比

> 美国大约有 1.5% 的儿童患有自闭症，当这个家庭已经有一个自闭症患儿时，二胎患自闭症的概率会上升到 20%，而当这个家庭已经有两个自闭症患儿时，三胎患自闭症的概率会上升到 33%。

〇　这是 2018 年发布的 2014 年的数据统计。——译者注

较少见）以及影响基因功能的染色体的结构变异有关。

　　到目前为止，基因研究已经确定了数百个自闭症风险基因，并推测有多达 1000 个不同的基因和基因事件可能在自闭症中起着重大作用。在这些基因中，有些非常罕见，但如果可以找到，便极有可能是自闭症的成因。还有些基因虽然十分常见，但在致病过程中却没有起到关键作用。需要强调的一点是，研究同时发现，某些罕见的突变与自闭症的某些共病（如癫痫或肠胃问题）的高发率有关，这提示我们，自闭症儿童可能存在一系列的健康问题，需要及时干预和治疗。这就是为什么现在我们推荐患有自闭症的儿童接受基因测试，虽然它未必能够发现自闭症，但对健康问题与共病的预防和治疗会有帮助。

不同基因因素类型与自闭症风险的最新研究

　　在过去的 5 年中，基因研究发展迅速，因此你有必要了解一下这个领域最新的研究发现以及未来的走向。当前研究发现，最有可能增加自闭症患病风险的 5 个基因因素类型是：单基因新生突变、染色体新生突变、遗传基因事件、多基因效应和嵌合现象。

单基因新生突变

　　一个基因的编码有时会发生意外的变化，从而阻止该基因继续指导细胞制造相应的蛋白质。这些突变是随机发生的，而其中一些是有害的。比如，有些突变会破坏大脑健康发育所必需的蛋白质，从而增加个体罹患自闭症的风险。

　　一个令人惊讶的近期发现是，许多单基因的变化不是通过遗传获得的，换句话说，它们不存在于父母的原始 DNA 中。相反，自闭症的发生涉及某种新出现的突变，要

基因的自发变化（非父母遗传）有时会影响大脑发育，增加患自闭症的风险。研究人员正在研究发生突变的原因以及预防策略。

么是父母生命中的某个时刻精子或卵子发生了变化，要么是母亲受孕时或怀孕早期胚胎出现的变化。这些突变被称为"自发性突变"或"新生突变"。这些类型的突变实际上可能发生在所有人身上，而且通常情况下是无害的。但如果它们碰巧影响到胎儿大脑发育的基因，就会增加胎儿罹患自闭症或其他发育障碍的风险。

染色体新生突变

单基因新生突变改变了 DNA 序列并影响到单个基因，但有时基因的改变是在染色体的一部分中发生的，而不是在单个基因中。染色体是位于每个细胞的细胞核内的结构，它包含为基因编码的信息长链。每条染色体上都有许多基因。人类通常有 23 对染色体，每对染色体包含数百到数千个基因。染色体的一小部分可能缺失或复制，这就破坏了位于该区域的基因的运作方式。有些基因分裂是遗传性的，但是在自闭症的病因中，很多结构变化不是来自遗传，而是新生的。

下面介绍一个染色体变异的例子。我们在患有自闭症的儿童身上发现了变异的染色体，而这种变异却不是遗传自父母。自闭症中最常见的基因事件之一，是位于第 16 条染色体短链的一个特定区域的结构改变。这些结构变化被称为"拷贝数变异"，包括染色体结构的部分缺失或复制。换言之，这种变异导致 DNA 片段的缺失，或者复制后的 DNA 片段又重新插入染色体。在这个特定的区域中有将近 30 个基因，而染色体的结构变异改变了这个区域中的基因序列。我们在 1% 的自闭症患者身上发现了这种情况（这些变化也会引发自闭症之外的其他病症）。染色体结构变化的概率很低，其他的一些基因突变的概率则更低，不超过 1/500。这意味着，要发现这些基因事件会十分困难。但医生仍有可能建议你做基因测序，以防你的孩子出现上述问题。实际上，大多数的自闭症病例是由多基因共同变异（结合环境风险）或者我们尚不明确的罕见的基因突变导致的。

遗传基因事件

在了解新生基因变异之后，你可能会问，为什么自闭症会有家族遗传现象？的确，它存在于 20%～30% 的家庭中。有些父母是非自闭症人士，却将自身携带的单个分裂的基因或变异的染色体遗传给孩子，导致孩子罹患自闭症。这无疑增加了自闭症遗传因素致病的复杂性。因为，这意味着并不是所有具有变异基因的个体都会发展成自闭症。实际上，普遍的情况是，大量自闭症儿童都有正常的父母。

> 更复杂的是，并不是所有有自发基因变异的儿童都会发展成自闭症，自闭症的出现还常常取决于他们的性别。

在一些遗传的单基因变异中，是否罹患自闭症还取决于孩子的性别。也就是说，对于一些与自闭症相关的单一基因，当一个女孩出现这种基因变异时，她不会患自闭症；如果一个男孩出现同样的基因变异，就有可能患自闭症。让我们回到第 16 条染色体的结构变化的问题。科学家们在第一次确认第 16 条染色体的变化是新生变异之后，在这些孩子的父母身上也发现了这些变异。证据表明，这些基因事件并不总是只出现在自闭症儿童身上，有时还可能遗传自父母。

多基因效应：最复杂的基因效应

对于许多患者来说，自闭症很可能不是由特定基因或染色体区域的破坏引起的，而是由几种不同基因的变异共同造成的。也就是说，在这个"多基因模型"中，某些基因会影响与自闭症相关的一系列行为和能力，比如社会性动机和灵活思考能力。这些共同变异导致了这些领域出现一系列的行为表现。事实上，自闭症并不是一种全有或全无的（all-or-none）绝对状态，许多与自闭症相关的能力特征，如社交能力、灵活性、语言技能和注意力，在整个人口中也是存在广泛差异的。自闭症谱系处于这些能力链条的极端。值得注意的是，其中的一些特质，如非凡的记忆力、浓厚的兴趣和对细节的关注，可以被视为积极的品质，如果运用得当，对人类就是有益的。这就是为什么我们要重视神经多样性，并意识到虽然自闭症有其挑战，但也能在许多方面对我们的社会做出贡献。

嵌合现象

自闭症遗传学的又一个关于基因变异的新理论是嵌合现象。正常情况下，人体内的每个细胞都有相同的 DNA，唯一不同的是 DNA 的表达性。但在嵌合体中，细胞分裂和复制过程中发生的复制错误，导致某些人体细胞具有了不同的 DNA 序列。如果这些错误发生在新生命发育过程之中，它们就会强烈影响嵌合的程度。对于自闭症的病因，目前的研究发现，新生变异、基因事件和其他突变都可以通过嵌合的方式发生，而嵌合现象的严重程度对自闭症的形成过程至关重要。这表明，嵌合现象的数量，即突变细胞的数量，可能是决定个体自闭症是否形成或严重与否的关键因素。

不同的基因事件，不同的病因

总之，我们了解了很多可能导致自闭症的基因和基因事件，有些是非常罕见的，甚至是独一无二的，另外一些则非常普遍，这种普遍性意味着它们可能就发生在普通人群当中，这无疑增加了自闭症的患病风险。尽管我们已经提出了几种基因致病的可能因素，但我们还不能确切地知道这些基因到底是如何发生作用的，只知道它们可能以不同的方式影响自闭症的发生。

由此，我们可以得出结论：自闭症的发生没有共同的根本原因，而是出于各种各样的原因。这反过来提醒我们，没有一种单一的治疗或干预方法是适合所有自闭症儿童的，因此我们需要制订更加精准的干预方案。同时，我们了解到，很多不同的影响因素很有可能通过一些共同的生物途径促成自闭症的发生。因此，即便个体的病因各不相同，但仍有可能都受益于某种特定的干预措施。

如何识别共同的生物途径

在生物学方面，我们希望发现影响大脑发育并导致自闭症的一条或几条常见的生物途径，并在此基础上找到几种类型的干预措施，从而有针对性地服务更多的孩子。

最近，我们研究团队中的伯尼尔博士跟进了此前的一项研究发现，即自闭症的发生在某些情况下与一种特定基因的新生分裂有关。他和同事们想弄清楚有这种基因突变的儿童是否属于自闭症的某个特殊类型。因此，他们对具有这种特殊罕见突变的儿童的亚组进行了研究（见下面方框）。结果证明，确实存在这样的情况：这些儿童有相似的面部特征，如脑袋偏大，前额突出，双眼距离略宽，下巴尖。他们都被确诊为自闭症，都有一定的认知能力，都有胃肠道问题（便秘特征尤其明显），很多都有严重的睡眠问题。这项研究表明，通过具有临床意义的生物学指标来定义自闭症特殊类型的工作已经开始了。

探索生物途径的一个例子

早期的研究表明，一些自闭症病例与一种名为 CHD8 的基因的新生分裂有关。CHD8 编码一种被称为"染色质域解旋酶 DNA 结合蛋白 8"的蛋白质，这是正常大脑发育所必需的物质。这种基因最初是通过扫描自闭症儿童、他们的父母和未受自闭症影响的儿童的 DNA 发现的。我（伯尼尔）和我的同事随后对 CHD8 的鉴定进行了更具体的调查。首先，我们获取了血样，并使用特殊的分子技术扫描了数千名自闭症儿童和他们未受自闭症影响的父母的 DNA，以及数千名非自闭症儿童的 DNA。我们发现只有自闭症儿童的 CHD8 基因出现了突变（尽管只是一小部分儿童，准确地说是0.25%），引人注目的是，在他们的父母和非自闭症儿童身上完全没有出现这种情况。我们想知道这对孩子们意味着什么。

接下来，我们想对这种基因的作用了解更多。通过梳理研究文献和回顾生物学家通过许多实验得出的结论。我们发现，这种基因在胎儿发育的早期就产生了这种蛋白质，位置是大脑中与自闭症有关的细胞所在的区域，比如额叶，我们在第 1 章中讨论过。不过，毫不奇怪的是，这种基因也在与人体通过胃肠道系统消化食物有关的细胞中得到了表达。（一个基因执行不同的功能是很常见的，这取决于它在人体内的位置，而且一个基因有多个功能。）

也许对我们来说最有趣的是，我们的一些合作者制作了一个动物模型：他们破坏斑马鱼胚胎中的 CHD8 基因，然后观察这种破坏对动物的影响。（斑马鱼是一个很好的选择，因为我们可以很容易地在这个物种身上操纵我们感兴趣的基因，它们发育很快，我们可以很轻松地研究它们的行为或身体结构。）令人惊讶的是，这些CHD8 紊乱的斑马鱼有非常大的头部，而且很难将食物通过胃肠道系统排出，这让人想起了人类的孩子。

CHD8 基因编码一种蛋白质，这种蛋白质可以打开或关闭其他基因，并影响大脑和身体的其他部分。CHD8 开启和关闭的基因也与自闭症有关。你可以把 CHD8 想象成一个主要的调节开关，它告诉基因什么时候制造蛋白质，什么时候停止制造蛋白质。因此，如果这个开关被破坏，其他基因就不知道什么时候打开和关闭，这就是为什么蛋白质可能在需要合成的时候无法合成，或者在应该停止合成的时候无法停止合成。

寻找共同的生物途径

科学家们研究自闭症相关基因的过程如下：

1. 在较大的自闭症患者群体中发现基因分裂来识别突变的基因；

2. 研究那些有基因突变的个体；

3. 研究特定基因在大脑中发生作用的机制；

4. 创建动物模型来测试突变的影响。

对自闭症相关基因 SCN2A 的研究路径和前文提到的 CHD8 基因是类似的。SCN2A 基因在大脑中执行另外一种功能：编码一种能够嵌入细胞壁并允许钠离子游离的蛋白质。这种功能非常重要，因为这是神经元之间相互交流的方式，是大脑处理日常事务的基本方式。

鉴于这两个特定基因的不同功能，自闭症的病因最终可能需要通过不同的方式来解释，这是未来形成自闭症精准医疗（个性化治疗的时髦说法）的基础。

令人兴奋的是，我们对特定类型自闭症的生物途径的理解，启发了可能修正这些途径的医学治疗思路。到目前为止，还没有任何美国食品药品管理局（FDA）批准的药物可以修正导致自闭症的基因或大脑通路。但这类药物目前已经进入临床试验阶段，基于当前的研究，新药在未来几年内就有可能面世，并可以提供给至少一部分自闭症儿童。

另一种了解自闭症生物途径的方法是做大样本的人群研究，取样标准是上文提到的第 16 对染色体出现基因结构变化的人群。包括伯尼尔博士在内的一组科学家最近进行了这样一项研究：他们创建了一个广受欢迎的网站，让广大家庭了解这项研究，并就研究内容与美国各地的遗传学顾问和遗传学研究诊所进行交流。很快，数百个家庭表示有兴趣参与研究。科学家对所有参与家庭进行了细致的评估，发现在这些存在基因结构变化的个体中，只有 23% 会罹患自闭症。而其他的儿童和成人既没有面临从语言及言语障碍到智力障碍的挑战，也没有出现任何可以观察到的身体病症或心理障碍。很显然，第16对染色体出现基因结构变化并不足以导致自闭症。

大致说来，尽管少数基因变异似乎会导致自闭症，但大多数基因变异既可能导致自闭症，也可能导致其他类型的发育障碍，还可能不导致任何病症。

那么，是什么造成了这种错综复杂、令人困惑的结果呢？对此，我们还所知甚少。但是最新的研究提供了一些线索，这些线索指向表观遗传学以及基因和环境风险因素之间的相互作用，或者是多个基因的共同作用或嵌合效应带来的影响。

> 到目前为止，我们知道一些基因变化会导致自闭症，但有时同样的变化会导致其他问题，也可能不会导致任何问题。科学界正在探索这个难题的各个方面。

表观遗传学

尽管与自闭症相关的基因研究正在逐步深入，我们还是要十分重视环境因素，把它放在与基因问题同等重要的位置上。为什么呢？要理解这一点，并窥见自闭症病因的全貌，我们就需要关注另一个重要的概念：表观遗传学。表观遗传学研究的是这一事实：人的经验（离不开环境作用）可以导致稳定的、持久的（但在理论上说是可逆转的）基因表达的变化。环境通过改变经验的方式来影响个体的发展、特质的养成，也会影响自闭症的发生过程——这一点颇具有嘲讽的意味，同时又是不可避免的。根据人类的身体运作方式，环境作用必定会影响个体的基因表达。身体的每一项功能，包括大脑的运作，都需要依赖基因构建的蛋白质和酶的作用。基因表达是指一个基因的"启动或关闭"，也就是说，某类蛋白质是否会被制造出来。了解生物学基因表达的变化规律，有助于我们以一种崭新的方式来理解童年早期生活和持续的压力、饮食、锻炼等影响因素的重要作用。

"行为表观遗传学"领域加深了我们对这一问题的理解。"表观遗传学"的含义颇多。有些人简单地用它来表示基因组在发育过程中发生的一系列巨大的变化。因此，我们需要一个具体的生物学含义：表观遗传是指特定的、稳定的生物学变化，伴随这种变化，身体会形成一种附着在 DNA 分子结构上的化学标记，从而改变其结构在特定细胞或细胞类型中的表达。这种变化会持续一段时间（例如在细胞分裂期间）。这一定义与美国国立卫生研究院（National Institutes of Health）目前使用的定义一致。

> 许多表观遗传变化是由我们的身心经历引发的，这些经历深入骨髓，会产生生物记忆。

表观遗传变化的类型各有不同，而每一种都会影响行为和健康。DNA 甲基化是最常见的表观遗传变化类型，当甲基分子附着在 DNA 上时，就会发生甲基化，关闭该细胞（包括大脑细胞）中的基因，并改变基因的生物学效应。去除甲基分子可以使基因重新启动。一些表观遗传变化是我们 DNA 中的预设程序（比如细胞在发育过程中分化成神经元、皮肤细胞等）。它们也可以由随机变化引发（就像基因突变可以随机发生一样）。然而，显著的表观遗传变化也可能是由生活经历所引发的。通过这种作用方式，我们的经验可以真正"进入我们的身体"，并被标记在我们的生物记忆中。这是我们讲解的重点所在。

因此，像自闭症这样的疾病是否会发生，通常取决于两个因素：①我们的基因（DNA）；②环境调节的基因表达或调控。基因调控取决于多种因素，包括一个人基因组中其他位置的 DNA，以及不同种类的表观遗传效应，例如 DNA 甲基化。像 DNA 甲基化这样的表观遗传变化，可以由生物和心理经验引起，包括营养、污染暴露、压力、学习等。下面的方框中列举了数种类型的生活经验。

导致表观遗传改变的生活经验

- 饮食和营养：你吃什么

- 暴露于污染物：你暴露于什么

- 睡眠：你什么时候睡觉，睡多长时间

- 压力：身体和情感上的压力

- 锻炼：什么时候锻炼，怎么锻炼

- 学习和记忆

基因型与环境的交互

在生物学层面上，基因并不能决定你是谁；是基因与环境的相互作用塑造了我们的发展过程。在统计分析中，DNA 和个体生活经验的相互作用，被称为基因型与环境的相互作用，简称 G×E。如果你涉猎医学或心理学文献，你会看到很多关于 G×E 的研究。G×E 发挥作用的一种方式是通过表观遗传变化。表观遗传变化之于 DNA，就像控制旋钮之于播放设备的电路一样。当你改变低音与高音比例，改变音量，或切换一个电台时，音箱都会发出不同的声音。你设置好的声音会保持不变，直到你再次转动旋钮。然而，转动旋钮并没有改变电子元器件。同样，表观遗传的变化是生活事件刺激引发的基因改变，DNA 由此保持一段时间的稳定，直到再次发生使其逆转的事件。最初的表观遗传变化可能是由一个事件所引发的，比如女性孕期压力过大，在家庭环境中接触了杀虫剂，孩子在学校接触了铅之类的重金属，或者吃了危害健康的食物。这种变化具有一定的稳定性，就像收音机的音量会保持不变，除非你再次转动控制旋钮。由于生活事件的影响，表观遗传标记会改变基因表达，改变后的基因表达将保持稳定状态，直到有新的生活事件来逆转或影响它。例如，一些由压力引发的表观遗传变化可以通过有氧运动来逆转（见第 6 章）。

　　包括自闭症在内的大多数复杂的疾病及其行为表现，可能都与 G×E 有关。每一个有特定环境暴露经历或独特人生经历的人，都会发生与他人不一样的表观遗传变化。这种影响，是具体的生活经验与人的其他特征（包括个人的 DNA）之间一系列复杂的相互作用的结果。

　　简而言之，像自闭症这样复杂的病症很少是由基因本身直接引起的，而通常是由特定发育经历背景下的特定基因组引起的。这些经历就像触发器一样，引发基因中种种可能的变化。而被遗传下来的东西，往往表现为某种危害性的或损伤性的机体倾向，而非某种单一疾病。

> 人遗传的往往是对某种疾病的易感性，而促成这种可能性的，往往是某些关键的成长经历。

　　仔细想一想：当有人感冒了还来公司上班时，虽然公司的每个人都暴露在了传染性的环境中，但并非每个人都会感冒。部分原因在于，我们的易感性存在遗传差异。另一方面，如果你尽量避免近距离的接触，勤洗手，保持营养充足，那么即使你的基因比较脆弱，你也可能避免大多数的流行性感冒。易感性是一种综合的效应，是由遗传倾向、环境风险与防护、触发特定疾病的环境暴露的机会等多因素复杂影响并共同决定的。

　　一些表观遗传变化实际上是由基因驱动的，例如发育过程中的细胞分化。脑细胞或胃细胞拥有相同的 DNA，不同的是它们的表观遗传。表观遗传变化会随机发生，就像我们在新生的基因突变中看到的那样。但我们感兴趣的是，表观遗传的重大变化也会在人的早期发育过程中发生。

　　一系列的生活事件可以影响儿童身体和大脑的发育，以及个人行为倾向的塑造成型。这些事件涉及难产导致的大脑缺氧、父母或孩子的心理压力、营养状况、环境污染的暴露、身体接触，等等。

　　正是在这些事件中，我们看到了基因在人体发育过程中依赖环境并与环境产生交互作用的过程。基因不能决定性地定义人的生物学特征，表观遗传学就是证据。实际上，在生物学层面，基因总是通过表观遗传机制与环境交互作用。这种动态的交互作用塑造了我们作为人的许多特质，自闭症也是这样。

表观遗传学激发了人们的研究兴趣，促使人们致力于探究新的治疗药物，同时思考每个人应该如何利用环境来帮助和引导孩子的成长和发育。与本书主题相关的是，在某些情况下，表观遗传变化可以用人为可控的新经验来逆转，比如健身锻炼（见第6章）。

多种遗传和环境风险因素的独特组合可能对每一个孩子都起着作用。当这些因素的组合达到一个阈值时，自闭症就有可能发生。

> 当许多遗传和环境因素的组合达到一个阈值时，患自闭症的概率就会升高。

自闭症成因的环境因素

最近几年，人们已经认识到，很多重要的经验或环境，都可以与我们的遗传基础相互作用，从而影响自闭症的发生、发展。自闭症的关键环境风险因素通常是可以改变的，这是一个好消息，因为它为预防自闭症或帮助自闭症儿童发挥最大潜能提供了新思路。但它也指出，不能过分夸大环境的影响力量。与大多数基因一样，环境风险因素会影响患自闭症的可能性，但并不是唯一的原因。大多数的有害环境因素，就像遗传标记一样，与其他环境条件或个人特征紧密关联。

> 对于自闭症这样的障碍，我们要防止过分夸大环境的作用，因为环境风险可能影响障碍发生的可能性，但一定不是唯一原因。

实际上，同样的情况也适用于大多数的现代疾病，无论是哮喘、心脏病，还是癌症。我们知道，遗传因素会增加一个人的患病风险，环境因素也是如此，但没有一个单独的因素能提供一个完整的解释。最重要的是人的整体生活状况，无论你是父母、科学家还是临床医生，都有必要牢记这一点。

怀孕前与出生前的影响因素

某些环境风险会增加孩子患自闭症的可能性，但这并不是唯一的原因。这里有一个例子提供了一个简明的思路。截至本书撰写之时，在美国有超过 1.5%（1.69% 或 1/59）的儿童被诊断为自闭症。根据这个患病率，我们可以粗略地估计，任何一个孩子患上自闭症的概率大概是 1.5%。如果母亲孕期肥胖，孩子患自闭症的风险就是正常情况的 1.5 倍。因此，母亲孕期肥胖，孩子患自闭症的概率大约是 2.25%。虽然在这类例子中有很多统计学上难以避免的误差，但较大的相对风险值总是提示我们某些因素实际带来的高风险。

下面的表格展示了与自闭症相关的怀孕前与出生前的环境风险因素以及对其风险值的粗略估计。

环境风险因素	相对风险	实际风险估计（基于当前患病率估计）
父亲早育	1.32	1.98%
母亲早孕	1.29	1.93%
孕妇肥胖	1.47	2.2%
孕前糖尿病	1.3	1.95%
妊娠期糖尿病	1.4	2.1%
怀孕间隔<12个月	1.9	2.85%
早产（妊娠少于36周）	1.31	1.9%
臀先露	1.47	2.2%
子痫前期	1.5	2.25%
胎儿宫内窒息	1.4	2.1%
人工引产	1.1	1.65%
剖宫产	1.23	1.8%

大多数生来就带有这些危险因素的孩子，并不会直接发展成自闭症

（可能是由于遗传脆弱性有差异）。尽管我们不知道自闭症是与这些因素存在因果关系，还是由某些未经测查的第三因素导致的，但是鉴于这些因素的比重在自闭症儿童群体中更高，所以我们将其视为风险因素，以及自闭症形成的可能线索。

父母年龄偏大

科学家们很早就意识到，父母生育时的年龄过低或过高，都有可能导致孩子患上大脑发育疾病，比如自闭症和智力障碍。从自闭症和许多其他发育障碍疾病的情况来看，父母年龄偏大，负面影响会更大。众所周知，父母年龄越大，孩子患唐氏综合征的可能性就越大。一个 20 岁的女性生下患有唐氏综合征的孩子的可能性大约是 1/2000；但当母亲年龄为 45 岁时，这个比例会增加到 1/30。自闭症患病风险与父母年龄之间的关系现在已经很清楚了：高龄父母让孩子的自闭症患病风险增加了 30% ～ 40%。这意味着，虽然患自闭症的总体风险是 1/59，或 1.5% 多一点，但 35 岁以上的父母生育自闭症儿童的风险约为 2%。母亲和父亲的年龄影响相似。

> 自闭症患病风险可能会随着父母年龄的增长而增加，因为随着年龄的增长，新生基因突变更有可能发生。

为什么风险会随着父母年龄的增长而增加？一种解释是，新生基因突变出现的可能性随我们年龄的增大而增加。前文中提到，这些突变可以在精子或卵细胞（或怀孕后不久的胚胎）中出现。研究证明，新生突变更有可能发生在来自父亲的 DNA 片段中，而且父亲的年龄越大，这种可能性就越大。细想一下，这是有道理的。男子每天产生数百万颗精子，在复制 DNA 时出错的机会更大，所以某个新生突变就有可能发生在精子产生的过程之中。

母亲肥胖和罹患糖尿病

母亲肥胖和罹患糖尿病是影响后代大脑发育和患自闭症等疾病风险的

又一个危险因素。虽然不像父母年龄与自闭症患病风险之间的相关性那么强，但几项共同因素分析的研究表明，母亲肥胖和妊娠期糖尿病都会增加孩子患自闭症的风险。怀孕期间有肥胖症的母亲的孩子患自闭症的风险是正常体重母亲的孩子的 1.5 倍（换言之，风险要高出 50%）。母亲患有孕前糖尿病或妊娠期糖尿病，其孩子患自闭症的风险分别是未患这两种糖尿病的母亲所生孩子的 1.3 倍或 1.4 倍。需要再次强调的是，这些影响并非一定会导致自闭症（多数肥胖的母亲不会有患自闭症的孩子），但如果与其他因素结合，就会增加孩子患自闭症的概率。

我们越来越多地了解到，父亲的健康状况也会影响孩子的健康状态，可能还会增加孩子患自闭症的风险。因此，虽然我们现在对母亲的健康影响了解得更多，但预计也会对父亲的健康影响进行更多的了解。此外，目前还有大量关于母亲和父亲的生理和饮食的表观遗传机制研究。请继续关注这一领域日益深入的、或许充满希望的发展进程。

怀孕的时间间隔

产前阶段考虑的另一个风险因素是怀孕的间隔时间。2016 年，几项考察怀孕间隔时间的综述性研究一致发现，两次妊娠间隔不到 12 个月，会增加孩子患自闭症的风险。

母亲孕期服用药物

关于宫内暴露于某些类型的药物的元分析研究，已经确定了孕期用药和自闭症之间的关系。最确定的风险药物是丙戊酸盐。这是一种用于治疗癫痫、躁郁症和偏头痛的药物。英国的一项研究发现，怀孕期间服用丙戊酸盐或其他药物治疗癫痫的妇女，其子女出现自闭症相关的行为概率更高。一项基于人口学的大型研究对丹麦 10 年间出生的所有儿童进行了观察，比较了子宫内接触丙戊酸盐导致自闭症的儿童数量和子宫内未接触丙戊酸盐的自闭症儿童数量的差异。数据显示，前者大约是后者的 4 倍。当科学家排除了父母孕龄、胎龄和母亲的癫痫诊断后，该风险率仍保持不变。

相关动物研究也证明了丙戊酸盐是罹患自闭症的危险因素。在子宫内接触丙戊酸后，小鼠表现出社交异常和刻板行为，类似于在被诊断为自闭症的人类身上观察到的障碍表现。有趣的是，最近的研究表明，暴露在有毒环境中的小鼠的后代最终会产生同样的行为反应。这表明，基因环境中的有毒物质会引发表观遗传效应。

针对选择性 5- 羟色胺再摄取抑制剂（selective serotonin reuptake inhibitors，SSRIs）如百忧解的研究发现，自闭症患者血液中的 5- 羟色胺水平发生了改变。我们有理由怀疑，母亲在怀孕期间服用 SSRIs 之类的精神药物，可能会导致孩子患自闭症。然而，基于对两者关系的几项研究，科学家得出结论，怀孕期间服用 SSRIs 与孩子患自闭症风险的增加似乎并无直接的因果关系。

母亲适量补充叶酸可能具有保护作用

孕妇通过服用补充剂，比如，摄入足够量的叶酸，可以预防胎儿出现严重的发育问题，尤其是神经发育的缺陷。叶酸是否对预防自闭症也有一定的效果呢？虽然关于补充叶酸预防自闭症的研究仍相对有限，但对这一主题文献的系统回顾显示，母亲在孕期补充叶酸，胎儿罹患自闭症的风险似乎会降低。同时，相关研究和综述报告也提出了一个重要的警告：补充叶酸要适量，过量补充反而会增加风险。此外，能否预防自闭症也可能取决于你和孩子的特定基因型或代谢模式。因此，虽然我们推荐母亲在孕期补充叶酸，但补充剂的总剂量需要谨慎的医学咨询。

幼儿早期面临的化学污染风险

化学污染物，又称有毒物质，是当今大众面临的一种主要健康风险，甚至是影响全世界死亡率的主要因素。这就是为什么各国政府要严格限制这些化品的使用。尽管如此，从最近发生的公共卫生危机事件，以及2015 年、2016 年和 2017 年美国与其他地区关于铅等有毒物质的新闻报道中，我们仍然可以清楚地看到，许多公共机关、学校机构和相关人员并不了解相关的基本事实。此外，媒体报道的各种令人担忧的危害健康事件也时刻提醒我们，了解化学污染物和自闭症病因之间的关系非常重要。

这并非杞人忧天。化学污染的风险，不仅来自石油泄漏或特殊放射物质的暴露，毕竟在今天的地球上，人类暴露于各种环境污染已经是家常便饭，我们真正要格外当心的是所谓的低水平或常态化的环境污染的暴露，人们常常会低估这种水平的毒物污染对婴儿出生前后发育的风险影响。我们必须明白至少以下两点：

1. 毒物风险通常与成人的身体健康状况有关，但发育中的儿童新陈代谢速度快，比成人对毒物的暴露（哪怕是极微小的暴露）更加敏感。

2. 大脑的发育和运作都需要依赖化学信号的作用（激素和神经递质就是化学物质，而神经传导也依赖于微量金属），所以大脑在发育过程中对化学信息的输入非常敏感。当然，暴露在一定水平的有毒化学物质中也许不会立即导致疾病发作，甚至不会产生任何可见的症状表现，所以容易被人们忽略。

这就对公共卫生研究提出了挑战。20 世纪的化学革命导致儿童在生存环境中接触到的化学制品的数量呈爆炸性增长。超过 80 000 种化学物质以商业用途广泛流通，但其中绝大多数的神经毒性特征（即它们对儿童大脑功能的干扰程度）都是未知的，只有不到 1000 种标明具有相对明确的神经毒性特征，但即使是这些化学物质对幼儿的影响，我们至今所知仍然十分有限。

我们知道，许多已经得到充分研究的化学物质，在低剂量的情况下也具有确定无疑的神经毒性。它们无孔不入地弥散在我们的生活环境当中，几乎没有任何人，尤其是幼童，能够逃脱暴露性接触。这些有毒物质带来的各种严峻问题，既是令政府高层不安的顽固性政策难题，也是各类企业面临的主要决策挑战，更是家长们日夜担忧的痛点。各类倡导团体力图为大众敲响警钟，希望有毒物质能得到更好的监管，但直到目前为止，公共政策仍未能采取足够有效的举措。

我们应该特别关注的有毒化学物质究竟有哪些呢？自闭症的案例显示，会潜在地影响生命早期发展的有毒化学物质主要有两大类型：重金属（例如铅和某些类型的汞）和有机污染物（例如类似激素的物质）。下表提供了一个方便的参考。

常见的具有神经毒性的化学物质

污染物	与儿童发展问题的相关性
金属	
铅	确定
汞	确定
镉	可能有关
锰	疑似
有机污染物	
多氯联苯	确定
双酚A	可能有关
有机磷农药	可能有关
多溴联苯	可能有关

很不幸的是，让我们的孩子完全规避潜在的神经毒性化学物质，在我们当前生活的地球上几乎是不可能实现的。孩子们把含有有毒化学物质的玩具含在嘴里，吃下含有杀虫剂的食物，喝下含有铅等有毒物质的自来水，呼吸严重污染的空气，通过皮肤吸收大量的有毒物质。污染物性质各异，暴露于人体的途径也千差万别。与此同时，这些有毒化学物质对儿童发育的影响研究造成了困难，因为这涉及伦理问题，我们无法做标准的随机分配实验，故意让孩子面临健康风险。面对如此复杂的情况，父母们问得最多的问题是："这些物质对孩子的影响到底有多大？"有的父母会进一步追问："我应该怎么做？"我们希望避免过度惊慌，同时谨慎行事。要取得这种平衡，就必须加深我们对这个问题的认识，同时明确保护孩子的有

效防范措施。

自闭症的案例显示，许多有毒化学物质要么尚未被研究，要么没有表现出对自闭症的影响，但也有例外。最近的研究综述表明，虽然当前的研究只提出了有限的证据，并且在哪些化学物质有风险或多大的风险程度才需要得到强调等问题上存在分歧，但研究者都认同，环境毒物是影响自闭症病因的因素，应该进一步加强对这些毒物暴露效应的研究。此外，暴露的时间也是十分重要的影响因素，最近有研究试图探明孕期和产后暴露哪个影响更大，结果发现，这取决于污染物的类型。

空气污染中的颗粒物

空气中的污染物对人的作用是非特异性的，主要的类型为颗粒物和金属。有关自闭症的文献特别关注颗粒物。虽然目前仍有一些争议，但2016年的一项回顾性研究表明，空气中的颗粒物污染会增加罹患自闭症的风险。科学家整理了所有的相关研究，这些研究统计了父母在母亲受孕前后、怀孕期间、儿童发育早期和接受自闭症诊断之前接触颗粒物的情况。结果表明，孕期、围生期和发育早期都是暴露的潜在危险时期。2015年的一份审查报告显示，后代患自闭症的最大风险来自母亲孕晚期暴露于颗粒物污染的环境中，这进一步明确了暴露的时间。从婴幼儿发育层面看，这项研究发现是有意义的，因为孕晚期是婴儿大脑快速发育的阶段。

金属

2017年的一篇文献综述发现以下金属可能与自闭症有关：铅（25）、铝（11）、砷（6）、铍（5）、镉（17）、铬（11）、锰（14）和镍（13）（这里忽略了汞，我们会稍后讨论）。括号内的数字代表相关研究的数量。这些暴露在环境中的金属对早期发育有潜在威胁，它们可以以不同的方式（表观遗传就是其中一种）扰乱大脑的生长和细胞活动信号。在最近的一项研究中，研究者让大鼠接触金属铅，其接触水平与大多数儿童对铅的接触水平类似，且这些铅水平与儿童的神经发育问题具有统计学意义上的相关性。研究发现，由于大鼠脑中出现了新的表观遗传信号，其行为也随之发生改变。透过这项研究，不难看出，我们并非在讨论工业事故中的高浓度暴露。在今天的普通生活环境中，即使是很低浓度的暴露，也会影响儿童的健康和发展。幼儿在早期生活中接触上述金属的负面影响尤其重大。

> 一种毒物的风险有多大，在一定程度上取决于与其接触是否发生在大脑快速发育的时期。

在自闭症的案例中，各项研究的研究方法差异很大，因此难以将不同研究的结果汇总起来，以获得可靠的人口总体效应。上文提到的研究综述，呈现了铅和镉暴露与自闭症相关的最佳证据。其他的元分析也得出了铅暴露与自闭症相关的结论。然而，研究还指出，影响的程度可能与儿童的性别相关，男孩可能更敏感。最近，由于一些学校供水系统出现了问题，铅暴露的风险再次成为新闻热点。我们需要注意的一点是，即使我们已经控制了汽车燃料和油漆中的铅，生活环境中仍然有大量的铅来自先前的接触和现在的接触，比如某些玩具、飞机燃料，以及现在已经臭名昭著的住宅供水管道。世界上几乎所有儿童的体内都能检测出一定含量的铅（以及许多其他的化学物质）。我们的作者之一尼格曾进行过一项研究，研究对象包括300名儿童，他们体内的铅含量与全国平均水平相当；其中297人（99%）的血液中可检测到一定含量的铅。

汞

汞是一种金属，但它是一种特殊的金属，在人体内的形成、反应和作用与大多数其他金属有所不同。无机汞暴露当前来自很多途径，包括不同行业的烟囱污染，以及来自食物链的污染（例如来自污染水域的鱼类）。然而，请注意一种被称为硫柳汞的有机汞化合物，这是用在一些疫苗中的防腐剂，与自闭症没有明显的关联（我们稍后会讨论疫苗的问题）。但是，有机汞是与自闭症有关的，而且在所有有毒物质中与自闭症的相关性最强。

贾法利（Jafari）及其同事在2017年进行了一项空前详细、全面的综述研究。他们发现，有机汞与自闭症的关系强弱取决于研究的身体组织，这说明代谢问题是自闭症的一个重要考量因素。研究者发现，自闭症儿童全身血液和脑解剖样本中的有机汞水平较高，而且红细胞含量明显升高，是普通儿童的两倍多。有趣的是，头发和尿液中的汞含量水平与正常值相当。这说明，汞会影响自闭症，是因为自闭症儿童对汞的解毒和排泄能力出现了障碍。这个重要的假设可能为未来的基因和酶的有关研究指明方向。

持久的有机污染物和杀虫剂

虽然个别研究发现双酚A等有机污染物与自闭症相关，但目前还没有研究得出完全确定的结论。此外，越来越多的研究发现了接触杀虫剂导致自闭症的证据。现在要研究的问题是，这些影响可能局限于相对高水平的暴露，而大多数儿童经历的都是一般的生活环境暴露。尽管如此，在母亲怀孕期间和儿童发育早期，采取措施尽量减少不必要的对杀虫剂和相关产品的接触，确实非常必要。

围生期和产后的并发症

到目前为止，我们主要讨论的是胎儿期的影响。现在我们把视点转移到分娩前后的影响。围生期并发症包括：早产、婴儿明显晚于预产期出生，或与分娩相关的并发症，如缺氧、产程延长、剖宫产和胎儿宫内窒息。

在2017年的一项研究中，科学家系统地回顾了17项关于围生期并发症与自闭症之间关系的研究。这些研究包括37 000多名自闭症患者和近13 000名对照患者。研究发现，与自闭症密切相关的围生期因素包括早产、臀先露、子痫前期、胎儿宫内窒息、引产和剖宫产。

从这篇综述中，我们可以计算出每种围生期因素导致自闭症的相对风险。例如，在胎龄36周之内出生的儿童患自闭症的相对风险值估计为1.31，这表明，这些孩子患自闭症的概率要增加30%。30%这个概率相当高，意味着风险从普通人的 1.5% 上升到 1.8%。纳入元分析的各项研究发现，其他围生期因素常常与早产同时出现，这表明早产是围生期并发症的一个标志。臀先露的儿童的相对风险值为 1.47，风险增加了 47%，即实际风险约为 2.2%。子痫前期的相对风险值为 1.5，风险增加了 50%。胎儿宫内窒息的相对风险值为 1.4。使用催产素等药物引产也与患自闭症风险的增加显著相关，其相对风险值为 1.1，也就是说，接触催产素的儿童的患病风险增加了 10%。当然，这些风险的影响不是特定性的，例如它们导致多动症的风险也会增加。

> 我们已知的是，不同的围生期因素会增加患自闭症的风险，但我们还不知道当孕妇有一种以上的风险因素时，孩子患自闭症的风险是否会上升。

剖宫产会增加自闭症的患病风险吗

剖宫产与罹患自闭症是否相关的问题，一直以来都困扰着许多家长和护理人员。2014 年，科学家再次进行了一项专门针对剖宫产的综述研究，他们回顾了 13 项探讨剖宫产与自闭症关系的研究，发现与普通儿童相比，自闭症儿童通过剖宫产出生的概率更高。剖宫产出生的孩子患自闭症的概率是顺产出生患自闭症的孩子的 1.23 倍。这表明，剖宫产轻微增加了患自闭症的风险。和其他风险因素一样，绝大多数通过剖宫产出生的孩子不会发展成自闭症（可能是由于不同的遗传脆弱性），但我们仍然认为，这是一个风险因素，是可能导致自闭症的一个线索，虽然我们尚不知晓这种关联是否意味着直接的因果关系，是否需要某些未经测查的第三因素来解释，但值得注意的是，自闭症风险的小幅增加，必须被置于与怀孕和分娩相关的其他风险的背景下考虑。换言之，在特定情况下，非剖宫产导致死亡或其他重大伤害的风险可能非常高，因此以此方式出生的婴儿患自闭症的风险略有增加，也是可以理解的。

其他围生期并发症

其他围生期并发症似乎与自闭症风险没有关联，它们包括：分娩时的真空提取、剖宫产后的阴道分娩、分娩时的麻醉、分娩时的身体创伤，以及各种胎盘问题（如前置胎盘、胎盘梗死）。元分析研究发现，人工生殖技术与罹患自闭症似乎也没有关联。

炎症和免疫功能共享生物途径吗

免疫功能

炎症和免疫系统可能是将许多环境（可能还有基因）风险因素连接在一起的关键机制。我们在前文中讨论过的几乎所有的环境风险因素，都会增加全身炎症以及其他影响，进而破坏大脑的健康。例如，炎症反应与环境毒物和肥胖症之间存在显著的联系。这些炎症反应又会导致表观遗传的变化。此外，在不考虑环境风险的情况下，大量的免疫问题都与自闭症有关。例如，怀孕期间的感染（会触发母亲体内的免疫激活和炎症反应，进而传给胎儿）似乎会提高后代患自闭症的风险。另一个例子是，自身免疫性疾病（如甲状腺功能减退）与自闭症有关。对饮食或毒物的炎症反应虽然可能不如对感染的反应强烈，但它仍然足以说明早期的损伤或压力源与儿童患自闭症风险之间的联系。因此，我们需要进一步强调原发性炎症与自闭症有关的证据。

2016 年发表的一篇系统综述确定了母亲感染与孩子罹患自闭症风险之间的关联，该综述回顾了 15 项大型研究，涉及 4 万多名自闭症儿童。这种风险在因感染而需要住院治疗的母亲中最为明显（这表明，越严重的炎症越有可能导致孩子患上自闭症）。此外，罹患自闭症的风险似乎取决于感染的类型、时间和身体部位。不同类型的感染会导致不同的免疫

> 孕妇感染会增加孩子的自闭症患病风险。

反应，这表明不同类型的免疫反应都可能是自闭症促发因素。

除了研究人，科学家还通过动物实验来研究免疫系统紊乱和相关炎症对行为的影响。实验通过操纵怀孕的啮齿动物的母体免疫激活，将它们与未受操纵的啮齿动物进行比较，然后观察后代幼兽的行为。研究表明，实验幼兽表现出较明显的社交困难和刻板行为。虽然将啮齿动物的社会行为推广到人类的社会行为有些牵强，但我们知道，一些社会行为的生化基础是跨物种共享的。因此，这些行为被认为是人类儿童自闭症症状的再现。尽管啮齿动物的行为只是人类行为的一个遥远的对应物，但对于在动物子宫内的炎症暴露可以影响社交互动这样的复杂行为的证明，支持了炎症导致自闭症的一般可能性。

科学证据表明，母亲怀孕期间免疫系统的紊乱是导致自闭症的一个危险因素。自身免疫性疾病的家族病史与自闭症有关，则进一步证实了这一点。一项相关研究综述表明，母亲有自身免疫性疾病（包括类风湿性关节炎和乳糜泻）病史，孩子患自闭症的风险更高。就像我们已经讨论过的所有环境风险因素一样，当这些免疫因素发生在母亲身上时，它们会增加孩子罹患自闭症的风险，但并不意味着孩子一定会患自闭症。我们需要更多的研究来解释这种关系。患病可能是自闭症和自身免疫性疾病的共同基因基础导致的，或者是由母体的疾病（如类风湿性关节炎）导致了一些产前抗体的暴露和胎儿生存环境的改变。

其他接触风险

疫苗

时至今日，关于疫苗接种的争议仍然是头条新闻。儿童早期疫苗（如腮腺炎、麻疹和风疹疫苗）与自闭症有关的观点已在许多方面得到了验证。这可能是关于自闭症病因最具争议性的话题之一。我们现在尝试梳理一下这个问题。

首先，2017年的一项综述对所有测试自闭症病因和疫苗之间关系的研究进行了分析，结论是，接种疫苗和罹患自闭症之间没有直接联系。如果证据真的不足，以至于科学无法检验，那我们可以得出暂时的结论：对于绝大多数人来说，接种疫苗不会导致自闭症。然而，我们不能排除这样一种可能性：在极少数情况下，一个孩子可能有潜在的遗传性疾病或其他疾病（可能是未知的），而免疫接种引发了潜在疾病的症状。在这种情况下，免疫接种可能对自闭症起到了一定的促发作用，但并不是根本的致病原因。我们很难排除这种类型的事件发生的可能性，但它们非常罕见，难以在人口学研究中被发现。与此同时，由于自闭症的发病和疫苗接种往往同时发生，所以即使没有因果关系，也可能出现一种错觉上的相关性。

在这个充满争议的话题上，有没有折中的结论？父母必须权衡所有医学治疗的风险与益处，无论是对自己，还是对孩子。我们需要思考的是，接种疫苗在预防诸如麻疹等有害疾病方面的好处（不仅对接种者本人，而且对社区中的每个人）已得到证实。同时，绝大多数情况下，接种疫苗产生不良影响的风险显然非常小，这就证明了儿童接种疫苗是必要的。换言之，即使有罕见的并发症与自闭症有关，但我们不知道为什么有关，那么，如果你的孩子没有接种疫苗，他患上严重疾病或因疾病死亡的风险还是比患自闭症的风险要大。总的来说，我们建议你为你的孩子保持一个定期的疫苗接种计划。

利用以上信息，可以做什么

以上这些资料可以帮助你梳理自己的行动计划。我们接下来回应几个常见的问题，为家庭提供一些基本的指导。

应该为自闭症儿童做基因测试吗

现在很多家长都在考虑是否应该为孩子做基因测试。答案是肯定的！

事实上，根据美国儿科学会（American Academy of Pediatrics）的指导方针，基因测试现已成为自闭症儿童的病因检测标准。虽然对大多数人来说，基因测试不会有任何实际的效果，即使有，也不会影响他们对孩子的干预计划，但这项测试将帮助医生了解更多关于自闭症的信息，在某些情况下可能会影响临床护理的改革，而且每年将会有更多与自闭症相关的基因被发现。基因测试也具有科学研究的价值。许多家庭已经形成了家族基因图谱，科学家致力于通过它们来了解基因功能以及弥补基因分裂的方法。最后，如果你的基因测试结果呈阳性，你和你的孩子就有可能有资格在未来参加针对该基因的研究测试和临床试验。

自闭症家庭生二胎，是否要进行基因咨询

基因咨询可以为准父母提供有用的信息，但是考虑到自闭症遗传学的现状，这些信息主要还是为大多数父母提供风险预测。你可以这样估测：在普通人群家庭中，如果第一个孩子患有自闭症，那么第二个孩子患自闭症的风险就会从 1.5% 增加到 20%。即使你已经让患有自闭症的孩子接受了基因测试，并且找到了新生突变的基因，第二个孩子患自闭症的风险仍然为 20%。然而，如果在你的孩子身上发现了一个基因事件，而它是从母亲或父亲那里遗传而来的，那么这个事件传给第二个孩子的风险会是 50%。当然，这并不意味着你的第二个孩子一定会患上自闭症，只是说基因事件可能存在遗传性。正如前文提到的，基因突变并不意味着自闭症一定会发生。

需要特别避免环境风险暴露吗

许多环境风险因素和科学家已经研究过的其他因素，都对自闭症有一定的影响。这些因素往往也彼此相关，并且会在同一时间发生在同一个孩子身上。因此，我们有理由怀疑，与母体孕期相关的多种疾病和问题的组合是增加儿童患病风险的原因，而减少其中任何一种疾病或问题都可能降

低该风险。我们具体该如何做呢？如果你是一位患有肥胖症的母亲，你要知道，美国的传统饮食方式并不能对健康起促进作用。一些证据表明，怀孕期间额外补充欧米伽–3脂肪酸（如鱼油）可以降低肥胖的风险。其他研究表明，总脂肪摄入量高是肥胖的罪魁祸首，母亲怀孕期间体重增加，会提升孩子患病的风险。因此，你需要与医生一起研究如何保持合理体重，讨论饮食补充方法，并通过医学咨询将你的饮食调整到健康的脂肪水平。这些措施可以降低孩子的患病风险。另外，压力也可以诱发炎症，如果所有风险要素的共同途径是炎症，那么在怀孕期间减少压力，将在一定程度上防止这些风险被放大。尽你所能做好这些预防措施，是十分有益的。要充分意识到，虽然大多数自闭症病例还不能追溯到特定的病因，但这些生活调整可能起到积极的作用。

> 尽量减轻怀孕期间的压力，可以预防炎症的发生——炎症是导致胎儿患自闭症的一个危险因素。

目前，我们对于自闭症的病因和致病风险因素的认识向前迈进了一大步。这些成果推翻了早期的"冰箱母亲"的理论。我们现在知道，某些特定的或一般的基因易感性与一系列的环境因素相结合，可能会在母亲孕期或者儿童发育早期阶段，增加儿童罹患自闭症的风险。这些成果提示我们，要在基因和大脑层面明确自闭症风险机制，这使得科学家和临床医生开始致力于基于个体生物学的研究设计。这些信息可以为我们提供方向，指导我们采取恰当的措施来降低孩子的患病风险。

要点复习

☞ **如果你打算怀孕：**

• 在你计划怀孕之前，一定要服用医生推荐的孕期维生素。

- 如果可能的话，两次妊娠间隔至少 12 个月。
- 如果你正在服用可能增加自闭症风险的药物，比如抗抑郁药，你需要与医生讨论你的选择。

☞ 如果你已经怀孕了：

- 接受产前护理。
- 获得适当的营养（包括监测适当的脂肪比例）和休息。
- 与医生讨论欧米伽 –3 脂肪酸补充剂和叶酸的剂量。如有需要，减少脂肪摄取量。
- 和你的护理人员一起计划你最理想的增重途径。
- 参加一些可以减压的活动，比如锻炼、瑜伽和冥想。
- 减少对有毒物质的接触——尽量减少淡水鱼的摄入量，保持家中洁净卫生，考虑检测家庭用水质量或安装一个有效的过滤器，考虑吃有机水果和蔬菜。（参见第 7 章的提示。）
- 避免香烟、酒精和毒品。

☞ 如果你有一个宝宝：

- 让你的孩子接种预防严重儿童疾病的疫苗；如果对疫苗接种有顾虑，请与儿科医生讨论这些问题，但我们仍然建议孩子接种疫苗。
- 注意减少水、房屋灰尘和食物的污染。如果你住在空气污染严重的地区，比如高速公路附近，考虑用空气过滤器来改善家里的空气质量。

☞ 如果你的孩子被诊断为自闭症：

- 让医生为你的孩子安排基因测试。如果你的孩子患有可识别的遗传性疾病，询问医生孩子是否有任何与之相关的疾病，如胃肠道问题。
- 考虑加入一个父母的网络社群，这些父母的孩子可能与你的孩子有相同的基因问题。

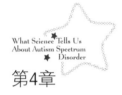

第4章

自闭症患者的脑发育特点

正如第 1 章所讨论的，自闭症是一种发育障碍。这意味着自闭症患者的脑发育与普通人是不同的。研究发现，自闭症患者的几个脑区和脑回路存在发育异常。因为自闭症个体间差异很大，所以脑部检测还不能帮助我们做出诊断，但是它可以帮助我们理解自闭症患者的障碍和优势所在。

近年来，对于这个问题的一项主要研究发现是，大脑的发育是动态的，会对不同类型的生活经验做出快速的反应。科学家使用"神经可塑性"（neuroplasticity）这个术语来描述大脑是如何灵活地调整自身，以适应个体的发展和经验的——它比人们过去认为的要灵活得多。我们可以利用这些信息拓展干预经验，从而帮助自闭症儿童塑造现在以及未来的大脑和行为的发展。接下来，让我们从了解自闭症患者的大脑开始。

自闭症患者的脑部

在过去的 30 年里，科学家们进行了成千上万的研究，对自闭症个体的脑结构和功能做出了复杂的描述。对这些研究的系统回顾揭示了自闭症患者早期脑部的大小、形状和组织方面出现的异常；大脑区域之间连接的异常；与社会沟通、社交信息处理、执行功能和刻板行为相关的大脑区域异常（比如第 2 章讨论过的杏仁核和前额叶的功能异常）。

脑结构的异常

2017 年发表的一篇论文是基于自 2000 年以来 52 项脑成像研究的系统回顾。这些研究都使用了磁共振成像，这是一种功能强大、相对无创的成像方法，能在体积大小和明显的活动方面很好地反映大脑内部的解剖结构，以及大脑各部分内部和彼此之间的连接。以下是我们可以得出的关于脑结构发展的一些主要结论：

- **自闭症与大脑皮质（尤其是与额叶和颞叶）的细胞体积较大有关。**正如第 2 章介绍的，大脑皮质与我们如何思考、做决定和调节行动有关。额叶专门负责我们的工作记忆，抑制我们的行动能力和运动计划，而颞叶参与处理情绪、语言、学习和记忆，包括解释社交信号（如面部表情）。自闭症患者的大脑皮质体积更大，这似乎违背我们的直觉，体积更大难道不意味着孩子在上述方面技能更优吗？然而，恰恰相反，较大的体积导致这些区域的运作效率低下。在发育过程中，大脑会过度发育以适应新的学习，然后逐渐删除不需要的或无效的连接。这种"修剪枝蔓"的发育过程失败，则会导致大脑体积更大，效率更低，适应性更差。

- **皮质厚度的异常变化。**换言之，从内到外测量时，自闭症患者大脑的厚度存在异常。这是一种不同的大脑结构测量方法，但与细胞体积增加的观点是相似的，也与修剪不足以及由此导致的大脑效率低下的观点相一致。

- **小脑的改变。**小脑是一种与平衡、运动协调以及某些认知功能相关的脑结构。这一结构的改变会影响运动技能、学习和认知能力的发展。

- **胼胝体的整体尺寸减小，但特定区域的体积增大。**胼胝体是连接大脑两个半球的结构。大脑区域之间的联系使得大脑回路之间的交流更加有效，而非典型的联系可能会导致交流的延迟和异常。
- **杏仁核发育的改变。**杏仁核是与情绪学习有关的结构。
- **海马发育的改变。**海马与学习和记忆有关。
- **基底神经节发育的改变。**它与身体运动的控制有关。

最后三种结构的发展变化表明，自闭症患者的情绪学习、记忆和运动能力可能会受到干扰。

所有这些异常意味着什么？我们正在研究这个问题，但不同研究中发现的结构异常确实给了我们一些方向，让我们知道哪些大脑区域值得研究。此外，这些大脑区域通过脑回路错综相连，可能只有一小部分关键回路与自闭症有关，因此，知道哪些区域受到影响，可以帮助我们锁定相关的脑回路。

> 最近的一项研究综述向我们展示了自闭症患者脑部发生变化的区域，未来的研究应聚焦于这些区域。

异常区域结构的异常功能

我们知道，自闭症患者表现出结构异常的脑区的功能也是异常的。一项关键的发现是：在涉及社会意识和社交理解的任务中，自闭症患者大脑回路的活跃性降低了。有两个重要的例子：

- 在自闭症儿童群体中，与动机和奖励相关的伏隔核（nucleus accumbens）在对表扬和微笑等社会奖励做出反应时，不如对金钱等非社会奖励做出反应时活跃。在典型发育的儿童中，社交信号引发的脑活动至少和金钱信号引发的脑活动一样活跃。虽然我们不确定这两者的具体关系

（比如，自闭症儿童的大脑活动较少是因为他们对社交线索不感兴趣，还是他们对社交线索不感兴趣是因为他们的大脑活动较少），但这些发现符合"自闭症患者对特定信息处理效率较低"的普遍观点。

- 另一个例子是颞上沟。正如第 3 章中讨论的，对大多数孩子而言，当他们观察生物运动时，颞上沟会变得活跃；对于自闭症儿童来说，他们的颞上沟对非语言或隐含的信号（如手势、面孔和语气）反应则不那么强烈。同样，这项发现可以帮助我们理解孩子的挑战行为和情绪问题。如果自闭症儿童的头脑不能理解某些信息，他就很难像其他人一样做出反应。这些大脑研究结果有助于理解孩子的行为表现，比如社交困难、无法理解他人观点、较少使用眼神及手势进行交流等。换言之，自闭症儿童的社交障碍源于大脑处理信息方式的异常。

大脑网络和连接的异常

自闭症儿童与普通人相比，关键差异在于连接大脑区域的脑回路不同。2017 年的一项研究发现，自闭症与大脑区域间组织较弱有关。具体来说，顶叶与额叶之间的连接与额叶内部区域之间的连接相比，显示出更少的组织性。区域间的弱联系会影响社交能力的发展，因为处理社交问题需要快速、有效地应对来自大脑不同部位的信息。这说明，如果负责处理社交信息的大脑区域之间缺乏良好的连接，个体就很难理解社交世界。

> 面对人的面部表情和肢体语言等信号时，一个普通孩子的大脑相关区域会"被点亮"，而自闭症儿童的相关区域并不活跃。这就解释了为什么自闭症儿童存在社交障碍：他们无法充分理解非语言交流中传递的信息。

想象一下，你桌子后面的层层电线连接着你的电脑、打印机、鼠标、键盘、调制解调器、外置驱动器，以及计算机系统的所有其他部分。它们可以以一种高效的方式组织起来，使计算机易于清理、修改、添加或移除组件，并保持信号平稳有效地运行。但如果这些连接出现紊乱，出现障碍的可能性就会大大增加。对于自闭症个体而言，他连接不同机器的电线可能出现了组织问题。

进一步说，假设我（道森）正在海里游泳，一位女士站在沙滩上，突然神色慌张，惊恐地跳起来，伸出食指指向我游泳的方向，大声喊道："快看！"此时，我需要快速整合大脑中不同部位获取的信息，比如面部感知回路（她的面部表情和目光）、身体动作回路（跳起来并指向某处）、语言回路（她在大声警告）、我在哪里（大海里）、环境（海滩）、我在做什么（在水中尽情地游泳），从而准确地决定如何处理这些信息。某些脑回路需要快速地整合所有这些信息，然后有效地将其输出到不同的脑回路中，指导我的行为反应。这个简单的例子说明，如果脑神经回路不能将这些信息有效地整合起来，我的行为决策就可能产生灾难性的后果，比如，我会误以为海滩上的人正在为我高超的游泳技能鼓掌，当我向他们挥手致意时，身后的大鲨鱼已经向我张开了血盆大口。

优势能力与大脑功能

有趣的是，在面对不依赖多脑区连接的任务时，我们所看到的自闭症患者大脑功能的异常，比如大脑回路中的超连接（hyper-connections），会赋予患者异于常人的优势。大约有10%的自闭症患者拥有卓越的技能，我们称之为"学者综合征"，这些技能超过了个体在其他领域中的能力，有时也超过了一般人的能力。这些突出的技能

> 自闭症患者的大脑回路就像你桌子底下的一团电线：薄弱、紊乱的连接降低了传输速度（例如，造成自闭症患者的社交问题），而某些回路中异常强大的连接又导致了感知觉的超级敏感（例如，大约1/10的自闭症患者都患有学者综合征）。

得益于脑神经回路中的强连接。例如，枕叶专门负责处理视觉信息，如果枕叶内的区域紧密连接，视觉学习的能力就会格外突出。事实证明，我们经常把视觉优势看作自闭症患者的优势能力。举一个简单的例子，早年间流行的《天才少年》(*Highlights*) 杂志中有识别图片中隐藏物体的版块。自闭症患者往往能够比典型发育的同龄人更快、更准确地识别出隐藏在背景中的物体。虽然，我们目前还不清楚，视觉脑回路的超连接性是否导致了这些特殊技能，但科学家们正在努力深化对大脑连接和自闭症患者行为之间联系的理解。

早期异常对后续诊断的预测

最近的一项前沿性的研究显示，我们有可能在没有任何征兆的前提下，就能发现幼儿大脑结构和功能中预示自闭症的某些迹象。例如,6～12个月大的婴儿大脑表层生长的某些异常，能够预示 12～18 个月大时大脑是否会过度生长。这些生长的变化与我们在自闭症个体身上看到的社交障碍存在关联。最近的一项研究表明，婴儿 6 个月大时，大脑区域之间的功能联系可能对后续自闭症的出现有预示作用。当然，将这些发现用于临床诊断可能为时尚早，但它们提供了一种可能性，即我们最终可以通过快速简易的筛查测试，来确定哪些婴儿后续可能会继续发展为自闭症，然后通过脑部扫描来获得更多的信息。那些检测结果呈阳性的儿童，即使没有出现任何症状，也可以得到及时的早期干预，从而从根本上阻止症状的出现。

大脑异常如何导致自闭症

所有这些发现都为我们提供了关于自闭症患者大脑发育异常的假设。关于自闭症的形成机制，科学家们提出了四种主要理论：社会脑假说，连通性理论，社会动机假说，神经兴奋性理论。

- 根据社会脑假说，负责处理社交信息的脑结构和脑区的紊乱导致了自闭症的发生。有关脑结构、功能和连通性的研究发现为这一假设提供了支持。

- 根据连通性理论，并非所有的脑区都遭受了破坏，自闭症患者在某些领域的技能完好无损，但无法胜任需要多个脑区整合的复杂任务。根据这一理论，在特定区域观察到的结构和功能异常是这些异常连接的后果。有关连通性的研究为这一理论提供了支持。

- 根据社会动机假说，自闭症的成因是自闭症患者无法有效地分配相关的社交刺激和社会奖励，从而对社交世界漠不关心。对大脑中与奖赏相关部分（如基底神经节区域）的结构和功能异常的发现，为这一观点提供了支持。根据连通性理论，在特定区域观察到的结构和功能上的异常是社交世界经验存在局限的后果。

- 根据神经兴奋性理论，面对从不同脑区输入的社交信息，自闭症患者的敏感度以及做出的反应可能是不同的。

这些理论都不能完全解释所有的问题，但每一种理论都整合并阐发了许多大脑成像的研究发现。不同自闭症儿童的脑机制也不同。考虑到自闭症成因的复杂性，关于自闭症患者大脑的任何一种理论都并不适用于所有患者。

异常并不都是先天的

在这一章的开头，我们就指出，人的大脑是有可塑性的，其发育是动态的，能够随着许多不同的生活经历而发生变化。这意味着，某些生活经历可能干扰儿童的发育，使其产生自闭症的特征；反之，有效的干预可能会带来大脑结构和功能的

> 大脑的可塑性可以使干预和生活经验对大脑的改变产生积极作用。

积极变化。我们可以通过了解大脑的发育过程，来促进对儿童大脑潜力的开发。

大脑的发育

人的大脑不是在出生后才开始发育的，而是在出生之前就已经迅速成长了。孕期的前四个半月，不同类型的脑细胞就以惊人的速度不断产生。在某些情况下，每分钟可以产生25万个新的脑细胞。当婴儿出生时，大脑中已经有1000亿个神经元，几乎和后天发育出的神经元数量相当。大脑的发育遵循先过度生产，再不断修剪，从而提高效率的原则，这类似于陶艺，一个陶工总是使用比实际需要更多的黏土，在制作过程中去除多余的部分，最终获得想要的陶器。

细胞迁移和分化

细胞产生后不久（仍在孕期），就开始迁移并分化成不同类型的细胞（这是第3章中讨论的表观遗传信号实现的途径之一，也解释了为什么我们身体中的每个细胞尽管功能不同，但都含有相同的DNA）。一些神经元会变大，"头"重"脚"轻，信号从大脑的运动区域快速传送到身体的其他部位，以控制人的运动；另一些则充当中转站，翻译来自我们感官系统的信息，并将这些信号传递到大脑中专门处理输入信息的部分。因此，不同发展阶段和时间节点的经历和损伤导致的后果也是不同的。

细胞成熟

接下来，细胞开始成熟，并一直持续到成年期。在细胞成熟阶段，从其他细胞收集信息的细胞结构被称为树突，负责投射到其他细胞的结构被称为轴突，它们的发展促进了神经系统中细胞和回路之间的交流。细胞的成熟在很大程度上取决于个体的生活经历及其所处的发展阶段。例如，从幼年开始拉小提琴的音乐家，其大脑中与手指运动相关的区域的树突数量，要比从青年时期开始拉小提琴的音乐家多，这代表着大脑中与手指运动相关的区域的成熟程度更高。这是不是意味着一个人成年后就不能再学习拉小提琴了？当然不是，但是这个人完成这项任务的大脑细胞不会像4岁开始学琴的人的那样成熟。我们从动物研究中得知，大脑对早期生活经历的反应比晚期更强烈，这就是为什么作为成年人，我们的适应能力较差，比儿童更难学习新技能。

修剪枝蔓

修剪枝蔓是另一个重要的过程。突触是指神经元之间的连接。随着细胞的分化和成熟，它们开始与其他神经元建立联系，而且速度快到令人难以置信。大脑正在为学习搭建框架，并为经验的形成做好准备。这就像一座城市，在一天之内就建成了一个复杂的通信网络：首先建造房屋（细胞和神经元），然后将房屋连接在一起进行通信（电力网和电话网）。实际上，大脑的建设比城市复杂得多，但这个类比可以帮助我们大致理解这个过程。又比如，那些没有人使用的电线或电话线会被撤掉，以便节约能源和减少对电网的干扰。这就像大脑在发展的过程中，那些突触和连接只有在被使用时才会被保持，其余的则被剪掉，只留下经常使用的连接。修剪枝蔓使得大脑所受干扰更小，效率更高。

所有大脑都会经历一些修剪，比如我们的感官发展方式。一个极端的例子来自动物视觉系统的实验，实验表明，在大脑的视觉回路中，突触在发育的早期显著增长。但是，个体出生后，若限制其大脑对光源的感知（比如通过让动物进入黑暗环境或者阻止其睁开眼睛），那些突触就会被修剪掉，而剩下的突触的功能会加强，并集中在其他的感官刺激上，比如声音或触摸。

另一些枝蔓修剪则是专门根据个体的生活经历做出的反应，最典型的是处理面部信息的例子。婴儿从出生起就会寻找人脸，而且相比大一点的儿童和成年人能更好地识别人脸，例如，区分猴子和人的脸。大约 6 个月大的时候，这种能力会减弱，因为大脑已经知道识别猴子的脸并不重要，所以那些突触就会被删除。

同样，婴儿在出生时就具备了区分地球上所有语言的所有音素（最简单的语音单位）的能力；大脑已经为所有可能生存的环境长出了突触。但在 6 个月大的时候，孩子只能识别他们所接触到的语言，此时他们学习母语的效率会更高。但需要明确的是，学习语言并不是简单地暴露在某些语言刺激下，语音必须伴随着社会互动。所以，让孩子坐在电视机前听外语是不足以维持这些突触的。这些声音必须具有社会意义或对发育中的大脑具有突出的意义，才能继续激活这些神经通路并保持突触的功能。你看，人的大脑有多么聪明！

塑造大脑

与细胞成熟、突触形成和细胞修剪相关的研究表明，经验在人类大脑的塑造方面具有不可思议的力量。早期的经验对于某些行为的养成至关重要，当然，时机也很关键，我们现在知道这些还不算晚。尽管，随着个体的逐渐成熟，学习新语言会变得越来越困难，但在成年后学习新语言是有可能的。**大脑的可塑性比我们想象中更强，贯穿整个发育过程，甚至成年期。**我们不仅可以在整个成年期保持学习——学习意味着神经元之间的连接变得更强，细胞变得更成熟，未使用的路径被修剪掉。而且，科学研究表明，大脑可以重组，以弥补中风、创伤性脑损伤和不同程度的截肢带来的后果。据报告，手臂被截肢的人也曾体验过来自他们已经失去的手的触摸感。同样，科学家使用功能性磁共振成像发现，中风患者通过改变大脑组织来补偿机能损伤。当健康的成年人移动他们的手指时，我们通常会看到与手相连的运动皮质被激活。当中风患者经过康复训练并恢复使用一只手时，脑部扫描显示，手指的运动正在带动大脑的其他部分。在康复过程中，大脑为必要的新学习创造了一个替代性的回路。

这种可塑性可以应用于各种各样的技能，包括社交技能。

大脑可塑性的第三个例子来自出租车司机。出租车司机在城市街道穿梭，可以迅速地将车从一个地方开到另一个地方，从而发展出很强的空间技能。科学家对伦敦出租车司机的大脑进行了成像扫描，发现他们的大脑海马的后部区域要比普通人的大得多，而这一区域主要负责空间导航。这种增长与司机运营出租车的时长直接相关。科学家没有观察到出租车司机与普通人存在其他大脑结构的差异。换句话说，大脑扩展神经网络，是为了适应、支持司机在广泛的空间中移动的生活经历。随着时间的推移，大脑中与导航相关的这部分结构会通过经验和学习而发生变化。

既然科学已经告诉我们学习可以改变大脑，大脑也可以对经验做出反应，那么自然而然地，我们可以得出结论：改变行为的治疗方法会改变大脑。大脑并非固定不变，在很大程度上是经验的反映，并能随着新的经验而发生改变。因此，**认为自闭症儿童的大脑具有无法改变的先天性的观点是错误的。大脑有弹性，只要有适当的学习机会，它们就会发生变化。**

帮助自闭症患者的行为干预方法

行为干预之所以对自闭症患者有效，是因为大脑具有可塑性。行为干预可以提高社交技能，减少挑战性或破坏性行为。我们知道这些干预措施被统称为应用行为分析，研究发现，它们是有效的（第 5 章将讨论这一点）。有关自闭症的科学研究发现也表明，基于行为的治疗可以改变大脑的功能。

ABA：利用大脑可塑性的行为疗法

ABA 代表应用行为分析。大多数基于经验的治疗都使用 ABA 原则，甚至包括基于游戏的干预，如早期丹佛模式。ABA 原则包括指导学习行为发生的规则。例如，正强化是基于这样一个原则：

当一个行为得到奖励时，它更有可能被重复。同样地，当我们收回奖励时，随着时间的推移，这种行为倾向于消失。因此，ABA疗法是一种利用上述原则来促进期望行为（如社会交往）出现和问题行为（如攻击性发作）减少的疗法。

大约10年前，我们的作者之一道森和她的同事进行了一项随机对照试验，试验采用了一种自然主义的、基于行为的干预方法，被称为"早期丹佛模式"（Early Start Denver Model，ESDM）。在该研究中，48名患有自闭症的幼儿在接受全面的评估后，他们中的一部分人被分配接受为期两年的家庭早期丹佛模式治疗，大约每周25个小时；另一部分人则接受对照干预，包括评估、建议方案和转介行为干预。干预一年之后，孩子们又接受了一次综合评估，来评估他们的认知和适应能力以及自闭症症状，然后在第二年再次接受评估。

最后，研究发现，接受早期丹佛模式治疗的孩子在认知、语言和适应能力上取得了明显进步，自闭症症状也有所减轻。在日常生活中，他们的穿衣、与他人互动和交流等能力也有所提高。这项研究证明了行为干预的有效性，其结果在后续许多基于行为干预的研究中得到了重现。

这项研究还监测了干预阶段儿童的大脑活动，以观察行为干预对大脑的影响。研究人员使用脑电图（electroencephalography，EEG）来监测大脑功能中与干预有关的变化。研究人员给自闭症儿童看一些人脸和常见玩具的图片，通过头皮上的电极（脑电图描记器）记录其大脑的瞬时电活动，然后对典型发育的儿童进行同样的测试。他们比较了大

行为干预的效果在干预期结束后仍会延续。比如，接受干预后的自闭症儿童，其接收社交信息时的脑部活动与普通儿童的相似。

脑对人脸（生物信号）和物体的反应。研究发现，与接受社区干预的自闭症儿童相比，典型发育的儿童和接受了两年早期丹佛模式治疗的自闭症儿童的大脑活跃性更高（对面部的反应更快）。也就是说，接受早期丹佛模式治疗的自闭症儿童在观看社交信息时，大脑活动与典型发育儿童的相似。自闭症儿童的大脑活动发生了变化，变得更加灵敏，反映出通过强化干预所获得的行为上的积极变化。

其他的大脑成像研究也观察到了行为干预对大脑的影响。科学家对 10 名学龄前自闭症儿童进行了功能性磁共振成像测试，两次测试分别在一项为期 16 周的行为干预——关键反应训练（pivotal response training，PRT）的之前和之后进行。磁共振扫描仪监测儿童观看生物运动（一具移动中的身体）的点光源和混乱无序的点光源时的差异反应。然后，这些儿童每周接受 7 小时的 PRT 干预，持续 16 周。干预期过后，他们在磁共振扫描仪中观看同样的点光源显示。同样，作为对照组的典型发育儿童也完成了功能性磁共振成像，测得的数据作为大脑激活样态的标本。研究表明，最初，自闭症儿童对模拟的生物运动表现出不同的大脑激活反应，但在干预之后，他们的激活反应与典型发育的对照组儿童相同。

虽然有关行为干预对大脑影响的研究相对新近，但这些对自闭症的开创性研究证明了干预在改变行为和大脑方面的有效性。换言之，通过干预改变大脑的运作方式，是完全有可能的。

青少年的大脑

你会注意到，我们上文提到的开创性研究是针对自闭症儿童的。当自闭症儿童长大后，会发生什么变化呢？大脑在青春期阶段会继续发育，但一些重要的变化会悄然发生，这些变化可能对孩子的发展产生重要影响。事实上，就大脑发育而言，青春期是一个独特的时期。

长期以来，科学家们一直认为，大脑的发育在 5 岁或 6 岁时就基本完成了。对大脑发育的最新研究表明，情况远非如此，青春期阶段的大脑会发生一些重大变化。为了更清晰地理解青少年时期的大脑发育过程，我们需要理解一个特殊的术语：髓鞘生成（myelogenesis）。

骨髓的形成与髓鞘的形成有关。髓磷脂就像升级版的光纤，它加速了大脑回路和神经网络内部以及跨越性的神经传递活动。细胞之间更快、更有效的信号传输，意味着更快、更有效的信息获取和更准确的反应。

时机是至关重要的。大脑的髓鞘分布并不均匀。在典型个体的发育过程中，大脑的不同部位会在发育的不同阶段产生髓鞘。不同脑区的发育时间段的差异，是理解青少年行为的关键，对自闭症儿童也有影响。大脑中最先形成髓鞘的部分，是那些与生命基本过程相关的部分，比如调节呼吸、觉醒、视觉、听觉、运动和感觉的系统。最后形成髓鞘的是那些与执行功能相关的部分，比如我们抑制行为的能力、在工作记忆中保持多元思考的能力，以及像移情这样复杂的社会认知行为能力。这意味着大脑中发育较快的部分与运动以及感觉功能有关，而发育较晚的部分与我们如何衡量风险、控制行为或理解复杂的社会观念有关。

对青少年冒险行为的研究，揭示了大脑不同结构和区域发展的差异。科学家对典型发育个体在儿童期和青少年时期大脑中髓鞘生成的区域进行观察，发现了显著的差异。青春期的个体大脑中与奖赏和情感相关的部分，比与行为控制和风险评估相关的部分更早髓鞘化，后者成熟得较晚。**这意味着，大脑会对有回报的、冒险性的行为，而不是有关后果或其他人观点的复杂思想，做出更强烈和更有效的反应。**当然，这并不意味着青少年无法抑制冲动：他们涉及情绪和欲望处理的结构相对发达，行为管理的结构却发育得不够成熟。

许多髓鞘的发育都出现在青少年时期。这个阶段，身体也会发生其他变化：神经递质系统的变化，激素的增加，这些都会对大脑系统产生不同的影响；神经修剪则会减少神经元之间的连接数量，提高脑细胞之间的交流效率。

那么，对青春期大脑结构和功能发展变化的理解到底意味着什么呢？你需要为孩子做出如下考虑：

1. **为冒险行为提供相对安全的机会，是教授新技能的一种非常有效的方法。** 大脑中负责情绪和奖励的回路，比帮助防止冲动行为或判断某件事是否有风险的部分成熟得更快。因此，攀岩（使用适当的保护措施）或绳索课程等活动可能会满足冒险的欲望，并提供机会发展执行功能（比如规划和工作记忆），从而加速相关回路的成熟。

2. **青春期大脑的高度可塑性为我们打开了另一扇窗。我们可以在学校等现实生活环境中向孩子教授行为方法，来促进其社交能力的提高。** 孩子们复杂的社交世界正在校园中不断地扩展。教授新行为会带来更多的发展变化。

3. **我们还需要密切关注孩子在青少年时期的经历，并意识到这样一个事实：自闭症儿童出现抑郁和焦虑的比例在上升。** 正如第 2 章提到的，在我们的孩子对社交世界有了新的认识后，他们有时会感到被孤立，缺乏应对青少年生活中人际关系的能力。抑郁和焦虑问题可能会随之而来。作为一名家长，你的工作就是密切关注这一点，并且要明白，抑郁和焦虑的症状可能表现得并不明显。一些自闭症儿童缺乏语言沟通的技能；一些儿童可能没有足够的语言来描述这种类型的情感；还有一些儿童可能情绪起伏不明显，以至于你注意不到他们的变化。同样，自闭症儿童身上的焦虑症状也可能因为仪式化的表现和刻板或逃避行为而被忽视。但是，通过观察孩子的睡眠、饮食、精力水平的变化（比如表现得易于发怒，或对以前喜欢的活动失去兴趣），你可以发现抑郁的征兆。同样，如果发现孩子出现逃避行为，或者其刻板或仪式化行为增多了，你就需要关注孩子是否有焦虑的可能。针对抑郁和焦虑都有非常有效的干预和支持手段。如果你已经发现孩子出现了相关症状，请及时与医生联系，并向其详细告知你观察到的细节。

最后也是最重要的一点是，大脑结构和功能在接受干预后，会发生重大变化，这一过程可以持续至成年。大脑是有弹性和可塑性的，对接受的干预有高度灵敏的反应。我们可以通过支持和干预来改变孩子的大脑结构和功能，从而改变其整个发育过程中的行为表现。

大脑的终身可塑性

我们作者之一道森和她的学生索菲亚·法亚（Susan Faja）进行了一项关于成年自闭症患者面部感知的研究，这是大脑终身动态发展的一个完美例子。他们开发了一个电脑训练程序，指导个人如何识别和记忆物体。研究者随机分配有面部感知困难的成年自闭症患者，让他们参加一个训练项目，这个项目的重点是提升他们对面孔和房子的识别能力。随后，研究人员对这些成年人的面孔识别能力进行测试，通过脑电图监测他们观看面孔和房子的反应。经过训练之后，学习面部识别技巧的成年人，其面部记忆标准化测试的成绩有所改善；学习房子识别技巧的成年人，其房子记忆测试的成绩有所改善。很明显，训练计划在行为层面上起了作用。研究分析发现，当成年人观看数百张有面孔和房子的图片时，只有接受了面部识别训练的成年人才会对面孔图片产生特别的脑电波活动。

成千上万关于自闭症患者大脑的研究告诉我们，自闭症患者大脑结构和功能的差异早在发育早期就开始出现。同时，我们也可以通过改变大脑的发育轨迹来提升孩子的社交技能，减少焦虑和挑战行为，发展日常生活技能。我们可以通过这些方式改变自闭症患者的一生。

要点复习

- 大脑对发育和经验的反应比我们想象的要快得多。了解各种变化发生的时间有助于我们理解自闭症发展中可能出现的问题，以及我们何时、如何预防或改善相关症状。

- 我们当前对自闭症患者大脑发育的认识还不足以用于自闭症的诊断，但是最近的研究进展揭示了未来研究的重点。换言之，目前还没有大脑扫描可以用来诊断自闭症，但我们希望未来能出现这样的工具。

- 通过大脑来预测自闭症比根据外在症状判断要早。因此，如果有一个快速的筛查工具，可以在非常小的婴儿身上识别出自闭症的可能性，然后对他们进行大脑扫描，并确定问题所在，那我们就可以立即开始行为干预，从根本上阻止后续症状的发展。

- 早期丹佛模式和关键反应训练等运用应用行为分析技术的疗法是有效的，它们都基于人的学习方式，可以帮助自闭症儿童提升社交技能，控制干扰他们生活的狭窄兴趣和刻板行为。

- 青少年时期，大脑的快速发育为成长（尤其是在学校这样的现实环境中的社交技能的提升）提供了新的机会。

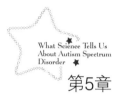

第5章

自闭症儿童的最佳干预策略

　　我们对于自闭症的理解正在不断深入，致力于为自闭症个体干预提供有效的方案。有许多方法可以为孩子带来积极的干预效果，但寻找正确之路的过程往往令人迷茫。现下一些看似十分流行的解决方案不但无益，还可能拖累你，或者根本没有任何实际效果。在自闭症干预领域，每天似乎都有新的、未经测试的甚至有危害的方法涌现出来。虽然，互联网以前所未有的信息渠道赋予了人们便利取材的权利，但同时，它也产生了大量的信息干扰和误导。本章的目标是指导你选择经过科学验证的、有效的干预方法。

　　本章还有另外一个目的，那就是帮你认识到，实施基于个体的持续不断的评估和干预计划非常重要！第1～4章的证据都告诉我们这样一个事实：自闭症的干预没有"万能钥匙"，要想取得最佳效果，在实施干预时，我们既要看到孩子的自闭症状，也必须关注他是独一无二的个体这一事实。

　　寻找正确方法的干预之路并不容易。即使你选择的道路十分务实，你已经勇敢地迈出了第一步，甚至结果看起来也充满希望，但仍有很多艰辛的工作在等你完成。每个人的人生都是起起伏伏的。你身边的人也并不都是同道中人，不会始终认同你的选择。进展有时可能是缓慢且令人痛苦的，但有时又是迅速和令人振奋的。

对于有发育障碍的孩子，一个广为人知的比喻是这样的：拥有一个孩子，就像计划和实施一场旅行。当你开始筹划时，你会考虑想去的地方，以及旅程中的每一个细节，并对目的地充满了期待。拥有一个患有自闭症或其他发育障碍的孩子，就如同你终于走出了飞机，却发现飞机没有到达目的地，而是降落在了一个完全陌生的地方。这时，你充满了惊讶、失落、不解，甚至是害怕！这让许多父母感到伤心，至少在最初的阶段是这样的。你最初的所有准备，竟完全无法适用于当前的情况。考虑到自闭症儿童有各种各样的表现，这一点就更加真实了。当你意识到适用于其他自闭症儿童的建议可能并不完全适合你的孩子时，你可能会感到无比茫然。所以，在这一章中，我们希望帮助你利用关于自闭症的知识，包括对其多种表现形式的深刻了解，找到一条最适合你的孩子的干预之路。

第一步：评估

对每个人来说，专业人士的帮助是对个人努力的必要补充。一个专业的诊断评估应该告知你，你的孩子是否真的患有自闭症，孩子的独特需要是什么。最近关于自闭症的研究强调，自闭症儿童是不断发展变化的，所以定期更新评估很重要。

2000 年，一个综合评估实践参考的出台警示我们，评估十分重要，也十分必要。虽然这一结论不是最新的科学发现，但它提醒了我们需要注意的迹象。如果你尚未对你的孩子进行诊断性评估，或者你正在对下一次怀孕感到担忧，请参考下面的内容。

评估中需要留意的警示信号

以下是需要注意的关键行为：

1. 12 个月大的时候，你的孩子没有（每天）经常咿呀学语或使用手势。

2. 你的孩子在 16 个月大的时候还一个词都不会说。

3. 你的孩子在 24 个月大的时候不会自发地使用两个词组成的短语。

4. 你的孩子以前学到的语言或社交技能开始退化。

正如前文提到的，当前自闭症研究的进展，还不能为患者提供任何生物诊断测试。这就意味着，现在还没有基因测试、血液化验或者大脑扫描的方法可以用来诊断自闭症。目前，自闭症的诊断是基于标准化测试的专家观察，结合病史记录与父母的访谈进行综合判断。下面的信息将帮助你确认是否获得了优质的评估。

评估如何促进个性化干预

为了确保你的孩子得到适当的、个性化的干预，首先要确定的是，孩子的社交障碍、有限的眼神接触、仪式化的行为或者活动转换的困难，的确符合自闭症的诊断标准，而不是另外一种障碍。患有焦虑症的儿童也不愿意参加社交活动，并表现出特定的仪式化行为以减少焦虑，但焦虑症的干预方案和自闭症的干预方案是非常不同的。同样，同时患有多动症和自闭症的孩子也有社交障碍，其冲动或不合常规的互动会导致友谊破裂，但他需要非常特殊的干预计划。而且，情况会随着孩子的成长而改变，如果孩子出现了新的行为问题，那么最好对他重新做评估。

确定孩子患上的是自闭症，而不是其他障碍疾病之后，对症状进行细致的描述很重要，因为这些信息可以用来制订个性化干预计划。正如我们强调的，每个自闭症儿童都是独特的，我们必须考虑自闭症儿童间的个体差异。没有一种治疗方案适合所有的人。一个好的临床医生不会简单地说："既然你的孩子患有自闭症，那我们使用这个方案吧。"事实上，评估中最重要的是了解孩子独特的优势和不足，这样的干预计划才是个性化的。因此，成功的评估，不仅能够精准诊断，还能抓住孩子独特的长处和弱点。

> 为你的孩子制订个性化治疗方案的一个基本方面，就是要了解孩子的长处与弱点。

如何选择合适的医疗机构

当儿童需要发展性评估时，确保提供评估的机构在培训、认证、经验和专业知识方面是合适的，这一点十分重要。对于自闭症儿童而言，更重要的是，你的医生要接受过适当的培训和教育（比如他是执业心理学家、精神病学家、神经学家或发育儿科医生），还要有足够的经验和学习能力，能跟上该领域的最新研究进展。理想的情况是，一个专门研究自闭症的人，应该在自闭症和发育障碍领域接受额外的培训和教育，具有与自闭症患者打交道的临床经验。总之，诊断者需要是专业人士。你可以问一些简单的问题，以确定临床医生对自闭症的诊断和治疗计划的熟悉程度，以及对最新研究的掌握程度。比如，你可以问以下问题：

- "您在自闭症领域的经验如何？"医生最好接受过一些专门针对自闭症的培训，并在自闭症领域进行过积极的临床实践。了解这位医生当前的培训和实践情况，你就可以确定他是否紧跟自闭症领域的最新研究进展。

- "您的诊断评估过程是什么样的？"你可以让医生介绍一下这个过程，并确定医生是否使用了我们接下来要描述的良好评估的基本要素。

- "您是怎样关注最新研究进展的？"你希望听到医生讨论当前的研究文章，回顾科学文献，提及有关自闭症的会议或继续教育课程。

理想的评估是什么样子

虽然评估的范围有一定的灵活性，但这取决于自闭症个体的具体情况，最近的实践参考和科学共识报告都认为，一次良好的自闭症评估应该包括以下内容：

1. 发展史回顾（你的孩子早期的社会沟通和行为能力发展状况，基于病史和发展里程碑的发育史）。最近的科学发现强调，早期的社交缺陷对诊断特异性具有重要作用，因此全面了解早期社交和沟通技能的发展状况至关重要。

2. 对孩子当前的能力、症状、优点和缺点进行访谈和评分。有时可以通过调查问卷对孩子周边的人进行调查并收集信息。最近开发的一些评估工具有助于从多个角度快速收集自闭症相关症状的重要信息，科学研究表明，这对诊断非常重要。

3. 对你的孩子进行直接观察。可以使用常用的自闭症诊断评估工具。

4. 补充测试。包括某些心理测试，用于评估孩子的智力、语言、认知能力、功能发展，或者检查共病问题，如睡眠、胃肠道问题或相关的医学问题（如癫痫）。正如我们之前提到的，基因测试现在已经成为自闭症诊断的标准测试手段，尽管它对治疗的作用十分有限。同时，有些评估目前还没有进入临床应用，比如，在没有癫痫发作或其他神经系统症状的情况下对儿童进行磁共振扫描。

评估的每一个组成部分通常都由该领域的专家（例如，言语语言病理学家、遗传学家、神经学家、胃肠病学家）提供。因此，诊断性评估又称跨学科评估，通常涉及多个具有不同专业知识的提供者（见下页表）。这可能是最近的科学发现所推动的自闭症评估工作的关键进展之一。胃肠道问题对挑战行为的影响，基因问题与自闭症的关系，重视癫痫问题等，都强调了其他专业服务提供者参与评估过程的重要性。

参与自闭症儿童评估与治疗的服务提供者

服务的类型	评估的类型
儿科医生	行为评估，初步医学检查，包括初步基因筛查
心理学家	行为与认知评估
精神病学家	精神共病评估，包括多动症和焦虑症，以及所需药物
医学遗传学家	基因测试，特别是当患者出现特定基因突变疾病时
神经学家	癫痫，睡眠障碍
胃肠病学家	胃肠道问题
言语语言病理学家	语言发育迟缓，发音困难，进食问题，语用问题
作业治疗师	运动技能和协调困难，功能障碍，感知觉问题

收集关于儿童发展史和当前信息的方法有很多，对孩子的行为进行直接观察的方法也有很多。为了收集儿童的病史信息并了解当前的难题，具有自闭症专业知识的临床医生可以对一位或多位照料者进行访谈。有时，访谈对象只需要一位家长，有时则涉及多位家庭成员，甚至孩子的老师。

近年来，我们发现，父母等熟悉自闭症儿童的人，对于提高我们对自闭症的科学理解非常有启发价值。家长和老师的报告，可以帮助我们在谱系上识别孩子独特的个人模式，然后我们可以研究这些模式，从而获得关于病因和治疗的丰富信息。作为父母，你本身就是研究孩子的专家。你知道他什么时候处于最佳状态，他需要哪些支持来度过每一天。你知道孩子的挑战要持续多长时间，什么时候发生了变化，你可以预测孩子在与医生互动的45分钟内可能发生或不会发生的行为，而这些行为可能会在医生对孩子的直接观察中被忽略。显然，这些信息对于了解

> 家长的专业知识，以及家长和老师的集体智慧，是为孩子设计个别化的最佳治疗方案的关键要素；而观察和描述自闭症儿童的行为模式，也有助于深化我们对自闭症的科学理解。

孩子的优缺点和具体需求，是至关重要的。

　　当然，由临床医生进行的直接观察同样重要，因为一个专业的临床医生可以捕捉到访谈中可能会错过的症状或行为信息。正如前文所讨论的，今天的临床医生不仅要确定一个孩子是否患有自闭症，还要确定与诊断相关的所有信息，比如，除了自闭症之外的其他诊断，以及通过观察获取的个体的优势与不足。评估报告将概述医生在诊断时使用的评估工具和流程，以及诊断结果及其阐释。近年来，各类评估工具不断发展，用于帮助临床医生快速、准确地诊断自闭症。在开发出标准化工具（见下表）之前，诊断决策方面很难达成共识，但是这些工具可以保证临床医生诊断的一致性，且诊断结果更具标准化和可靠性。报告会根据孩子的特点提供建议。这些结果和建议将指导你更好地制订家庭护理方案。

当前常用的自闭症诊断工具

　　没有一种特定的工具是单独有效的。以下是一些具有强大科学支持的常见诊断工具。

- 自闭症诊断访谈工具修订版（ADI-R）。ADI-R 是一种半结构化的照料者访谈工具。该方法耗时较长，不常用于临床，但它是系统收集 18 个月以上儿童和成人认知能力信息的有效方法，通常用于研究性的情境当中。

- 自闭症诊断观察计划，第二版（ADOS-2）。ADOS-2 是一个半结构化的观察工具（临床医生与儿童互动），包括几种互动任务。有数个可以根据语言和年龄来选择的模块，每一个都有不同的活动。ADOS-2 的测试时间为 30 ～ 60 分钟，需要运用专业知识来进行准确的管理和编码。

- 儿童自闭症评定量表，第二版（CARS-2）。CARS-2 是临床医生根据观察和评估过程中收集的信息对儿童行为（如语言交流）和社交发展的频率、特性、强度和持续时间进行评估的一种方法。

- 吉列姆自闭症评定量表，第三版（GARS-3）。GARS-3 是一个评分量表，教师、家长或临床医生可以在 10 分钟内完成，并评估自闭症相关行为的发生频率。

第二步：整理治疗方案

细致的评估过程可以为每一个儿童干预方案的制订提供足够的信息。但说实话，这给父母们带来了很大挑战。他们需要尽可能快地为孩子完成每一件事，并达到一种理想的状态，这无异于一份全职工作，常常让人感到力不从心。大多数父母承受了很大的压力，他们如饥似渴地学习所有能接触到的信息，并试图整合出一份干预方案，来帮助自己的孩子。对大多数家庭来说，无法回避的事实是，父母是制订和实施治疗计划的主要责任人。你可以得到很多支持，但即使是这样，获取支持也是你需要自己完成的任务。因此，本小节将告诉你我们多年来临床观察到的情况：许多父母既能完成工作，又能保持自己和家人的健康和理智。请记住，我们有科学证据表明，你的坚持、倡导和关注，将为你的孩子带来丰厚回报。许多人对自我照料不以为意，认为"首先戴上自己的氧气面罩"是老生常谈的比喻，并将自己排在自闭症家庭事项优先级列表的最后。然而事实证明，父母把自己照料得好，确实能改善孩子的健康状况，并在未来几年中更好地维持家庭的和谐。

以下是一些我们常见的对无数自闭症家庭有效的指导原则：

提出问题——坚持不懈地追问

很少有父母在评估结束后能够胸有成竹地离开。即使在有关诊断反馈的会面中，你和临床医生详细地看了诊断报告，你过后唯一记得的可能依然只有"自闭症"这个词。在那之后，医生说的每句话在你的记忆中都可能是模糊的。如果是这样，你在第二天重读报告时就会发现，你还有很多的疑问。

所以，从仔细阅读报告开始，如果你对评估结果有任何问题或质疑，那么不管它有多小，请确保与临床医生进行及时沟通。你要了解报告的每一部分，因为你将是孩子的主要支持者和治疗的总协调者。毫不犹豫地要求进行第二次反馈会面，这样你就可以得到针对你的问题的当面回答。

你从诊断医生那里收到的报告将会概述出关键的建议，或者提供你可以做的事情，来帮助孩子和家人。确保你能够完全理解每一项治疗建议，以及医生提出它们的理由。这有助于你考虑治疗的重点是什么，以及有没有可以调整或修改治疗方案的方法。所以，一定要与临床医生站在一起，最大限度地帮助孩子。

整理治疗材料——这并不麻烦

即使你对诊断仍然感到震惊，对未来充满了疑问，你仍需要一开始就把事情安排好，这可以避免以后没完没了的麻烦。看一下这个家庭的经历吧：乔伊的母亲，艾伦，复印了孩子的评估报告，并与孩子接触过的每一位老师和医生分享。她确保自己对这份报告了如指掌，这样她就可以说出的孩子的优势和不足，并对基于优势和不足的治疗建议做出清晰的解释。对她和其他照顾她孩子的人来说，这份报告非常有用，因为她掌握了其中的内容。她用一个活页夹专门存放处理治疗方案中每个特定部分的文书，并将其与报告中相应的处理建议用颜色进行标注区分。她在目录中使用了丰富的色彩搭配来制作她孩子的三环装订

> 长期的自闭症儿童干预工作是复杂的。你可能需要记录大量的文书资料，就像一位家长将自己的笔记本戏称为"三环马戏团"活页夹那样。

夹。她称它为她的"三环马戏团"活页夹。对于艾伦来说，采取行动时需要分清主次。

为任务排序——你不可能一次完成所有的任务

要想减轻压力，并确保你所花费的时间和精力是卓有成效的，一个有效的方法就是对治疗计划的每个部分进行优先级的排序。临床医生可以在这件事上帮助你。你不可能同时做所有的事情，这样不合理。科学告诉我们，有时候你需要先解决一部分问题，然后再去解决另一部分。例如，当莫莉在她的父母理查德和戴安娜的陪同下来治疗时，一个主要的担忧是，莫莉在破坏性行为上挣扎得太久，以至于她无法配合言语语言治疗师的治疗活动。科学一再向我们表明，破坏性行为会阻碍孩子学习新技能的能力。在莫莉的案例中，她的父母和临床医生认为当务之急是解决莫莉的破坏性行为，这样她才可以学习发展社交技巧。

乔伊的母亲艾伦给每条建议都编号，并与临床医生进行了优先级排序，因为她知道自己不可能一下子解决所有问题。她强调了报告中的部分内容，希望确保每个和她孩子一起工作的人都能知晓。她还让能在乔伊日常生活的各个方面帮助她的关键家庭成员也参与进来，比如接送他们往返于各个面诊。这就为她处理自己的事情和其他任务提供了时间。

并不是每个人都能做到如此有条理，但是艾伦的组织方式为我们展示了治疗方案的一个关键部分，它落在作为家长的你的身上，在你能控制的范围内，你必须扮演组织者和指挥者的角色，用你需要掌握的信息来支持孩子，同时确保有时间照顾自己。

成为你孩子的治疗协调者或指挥官

一个关键的挑战是，你的孩子可能会接触多个机构和人员。乔伊的评估报告建议他参加学校的课程项目、社区的治疗，以及当地自闭症中心的干预。不同的机构和服务提供者不一定能在一起合作。对艾伦来说，将这些不同治疗方法的文档和信息组织起来是一项挑战。然而，如果你能付出努力，这也是非常有价值的，因为它有助于促进参与孩子治疗的所有人之间的交流。看起来好像有很多工作要做，但最重要的是沟通。科学告诉我们，如果所有的服务提供者都专注于同一个目标，成功的机会就会变大。你的临床顾问可以帮助你建立标准的措辞（如教学术语或定义性的目标），在不同环境下，每个人都可以用它们来帮助你的孩子。科学告诉我们，这对自闭症患者特别重要，因为自闭症儿童存在情景转化时技能的迁移和泛化困难。在不同的环境下，保持目标的一致性可以帮助孩子巩固这些技能。

研究还告诉我们，照料者和治疗团队成员定期进行简单的接触交流，可以有效地改善治疗效果。

为你的孩子呼吁支持——这是有意义的

毫无疑问，从你的孩子出生起，你就一直在支持他，但现在，这种职能的范围必须扩大。家长们报告的最常见的问题之一是，他们总是难以获得为孩子推荐的治疗服务。从多年的临床实践中得到的证据表明，家长作为一个有效的倡导者，是挖掘自闭症治疗潜力的关键。科学研究表明，接受干预的孩子能取得更好的发展结果，而只有得到父母有效支持的孩子才有机会获得干预服务。

纸面上的服务信息看起来都不错，但你从哪里找到这些服务呢？等待的名单太长，或者保险无法支付费用。学校通常可能无法提供推荐的资源。为你的孩子呼吁是根本的办法。这里有一个例子：

12岁的蒂姆的个别化教育计划并没有涵盖他接受的评估中提出的一些建议。医生向蒂姆的母亲拉托尼亚解释说，蒂姆的信息处理速度太慢，尤其难以理解别人的讲话。因此，对学校的建议包括，老师要调整与蒂姆谈论作业的方式，要调整他的座位以减少注意力的分散，要缩短对他的口头指示，然而，这些在蒂姆当前的教育计划中都没有体现。起初，拉托尼亚并不确定是否值得为这些事情呼吁支持，但她最终明白了，儿子独特的学习方式需要这种支持才能在学校取得成功。

重要的是要注意到，拉托尼亚之所以能够有效地为儿子呼吁支持，是因为她知道儿子特别需要什么、为什么需要。她终于说服了学校，把上述措施添加到儿子的教育计划中。这种理解也促使她找到了一位新的言语治疗师，以帮助家庭成员学习用蒂姆能理解的方式说话。

通过真正理解孩子的需求，你可以创造性地思考如何满足这些需求，并在交流该问题时具有说服力。如果你的孩子的评估结果显示他在与自闭症诊断相关的基本社交技能方面存在障碍，我们建议采取基于应用行为分析的治疗，因为这是一个有循证支持的治疗方法，你可以利用这些知识与当地的服务提供者、孩子的学校、社区组织、保险公司或任何其他利益相关者进行沟通。

> 为自闭症儿童呼吁自我权利时，应该态度坚定、有理有据、坚持不懈，当然也要谦逊有礼。当你为孩子表达需求和争取正当权益时，你不是在苛求，所以不要担心掠夺了其他孩子的资源。

坚持不懈——这和苛求不是一回事

不要吝啬给孩子的临床医生打电话，要求进一步的解释，直到你觉得自己真正理解了孩子治疗计划背后的理由。不要害怕喋喋不休地追问孩子的需要。你将被孩子的需求和应得的服务赋予力量，你并不是要剥夺其他孩子的资源。只要礼貌而坚定地陈述你的情况即可。

坚持不懈是成为一个有效倡导者最重要的品质。6岁的兰迪的母亲吉尔是一家自闭症中心的咨询委员会成员。她告诉我们，她给所有父母的一条建议就是要持之以恒。兰迪2岁的时候，吉尔和她的丈夫杰里凭直觉发现兰迪的发育有些不对劲，但又不知道是怎么回事。儿科医生也不确定，但他还是转介了一个自闭症评估。评估者告诉吉尔，等待诊断评估可能长达9个月！

吉尔坚持不懈的反应是，在每天早上 8 点诊所开门的时候打电话给他们，询问当天有无预约取消的情况。13 天后，她的坚持得到了回报。那天有个预约取消了，她得以作为替补插进去。她很幸运，接到通知就可以请假；显然不是每个人都能做到这一点，因此这个策略并不是对每个人都有效。关键在于：不要放弃！你永远不知道什么时候多坚持一点就会有回报。

照顾好自己——这是你可以做到的

许多研究强调，养育自闭症儿童的压力超过了养育其他障碍或慢性病儿童的压力。压力会影响你的婚姻和工作表现，让你感到沮丧和焦虑。作为孩子的主要支持力量，你要照顾好自己！对于大多数父母来说，这是最重要的事情。当艾伦对她的朋友说，"我怎么能有自己的时间？我没有足够的时间来安排乔伊所有的面诊"，她说出了许多家长的心声。然而，父母照顾好自己，对孩子来说绝对是至关重要的。自我护理的形式因人而异，对其进行全面的论述会超出本章甚至本书的讨论范围，但它可能包括定期的临时托护、每周一个小时的按摩、专门的健身锻炼时间，或者可以依靠祖父母或朋友们的照顾。

科学的减压方法

- 充足的睡眠
- 良好的饮食
- 坚持锻炼
- 冥想和正念
- 瑜伽
- 保持社交
- 接触自然
- 减少使用电脑的时间

有关减压的信息资源

- www.cdc.gov/violenceprevention/pub/coping_with_stress_tips.html. 美国疾病控制与预防中心总结了很多可以帮助你和孩子预防压力过大的基本手段。

- www.unmc.edu/wellness/_documents/FreeRelaxApps.pdf. 内布拉斯加大学医学中心提供一些可免费下载的减压放松类 App。

- https://medlineplus.gov/stress.html.Medline Plus 是美国国立医学图书馆创建的网站，其中有许多关于心理压力的信息、建议和资源。

- www.apa.org/helpcenter/stress/index. 关于压力对身体的影响和压力管理提示，美国心理学会做出了详尽的记录。

- https://healthfinder.gov/HealthTopics/Category/health-conditions-anddiseases/heart-health/manage-stress. 美国卫生与公共服务部网站提供了压力管理的相关信息。

- www.medicinenet.com/stress/article.htm.WebMD 的网站 MedicineNet 分享了有关压力和压力管理的信息。

第三步：评估治疗方案

孩子的评估报告中将列出各种建议，包括一种或多种治疗或干预措施，用于提升孩子的优势，弥补孩子的弱点。你可以依靠你的医生，从网络上成千上万的自闭症治疗报告中找到科学有效的方案。但对你来说，做好准备工作依然很重要。阅读这本书会帮助你开启这个准备过程。最常见的治疗方案包括以下干预措施：基于行为的治疗；药物治疗方法；辅助医疗技术，如言语语言治疗、物理治疗和作业治疗；基于学校的干预；补充或替代性的干预措施。我们将帮助你了解和评估这些措施，并从中选择出最好的。

基于行为的治疗

在处理自闭症患者的社交障碍和重复刻板行为方面，基于行为的治疗（简称为行为治疗）是目前唯一经过临床研究验证的治疗方法。行为治疗依赖应用行为分析原则。如第4章所述，这些原则主要包括指导学习行为发生的规则，例如正强化原则：当一种行为得到奖励时，在其他条件不变的情况下，它更有可能被重复；同样，当一种行为没有任何回报时，这种行为往往会随着时间推移而消失。行为疗法使用这些简单的原则来提升社交能力、减少问题行为，直到最终新的行为对孩子来说是自动的或自然的。原则可能很简单，治疗也确实有效，但实施起来需要很大的技巧，因为你必须知道什么能够激励孩子，哪些策略是有效的。

一项对于父母的挑战在于，现在市场上有许多不同版本的"高深莫测"的概念。更糟糕的是，一些治疗方法声称自己是基于行为的，却没有遵循关键的行为原则，因此缺乏科学有效性。解决这个问题的方法在于，要彻底忽略那些好听的"名号"，并找出干预计划的具体要素。尽管如此，几个著名的方法名称依然值得我们记住：研究最充分和有效的幼童（学龄前儿童）行为治疗包括离散实验训练（DTT）、早期丹佛模式和关键反应训练等常见的应用行为分析干预方法。网站"自闭症之声"（www.autismspeaks.org）提供了一些关于某些行为治疗支持性证据的最新信息。我们在书后列出了其他资源。

> 如果你的孩子无法获得"知名的"治疗方法，你可以选择一个具有循证特征的干预方案。

干预项目应该得到正式评估

如果上述"知名的"干预服务在你的所在地无法获取怎么办？你仍然可以通过查看干预方案的组成要素来评估它的内容，以确保可用的项目具有与已经过验证的治疗方法相似的成分。第一个要素是正式的评估，也就是治疗师应该收集和分析数据，评估和监控孩子的治疗进展，你可以要求查看这些评估数据。所有以证据为基础的行为疗法都是从制订一个详细的治疗计划开始的，治疗师在这个计划中定义了治疗应该达到的具体目标。例如，一个具体的目标是指"在约翰尼进入治疗室的次数中，他会看着治疗师说'你好'的比例为80%"。治疗计划的重点是儿童应该能够在相对较短的时间内实现的目标。它有几个领域（例如，社交、语言和玩玩具技能）的几个目标。在治疗开始后，治疗师需要每天收集数据来监控目标的实现进展，比如目标行为（例如眼神交流）的频率、强度和持续时间。如果没有取得进展，治疗师就应该修改目标或改变用于实现目标的策略。一项干预策略的修改时机要根据测量的数据进行判断。一旦孩子实现了某项技能的目标，治疗师就要提出新的目标，这样才可以实现持续的进步。

干预项目应该基于对孩子的个性化评估

第二个要素是治疗计划应该基于对孩子具体技能的个体化评估，也就是说，它应该适合孩子的特殊需求和发展水平。要小心那些对每个自闭症儿童都有效的治疗方法，因为它们抹杀了个性化。为了达到干预的目标，行为干预方法的关键就在于对孩子的能力进行个性化的评估。例如，为了达到减少发脾气的目的，治疗师会首先测量发脾气的频率、持续时间和强度，治疗之后再次测量它们是否真的减少了。同样地，为了开发一种减少发脾气的治疗方法，治疗师需要识别导致发脾气的先行事件，即所谓的前因，并了解其结果——发脾气之后发生的通常会强化和延续发脾气的事情。所有这些都应作为个性化评估的一部分得到探究。

设定的目标应该遵循正常的发展顺序

有效的行为干预的其他组成部分，包括对正常发育顺序的敏感性。也就是说，这些年来，我们已经了解了很多关于儿童发展的知识，并且了解了关键技能的发展过程。例如，孩子在学会与他人分享注意力之前，就已经学会了适应社会和他人。当孩子学会与他人分享注意力时，他们能最有效地学习语言，等等。结合这种对发育顺序的理解，可以确保治疗目标不会集中在那些需要具备前期能力基础才能掌握的或者才能更有效学习的技能上。大多数循证的早期行为干预使用"课程"的概念来描述基于发展水平的、跨越多个领域（社交、语言、运动、玩玩具等）的广泛目标。遵循课程的理念，可确保治疗师以一种适合发展的、循序渐进的方式教授行为。

一个简单的例子是梅雷迪斯的儿子迈克尔，他在24个月大时被确诊为自闭症。那时，迈克尔没有任何语言能力。当人们叫他的名字时，他也没有反应，而且他很少注意人的面部信息。迈克尔的治疗师在教他使用语言之前，先教他如何关注他人、使用手势，并参与社会互动，以支持语言的使用。首先，她教他认识自己的名字，认识治疗师和父母，然后开始教他物体的单词。你可以简单地要求治疗师提供一个制订优先目标的依据。治疗师应该根据目标的进展调整计划。

治疗过程应该是愉快的

在大多数情况下，治疗对孩子来说应该是愉快的。有时孩子可能会有抵触情绪，特别是在引入新的目标时。但是，一个熟练的治疗师应该能够使治疗变得有趣和富有吸引力。治疗师应该对孩子的独特需求和偏好保持敏感，比如，如果环境太吵、太刺激，孩子就容易不知所措。

项目应该逐渐从治疗环境转向家庭和社区等现实生活环境

治疗师使用的策略应该将学习技能的环境逐步地、小心地从一个高度支持性的环境（如治疗室）过渡到现实生活环境（如家庭、教室和操场）。这意味着，在行为治疗的早期，治疗师要测量孩子可以在多大程度上将其学习的技能"泛化"到不同的情境、人群和环境当中。例如，治疗师会要求家长在家里使用类似的策略，并汇报孩子能否在家里使用在治疗室里学到的技能。治疗师要制订一个计划，将支持的力度逐渐减小，将孩子学到的技能推广到现实生活环境中。换言之，随着时间的推移，支架会慢慢被拆除，这样，孩子就可以在有更少提示、更少线索、更多不确定因素的环境中练习和掌握这些技能。

在迈克尔的治疗计划中，只要在治疗师叫他名字的时候，他能够看着治疗师的脸，就会得到奖励。在最初的几次试验中，治疗师通过身体提示，让他看向她，房间里没有让他分心的东西，他立即得到了挠痒痒的奖励（挠痒痒是他的主要强化物，治疗师和父母在个性化行为评估中发现了这一点）。经过几周的时间（以及无数次的试验），身体的提示被撤除，这样一来，每当迈克尔与治疗师目光接触时，他依然会得到挠痒痒的奖励，但他不再依靠身体的提示了。然后，当他掌握了这个技能后，额外的干扰因素也被纳入了试验，比如在他玩玩具或做其他事情时叫他的名字。治疗师还会将他转换到其他环境，比如他的家、公园和商店，然后在这些环境中增加其他人的干扰。

随着每一次进步，环境变得越来越自然，迈克尔学会了在日常生活中运用他的技能，这对他来说变得越来越自然。

你应该全身心投入到干预项目中

孩子们大部分时间都待在家里，而每一次在家里的互动都是学习的机会。一些治疗如早期丹佛模式，为父母提供指导性的书籍，指导父母学习在孩子吃饭、洗澡或就寝的时间里促进孩子社会互动、语言发展和日常活动的策略。你的治疗师应该允许你参与治疗，并指导你如何在家里使用类似的策略实现孩子的目标。治疗师还应该优先考虑对你和你的家人很重要的目标。你应该感到你不仅是治疗团队的一员，而且是掌舵人。

课程应该足够灵活以适应孩子的需要

对于许多自闭症儿童来说，行为疗法将是治疗方案的关键组成部分。它们足够灵活，可以根据孩子的需求和家庭的承受能力进行调整。治疗可以在家里或学校里进行；可以是注重关键技能的，也可以是综合性质的；可以是短期的，也可以是持续多年的；强度可以从每周 1 小时到每周 40 小时不等；目标也有所不同，可以是语言的、行为的或者其他方面的。无论你选择什么治疗方案，都要确保其中包含了孩子评估中强调的关键成分，并且与孩子的目标相适应，由此，将行为治疗纳入你的治疗方案将会非常有效。

辅助医疗技术

言语语言治疗、作业治疗和物理治疗也经常被推荐为自闭症患者治疗方案的组成部分。

> 其他的疗法可以让孩子从应用行为分析等专门针对自闭症的干预方案中获得更多益处。

言语语言治疗

考虑到自闭症儿童的社交和沟通障碍，应该将言语语言治疗纳入治疗方案当中。言语语言治疗师利用他们对语言和非语言沟通的理解，帮助孩子发展语言技能。言语语言治疗可以在一对一的场景中进行，也可以在小组环境中进行。小组教学的好处是，你的孩子可以和同伴一起练习社交技巧，而这些技巧在互动过程中是至关重要的。治疗师也可以处理与自闭症语言发展相关的其他问题。有些自闭症儿童存在发音或说话时口腔运动的困难，这可能会影响口语的发展，以及其他涉及咀嚼和吞咽的口腔运动行为。因此，许多言语语言治疗师都有解决进食问题（如呕吐、挑食）的专业知识。言语语言治疗师可以为家庭提供专业的指导来解决这些挑战，这对社会沟通的成功有重大的影响。你可以想象，你的孩子通过治疗学习沟通技能，其他的孩子就可以理解他说的话，他们会有更加积极的社交互动，进而又加强了孩子对沟通技能的练习，使得治疗取得更理想的效果。因此，解决言语或语言障碍应该成为治疗方案的一个重要部分。

物理治疗和作业治疗

精细动作和大肌肉运动的问题会影响孩子的学习和发展。许多自闭症儿童在大肌肉运动方面面临困难，比如动作笨拙或不太协调，在精细动作技能方面也有障碍，比如不会拿笔或使用剪刀等工具。物理治疗和作业治疗是应对这些挑战的有效方法。提高大肌肉运动技能可以帮助孩子融入学校或游乐场上的日常活动。如果孩子因为运动障碍不能和同龄人一起跑步、玩捉迷藏或蹦床，那就减少了与同伴接触和练习关键社交技能的机会，最终无法培养起社交能力——社交能力是学习的基础。你要尽力消除孩子与同龄人社会交往所面临的障碍。如果他有运动方面的问题，通过物理或作业治疗确保他有适当的运动技能，就可以大幅提高他与他人社交的机会和可能性。

另一个在自闭症中常见的挑战是感觉敏感。鉴于很多自闭症儿童存在感知觉问题，它被添加到了最新的 DSM-V 诊断标准当中。有时，感觉敏感是一个十分棘手的问题。比如，兰迪是前文中超级倡导者吉尔的儿子，他有一种味觉偏好：他会舔舐他所接触到的所有东西，包括邻居家门口的台阶。马尔科是我（伯尼尔）在诊所见过的另一个孩子，他不仅不能忍受学校的火警警报这样大的噪声，也不能忍受教室里日光灯的电流声这样特殊的声音。同时，他还忍受着触觉过敏的折磨：他只能穿宽松柔软的衣服，当他的皮肤被别人轻轻触摸时，他就会躁狂。对马尔科来说，作业治疗可以有效减轻他的感知觉问题。他的治疗师和他一起戴着降噪耳机，并通过各种接触训练帮他适应触觉。如果没有这种作业治疗，马尔科就很难对他的治疗方案中的其他治疗做出最佳反应。对马尔科的家庭来说，正确的道路不仅包括用行为疗法解决他的社交与沟通缺陷，还包括用作业疗法解决他的感觉敏感问题。

与药物有关的问题

目前还没有治疗自闭症核心症状的药物（尽管一些新的药物正在研发中）。然而，对临床试验的系统综述和元分析表明，药物治疗可以减少孩子面临的其他一些挑战，如多动、攻击性行为或情绪问题。解决这些困难可以帮助孩子更好地适应自闭症的治疗。

研究表明，有些药物可以有效地减少自闭症个体表现出的挑战性、破坏性行为，比如自伤和攻击他人。有时，这些行为会极大地影响孩子学习其他技能，所以需要迅速、直接的处理。利培酮和阿立哌唑等药物已被证明能有效减少这些行为。然而，这些药物也存在重大副作用，如体重增加和嗜睡。因此，使用药物必须配合行为的干预，并且要向自闭症领域的专家详细咨询。

系统综述还显示，药物可以帮助减轻与抑郁症、焦虑症和多动症有关的症状。同样，这些药物并不针对自闭症的核心障碍，而是帮助控制自闭症个体常见的情绪和行为失调的症状。治疗这些相关的疾病，对于改善自闭症患者的治疗效果是至关重要的，并且会帮助你走上正确的道路。注意：药物的副作用不可忽视。药物治疗需要结合其他有临床研究证据支持的治疗方法（比如认知行为疗法（CBT）或行为支持）来进行。拥有自闭症专业知识的医生将是你的重要盟友。

基于学校的干预

对大多数自闭症儿童来说，以学校为基础的干预措施将是整套治疗方案的关键组成部分。孩子每天花很多时间在学校，有很多机会练习需要掌握的关键的社交技巧。相关的教育法规以及具体的教育工具和方法早已经存在，所以下面内容的重点不在于科学研究的新进展。恰恰相反，我们将为基于学校的干预提供一些具体的建议，仅仅是基于我们多年来与患者家庭合作的经验。

和行为疗法一样，有很多专业术语和首字母缩略词让你摸不着头脑。让我们从最关键的一个开始：IDEA。IDEA 是指《残疾人教育法》（*Individuals with Disabilities Education Act*），它的前身是美国于 1975 年首次通过的一项法律，当时针对自闭症谱系障碍和其他残疾儿童的教育服务发生了巨大变化。1975 年以前，只有不到 25% 的残疾儿童在公立学校中接受教育。当时的很多家庭被建议去康复机构，而那里的教育项目是有限的，主要教授残疾孩子如何在封闭的环境中取得成功。1975 年，美国国会通过了《残障儿童普及教育法案》，要求为残疾儿童提供学校服务。根据这项法律，所有从出生到 21 岁的人都有机会在公立学校系统内接受教育，并且他们的教育需求必须得到满足。虽然联邦法律没有强制性地要求各州参与，但它通过提供资金来激励那些符合条件的州。这部 1975 年的法律，也被称为"94-142 公法"，在 1990 年被更名为《残疾人教育法》。从那时起，这部法律已经被修订了好几次，以适应各州和联邦法律的变化，但法律的意图一直没有改变：鉴别有学习障碍的残疾儿童，并在受限制最少环境中（least restrictive environment，LRE）提供免费和适当的教育（free and appropriate education，FAPE）。

接下来让我们讨论一下这两个首字母缩略词：FAPE 和 LRE。《残疾人教育法》规定为残疾儿童提供免费和适当的教育（FAPE）。"免费"的意思无需解释，但"适当"的意思有待明确，毕竟这个概念对于每个人的意义并不相同。法律定义的"适当"是指服务足以让儿童从一个年级进步到更高年级，但这并不一定意味着服务都能取得理想的效果——一些学校出色地超出了合格要求，而另一些学校为了达到合格要求而采取的方法却惨遭失败。我们与家庭打交道的多年经验表明，即使是在同一学区内，教学质量也会有很大差异，这取决于教职员和行政管理水平。你可以想象，这已经成为家庭和学校之间频繁发生纠纷的根源之一。

家长和学校之间的另一个摩擦来源是受限制最少环境（LRE）的概念。这里的重点是确保残疾儿童在最规范的环境中接受教育，与典型发育的同龄人一起上课。我们需要思考以下问题：在有额外支持的情况下，残疾儿童能否在一般的教室环境中得到适当的教育？孩子怎样才能在最大限度上融入限制性更强的环境并依然得到适当的教育呢？这里的一个关键因素是，不能仅仅因为费用不高就把孩子放在不合适的教育环境中。

《残疾人教育法》的一个关键条款是，各州有义务识别和评估有特殊教育需要的残疾儿童，以确保他们得到充分的教育。这不仅仅包括公立学校系统内的儿童，还包括在私立学校、在家上学或无家可归的儿童。在确定孩子身份后，当地教育当局，也就是当地的学区，必须对孩子进行评估，以确定是否有必要根据《残疾人教育法》提供服务。这种评估必须足够全面，以确定儿童的残障程度是否妨碍了学习。诊断结果本身并不能决定患者是否需要特殊教育服务或支持，只有残疾干扰到教育过程时才能。重要的是，教育的进步不仅仅体现在课堂学习上。它既包括课堂学习，也包括在其他环境中的学习，如操场上的体育课，或者向就业、职业学校以及高等教育过渡的服务。就像你的孩子的诊断评估一样，这种基于学校的评估有两个目的：①确定孩子是否有资格获得服务；②确定孩子的优势和劣势，以便制订个别化教育计划。

个别化教育计划为你的孩子提供了专门的教育计划，并确定了教育目标、定义这些目标的标准和实现这些目标的过程，以及为实现这些目标而提供的服务和支持。与其他干预措施类似，随着我们对行为支持的认识逐步深入，在今天的个别化教育计划中，可测量的、按行为定义的目标变得越来越复杂。个别化教育计划是由一个包括家长、老师、其他学校人员和儿童在内的团队共同制订的。其他学校人员可以包括学校心理学家、学校社会工作者或行政人员。其他人也可以成为这个团队的一部分，包括在校外为孩子提供服务的人，比如行为治疗师或心理学家。团队一起制定可测量的、明确定义的目标，并与评估的结果相联系。所有的调节、服务和支持都需要在个别化教育计划文件中列出，每种服务的数量和持续时间需要明确指定。清晰地列出每一个目标、测量标准和支持程度，从而可以监测过程进展，并确保团队中的每个人都了解自己的工作内容。对你来说，反复理解个别化教育计划的内容，确保理解每一项内容，直到对计划感到满意，这是十分重要的。

《残疾人教育法》规定特殊教育服务从 3 岁开始，但也提供 3 岁之前的支持。就像 3 岁以后的教育项目服务一样，0 ～ 3 岁的项目也有很大的灵活性。尽管项目间存在差异性，但目的都是促进残疾儿童的发展，提升父母的技能，以满足他们的孩子的需要。与特殊教育方案类似，经过鉴定和评估，团队会制订出一个个性化的计划，即个别化家庭服务计划（IFSP）。

即使你的孩子没有资格享受《残疾人教育法》提供的服务，在联邦法律下还有其他的支持。例如，《美国残疾人法案》和1973年《康复法案》的第504条都提出了非歧视的原则，并规定每个人都必须平等地获得服务。所以，如果你确定你的孩子患有自闭症，但不需要特殊的服务，而是需要其他的调整来接受教育，那么上述法律可能会提供支持，比如调整孩子的课程和在教室里的就座位置，或者让孩子晚些时候离开教室以避开人群，等等。

这里需要说明的关键问题是，你可以也应该成为孩子教育计划中不可或缺的一部分。通过积极参与个别化教育计划的制订，包括将来自其他评估者或服务提供者的相关测试报告与团队共享，你可以确保学校的计划能满足你孩子的需要。此外，通过与学校保持积极和直接的沟通，你可以确保取得进展，确保在需要时对个别化教育计划进行修改，确保学校和孩子治疗团队中的其他成员共同努力。最后，有一些程序可以确保将孩子的利益放在首位。这些程序包括你必须同意接受：个别化教育计划评估；学校的通知要求，以确保个别化教育计划的所有变更必须以书面形式提交给家长；具体的调解资源或正当程序听证会，以协助解决个别化教育计划评估小组成员之间的问题，并在个别化教育计划评估的准备工作中纳入外部评估。

非主流的替代疗法

作为孩子的治疗协调者和倡导者，你的任务会更加复杂，你会听到各种各样的自闭症替代疗法，毫无疑问，你会考虑它们是否值得纳入你孩子的治疗计划。详细描述每种治疗方法可以写好几本书。所以在这里我们将着重给你一些用以评估这些治疗方法的指导方针。当然，你也可以咨询你孩子的治疗团队，并注意研究证据的支持。

什么是"替代疗法"

在美国，许多人使用的医疗保健方法并不在"标准医疗保健"的范围之内。这些方法被称为补充和替代医学（CAM）治疗。也就是说，它们是对现有干预措施的补充，或是替代性的干预措施。它们的应用如此广泛，以至于美国国立卫生研究院甚至设立了一个专门机构：国家补充与综合健康中心（NCCIH）。另一个用来描述这些干预的术语是"综合医学"。许多著名的医学院现在都有一个综合医学部门，提供冥想、饮食补充剂和其他非主流医疗护理的治疗。

一些CAM疗法的实证支持范围很广，如使用冥想来减轻压力；但也有很多疗法尚未经过临床研究验证。同样，治疗方法可能是既便宜又有益的，也可能是既昂贵又有害的。一些治疗方法相对较新，因此缺乏科学证据，另一些则经过充分研究，被证明是无效的。

例如，使用褪黑素来改善自闭症儿童的睡眠。多年来，使用这种补充剂被认为是一种CAM疗法，但现在它已进入主流疗法的范围。许多系统综述研究表明，它是一种有效的改善自闭症睡眠的方法。因此，褪黑素已经从未确定的治疗类别转移到了在某些情况下适合自闭症儿童的治疗类别。（**注意：虽然褪黑素不是处方药，但它是一种激素，对儿童和青少年有风险，使用前需要咨询医生。**）

考虑新疗法的原则

听说一种新的治疗方法时，你会考虑是否应该把它纳入你孩子的治疗计划。你需要考虑以下问题：

这种疗法有意义吗?

这有时是一个棘手的问题，所以最好去咨询医生。你可能需要咨询以下问题：

- "这种疗法的作用是什么？"
- "这种疗法的支持者是否有坚实的理论基础，如果有，这个理论有意义吗？"
- "这种疗法如何解决自闭症儿童的症状？"
- "这种疗法能够帮助哪些人？对哪些人没有效果？"没有一种治疗方法对每个人都有效。任何可能对每个人都有效的治疗方法都应该立即引起你的怀疑。

如果第一个问题的答案是"这种疗法没有意义"，那么你就不要把它作为你的治疗方案的一部分。然而，如果它从表面上看起来似乎有意义，那么还有一些额外的问题需要考虑。

这种疗法有效果吗？

有效性有时很难确定，但只要你留意，你就可以看出答案。比如，证据是否发表在有对照实验的经同行评议的科学研究期刊上，是否出自对多项研究进行的元分析和系统综述，是否支持现有的基于应用行为分析原则的干预措施，以及针对特定行为或并发症的药物治疗和辅助医疗技术。需要审慎思考的一点是，证据基于口碑宣传还是案例研究？要小心那些被过度宣扬但缺乏科学证据的疗法。实际上，证明治疗效果是一个连续的过程，一些方法有很多证据，另一些则较少。

这种疗法安全吗？

有什么副作用？成本是多少？这种疗法有潜在的害处吗？在这项治疗上的投资是否会阻止你接受更有效的治疗？

找出你的答案

下一步是写出这三个问题的答案（见下页图表）。第一步是弄清治疗是否有意义。如果是的话，你就可以着手评估它的有效性和安全性。这三个问题（有意义吗？有效吗？安全吗？）之间的相互作用可以帮助指导你的决策。当然，推荐的治疗方法位于象限图的右上角，例如行为治疗和辅助医疗技术，它们是那些有强有力的证据支持其有效性和安全性的治疗方法，应该在你的治疗方案中占最大的比例。正如我们已经讨论过的，用于解决挑战性行为的药物虽然有效，但也有副作用。这些类型的药物被归入右下象限：有强有力的证据支持其有效性，但有信息表明其存在副作用。

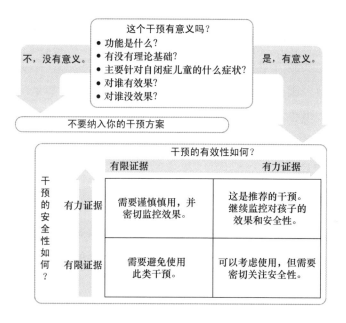

这种疗法适合你的家庭吗？

这个问题不依赖任何证据或科学验证。它不需要任何研究，也不需要咨询医生。这个问题取决于这种疗法对你的家庭是否合适。并非所有的干预措施都适用于每个家庭，所以找到合适的方法至关重要。科学表明，如果一种治疗方法不合适，个人或家庭就不会对其进行投资（例如，不会持续服药或不参加治疗），如果出现这种情况，治疗就不会有效。

例如，聘请一位专业人士天天上门服务，是否超过了家庭的承担能力？也许让一个行为治疗师每周上门服务三个半天，对你的家庭来说依然很困难。如果是这样，那你需要考虑其他可以达到相同目标的方案。理想情况下，在另一种治疗环境中，干预可以以同样的频率、强度和条件来将学到的技能推广到孩子的现实生活环境中。与此相关的是，你负担得起这种治疗吗？一些干预措施可能非常昂贵，需要考虑其他家庭成员的意见。如果一种措施费用过高，也许可以通过多种不同的、成本更低的方法组合来实现这些目标。总之，治疗费用可能是决定性的因素。

当一项干预措施适合你的家庭时，你就会坚持下去。坚持执行治疗方案可能会很辛苦，但要使治疗有效，就必须采用适当的方式。如果你认为你不能恰当地实施方案，那结果很有可能是令人失望的，你也不能确定它是否真的有效。因此，选择你支持并能够维持的治疗方案是确保治疗顺利进行的重要一步。

整合所有信息

你得到了评估结果，你已经确定了孩子的优势和不足，并建立了基于发掘优势和弥补不足的干预方案。接下来，你被赋予了另一份具有挑战性的工作：成为沟通专家、服务领导者和不屈不挠的倡导者。你一夜之间成了自闭症治疗方面的专家，并仔细评估了各种可用的治疗方案。在这些基础上，你收集了一整套依赖于循证实践的治疗方案包，对疗法进行了优先排序，并促进了服务提供者和学校之间的沟通和目标整合，然后你开始……接下来要做什么呢？

你要观察发生了什么。你应该注意并检查这些干预措施的影响。孩子的技能提高了吗？学会的技能是否保持不变？有什么副作用吗？会不会给其他家庭成员带来意想不到的后果？这些问题的答案有助于随时修改治疗方案。有时，孩子的技能似乎有所提高，但一段时间后停滞不前，然后再次提高。如果孩子一直处于停滞期，治疗方案就需要变更了。此时，你需要服务提供者重新评估孩子的优势和不足，或者向你的医生进行一次简单的咨询，又或者增加新的治疗方法。

有时候你的孩子可能达到了既定的目标。此时，就应该建立新的目标，继续使用一直有效的方法，并抛弃那些无效的方法。或者，以前无效的方法现在突然奏效了，你可以重新引入那些以前尝试过的方法。重要的是要不断评估和修改你的治疗方案。

就像没有一种治疗方法对所有自闭症儿童都有效一样，也没有一种治疗方法对孩子的一生都有效。作为指挥者，你需要仔细观察何时发生变化，并决定何时调整治疗方案。随着孩子学校生活的开展，不同的挑战可能会出现，这时就需要不同的应对方法。当孩子进入青春期时，应对青少年时期发生的神经发育变化可能需要新的策略和方法。而当孩子步入成年后，你们又会遇到新的挑战，需要新的解决方案。

让自闭症的科学新发现与你同行，可以确保你选择正确的道路，或是在迷路的时候立即回到正确的道路上。接下来，我们会介绍有关饮食、运动和睡眠的科学新发现，帮助你的孩子充分发挥个人潜力。

要点复习

- 确定为孩子进行诊断评估的服务提供者或团队，确保他们为孩子个性化治疗方案的开发提供信息和指导。这些建议需要针对你孩子独特的优势和挑战。

- 科学上的共识是，诊断评估应该包括与照料者的面谈和对孩子的直接观察，必要时还可以包括其他方法，如认知能力评估和神经系统检查。

- 你作为治疗方案的指挥者，需要协调其组成部分，促进沟通，坚持发挥倡导者的作用，并照顾好你自己。科学研究表明，自闭症儿童的父母压力很大。压力越大，干预效果越差。自我护理对于减少压力和改善干预效果至关重要。

- 科学研究证明，有效的干预应该成为治疗方案的一部分，包括基于应用行为分析的治疗；言语语言疗法、作业疗法或物理疗法；治疗破坏性行为、多动症或焦虑症的相关症状的药物。

- 有数百种补充和替代疗法被提议用于自闭症治疗，但它们的经验证据十分有限或根本没有。评估这些疗法的一个有用框架是平衡风险和证据的强度。有风险的疗法需要非常有力的证据，安全和健康的疗法则只需要较低水平的证据来证明其合理性。在后文中，我们将更详细地讨论其中一些疗法，比如解决睡眠问题的方法。

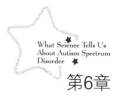
运动、睡眠与自闭症

科学研究发现，人的大脑是可塑的。这意味着大脑可以通过学习、体验或接受适当的刺激实现惊人的重塑效果。我们前面提到，基因表达的变化（例如表观遗传变化）有助于实现大脑重塑。这项能力的运用范围为研究提供了一个开放的思路。科学界提出了一种有趣的猜测：我们能否通过刺激大脑中的基因表达变化来促进诸如社交行为、注意力和执行功能，甚至自我调节和行为控制等技能？我们如何通过改变生活方式来刺激表观遗传变化？事实证明，有两种主要的生活方式会影响我们的整体健康，那就是运动和睡眠。运动和睡眠能够促进大脑中加强自我调节和执行功能的相关部分的发展，而这两种关键认知能力会影响日常功能的发挥，从而有助于改善自闭症患者的预后，提升他们的生活质量。显然，适当的运动和充足的睡眠对所有儿童的整体健康都颇有益处，但是，它们对于自闭症儿童来说意义更大，值得我们给予更多的关注，并结合自己孩子的情况认真考虑。

运动

在总体健康、情绪和压力管理的研究中，锻炼和健身的益处已经得到了很好的证明。相关的媒体宣传十分盛行。例如，《华盛顿邮报》近期发表了一篇关于"运动就是良药"的文章，强调运动可以应对许多健康问题。对于儿童，尤其是自闭症儿童来说，运动的好处是什么呢？这种生活方式有多重要？随着运用大脑成像监测运动效果的研究出现，我们正在愈发清晰地了解运动对大脑发育的作用。最近，新的研究刚刚开始关注运动对自闭症儿童的影响程度。虽然研究现在还处于初期阶段，但未来可能会出现更多积极的证据。

近年来，针对自闭症的一系列研究结果表明，对于发育中的儿童来说，某些形式的锻炼可以促进大脑神经的连接，以及额叶皮质和大脑化学物质（如血清素和多巴胺）的生长，这些化学物质主要负责自我调节和执行功能的发展。运动对典型发育儿童具有积极影响，这一发现令人兴奋，因为这可能同样适用于自闭症儿童。下面我们将深入探讨这个话题，并根据近几年的研究结果为孩子挑选出最理想的运动方式。

什么是"运动"

首先，我们先了解一下"运动"是什么意思。运动与自由玩耍不同，后者的益处与锻炼形式无关。最近的研究结果证实，自由玩耍有助于促进孩子解决问题、应对困难、想象和自主学习能力的发展。对于学龄前儿童来说，大部分的自由玩耍都是大运动量的活动，因此最适合他们的发展。对于学龄儿童来说，自由玩耍往往不那么活跃，但同样重要。我们知道，发起、组织和维持自由活动，开发富有想象力的游戏，或与其他孩子一起玩耍，对许多自闭症儿童来说都是困难的。但是，在结构化的环境和指导下，我们可以塑造儿童的行为。随着活动技能逐渐被掌握，支架会被移除，自闭症儿童就可以独立地自由玩耍了。

与自由玩耍类似的是，运动也有一系列益处。虽然对身体的锻炼程度因运动类型而异，但日常运动可以为练习和提高社交能力提供自然的机会，并且为擅长某项运动的自闭症儿童提供一个包容的环境，促进其与同伴的交往。对于一些自闭症儿童来说，这些机会可以帮助他们提升自信心，抵消他们在社会交往中的消极体验。然而，对于其他自闭症患者来说，运动不是他们擅长或喜欢的，或者他们在同伴接纳方面存在困难，那运动就可能变成令人沮丧和不愉快的经历。在帮助自闭症儿童的过程中，还有很多其他的事情要做，重要的是要知道每个孩子的能力和喜好。在本章后文中，我们将举例说明，不同类型的运动如何在提供锻炼的同时提升自闭症儿童的社交技能。

不管怎样，需要很多等待环节的运动项目可能对大脑或身体健康并无多少益处，也并不适合自闭症儿童。有些运动对健身很有好处：一对一的壁球、篮球、足球、高难度舞蹈、骑行、跑步。这些运动相对剧烈，往往充满心理挑战。相比之下，九对九的棒球赛、坐球车打高尔夫球，或者十一对十一的橄榄球，可能不会对健康带来多少益处，除非特意制订一份运动训练法。此外，这些运动所附带的社交意义可能对自闭症儿童没有太大帮助，或者因为太具挑战性而降低了被成功完成的可能性。

> 运动和自由玩耍各有益处。在考虑对身体健康益处的同时，要选择对自闭症儿童最有效的方式。

记住，健身习惯会一直伴随孩子直至他们成年。如果你在童年和青少年时期都踢足球，长大后，你很可能会参加一个成人足球联赛。但对大多数成年人来说，团队运动会耗费更多的精力、财力和时间。这就是为什么我们社会中的大多数成年人都是通过个人运动来保持健康的。对所有的孩子来说，运动是从小就应该被灌输的好习惯，这不仅仅是因为心肺功能和力量与灵活性训练是成人健康的关键，还因为在儿童时期，认知和运动的发展是同步的。大脑可以将运动中枢（如小脑和运动皮质）连接到涉及注意力和执行功能的区域（如前额叶和基底神经节）。一些生理学家认为，为了使孩子具备认知和自我调节的能力，运动应该包括认知挑战、复杂的运动学习和现实环境中的协调能力，也就是伴随有氧运动挑战和普通运动技能的发展。另一些人则认为，关键是要把体力活动和认知挑战结合起来，就像在足球场或篮球场上一样。对于学龄前儿童来说，这可能会通过跑步、攀爬、有组织的游戏或自由玩耍而自然发生。但对于大一点的孩子来说，这可能需要一个有组织的活动（可以是单独的，也可以是小组的或团队的）来达成。这些活动可能包括攀岩、舞蹈、篮球或武术。在这一点上，你必须运用一些判断力来平衡自由玩耍和有组织的活动、情感投入和健身挑战。如果你的孩子在自由玩耍期间攀岩（和一个合格的监督者一起），那么他的自由玩耍和理想运动可能是一回事。如果你10岁的孩子在自由玩耍时间里只是玩乐高积木，或者阅读，那么他可能需要出门去骑车或做些其他的运动。

　　如果你的自闭症孩子有参加体育活动的经验，他就拥有结构化的机会来练习和发展他的社交技能。这对一个人的一生至关重要。在生命早期，小组形式的运动活动可以为发展新的互动和互惠的社交技能奠定基础。成年后，运动提供了一个继续参与集体生活的机会。这对于成年自闭症患者来说变得越来越重要——他们可能已经结束学业，需要投身于真正有回报的集体活动。把培养孩子运动和基于运动的技能看作给予他的一种天赋或一份工作。小时候有一技之长，成年后有一项事业，都可以增加社交互动的机会，这对自闭症儿童的持续发展至关重要。反过来，成功的社交体验可以促进大脑神经网络的正向连接，而这正是社交技能的基础。

选择最佳运动

　　在我们关注运动对自闭症儿童的益处之前，先来了解一些基本的指导原则：

1. 我们可以选择团体运动，为孩子选择特定的运动项目，应该基于以下顺序：

- **孩子的能力能够满足该运动的社交、沟通和组织的要求。**这一条可能会限制孩子的选择范围。但是，我们可以告诉周围人，我们的孩子需要支持，这样就会为孩子带来更多的机会。
- **孩子能享受该运动。**如果你的孩子非常擅长某项运动，那就多多鼓励他。如果他不喜欢，那就让他选择别的活动。许多自闭症儿童喜欢武术，还有一些喜欢个人运动，比如跑步。一些儿童对运动的兴趣很有限，他们对其他领域的特殊兴趣可能会影响对体育运动的兴趣，但你可以把这些特殊兴趣作为奖励来增加孩子尝试新活动的可能性。
- **运动要有一定的强度，足以促进呼吸和心率加快。**

2. 一定要给自闭症儿童足够的时间进行健康的自由玩耍，如果必要的话，在自由玩耍的基础上增加运动项目。考虑到许多自闭症儿童通常要接受一整天的干预任务，运动的强度也要适宜。

3. 最重要的是坚持运动，运动的方式有很多种，可以保持开放态度。

运动、表观遗传和大脑

运动是一种生活方式，具有明显的表观遗传效应。无论在什么年龄阶段，只要你坚持一项健身项目，你的身体就会发生显著的表观遗传变化——不仅涉及心脏和肌肉基因的变化，大脑也会发生变化。过去几年的研究一直关注大脑生长的影响，这一点在 2013 年和 2014 年的综合性科学综述以及 2016 年和 2017 年的补充综述中都得到了证实。

表观遗传对大脑的影响仍在研究中，迄今为止的证据十分可靠。动物研究表明，运动会引发表观遗传变化，特别是改变影响新神经元生长和扩展神经树突连接的基因活动。简单地说，运动可以促使大脑生长并变得更有效率。对自闭症患者来说，更令人欣欣鼓舞的是，运动导致的变化发生在特定的大脑区域，如海马、基底神经节和额叶，正如前面几章所讨论的，这些区域是学习、自我调节和执行功能的基础，与自闭症有关。在动物研究中，研究人员对比了喜欢运动和不喜欢运动的小鼠的大脑生长、基因表达和表观遗传变化情况。这样的研究能否证明坚持运动的孩子比不运动的孩子获益更多？这有点牵强，但动物模型体现的效果的确如此。虽然这些研究还处于初步阶段，但前景相当鼓舞人心。下面，我们看一下运动在学习、注意力和自闭症症状三个领域对自闭症儿童的影响。

运动对学习与注意力的影响

患有自闭症的孩子在学习上可能会面临各种各样的障碍，比如过渡衔接困难、社交互动困难、智力发育迟缓。对于自闭症儿童来说，这些挑战会影响学习。正如第 1 章中简要提到的，大多数自闭症儿童在注意力和执行功能方面也有问题，这些类似于多动症的难题都是学习上的障碍。因此，我们需要研究的一个重要领域是，运动是否有助于孩子的学业，特别是对学业执行功能方面的影响。

幸运的是，关于儿童运动发展的研究已经将学习成绩作为首要关注点（部分原因是学校体育课程使其成为进行安全、可控实验的自然场所）。有关运动测试的高质量的随机试验仍然稀少，因此，我们必须从有限的研究中做出推论。然而，就在过去的一年里，对其他典型发育儿童研究数据的回顾都强调了这样一个事实：运动对学习、记忆和执行能力有显著的益处。儿童发展研究学会（Society for Research in Child Development）在 2014 年出版的一部专著中称：总体而言，在日常生活中坚持运动对孩子学习成绩的提升，要比相同时长的补课或课外学习效果显著。换句话说，学校减少体育课的政策显然是一个错误。科学研究表明，学校应该将体育课转变为健身课，并使之持续下去。我们当然需要更多的随机试验来验证这一点。但如果我们展望未来，我们就会相信，运动可以提高典型发育儿童的学习能力、注意力和执行能力，因此我们有理由推测，运动可以增强大脑的自我调节能力，帮助孩子应对与自闭症有关的挑战。

直到 2010 年后，关于运动是否会改善自闭症的直接数据研究才开始出现，目前的研究进展依然缓慢。

运动和自闭症的核心症状：社交技能和刻板行为

到目前为止，已有十几项研究集中在评估运动项目是否对自闭症儿童有益的问题上。不幸的是，这些研究的样本量都非常小，而且充满方法上的局限性，所以算不上成熟的研究，不能得出令人信服的结论。不过，我们还是可以看出一些重要的趋势。2016 年对所有研究的统计发现，22 项小型研究评估了运动对 579 名 3 ～ 35 岁自闭症或多动症患者认知能力的影响。重要的是，这些研究中只有 6 项是针对自闭症儿童（共计 128 名）的。虽然由调查者做出的诊断并不影响干预对发展结果的影响，但大部分信息来自对多动症儿童的研究，而不是自闭症儿童。然而，这些汇总数据仍然鼓舞人心——总体而言，体育锻炼对认知能力的改善有微小但十分重要的益处。也就是说，以运动为基础的干预对认知能力，特别是保持注意力或专注于任务的能力，有积极的影响。考虑到自我调节是自闭症障碍的一部分，这一发现给人们带来了希望。

发表于 2016 年～ 2017 年的两篇系统综述试图量化运动项目对自闭症核心缺陷，包括社交缺陷、刻板行为、自我调节和认知的改善效果。第一篇综述关注 16 岁以下的自闭症儿童，第二篇则关注 21 岁以下的自闭症儿童和青少年。研究发现，大多数个别研究在研究程序上存在缺陷，例如研究假设表述不清、样本选择标准不严格，但这两篇综述都得出结论：有适度的证据表明，体育锻炼对改善行为结果（特别是减少刻板行为）、社会情感功能、注意力和认知能力有效果。

注意事项：我们目前难以解答的问题

• 哪些运动对大脑没有帮助？大多数研究都是关于有氧运动的，而且通常是在实验室里进行的，并不涉及现实世界的目标（因此忽略了学习、动力和参与等要素，而这些可能是运动整体益处的一部分）。力量训练或其他类型的运动呢？这方面的研究工作才刚刚开始。

- 对儿童的益处能持续多久？大多数研究都是针对成年人的，而且通常是老年人，大多数针对儿童的实验数据都相当有限。

- 有很多研究证明运动对认知能力有好处，但运动对社交技能发展有没有影响呢？现有的研究是有限而且经常是有缺陷的，但研究结果表明有潜在的好处，我们需要对这个领域进行更多的研究。

- 运动计划的持续益处是什么（在同一天或同一周内进行比较）？这个问题还缺少研究。

- 个体差异有多大？基因构成不同的孩子应该通过不同的运动方式来最大限度地拓展他们的大脑发育和注意力吗？这个新领域的研究很重要。就像本书中的其他内容一样，答案不会是一刀切的。一个特别的问题是：男孩和女孩是否从相同的活动中受益？迄今为止，大多数研究都是针对男孩的。

- 为了帮助自闭症儿童，运动计划应该持续多长时间？我们不知道，但我们可以从文献中推断出一些原理。即使只有一周的时间也能有所帮助，但这只是暂时的。长期的努力可能产生长期的效益。尽管锻炼会导致表观遗传变化，但只有长期持续的锻炼才能对发育产生显著影响。大脑的生长就像肌肉的生长一样，需要持续的健身，这意味着你应该在几周或几个月内保持努力。

要点复习

- 如果你的孩子患有自闭症，那么运动就对他十分有益。你应该关注运动对大脑网络和支持自我调节成熟的基因表达模式的独特影响。

- 健身锻炼有很好的辐射性影响作用，可以保护你的孩子远离严重的健康问题（比如肥胖症和糖尿病），改善皮肤、肌肉和骨骼等方面的健康，并提高协调性。初步研究还表明，运动可能对孩子的社交技能有积极的影响，减少刻板行为，并通过支持构成这些能力基础系统的大脑生长来提高自我调节和认知能力。这将提高自闭症儿童的生活质量。

- 考虑到表观遗传效应，即使是在运动较少的几年间，发展影响也会持续。在这方面，我们仍在研究有多少影响是短期的，多少是长期的。

- 研究显示的最后一个好处是，运动是产生表观遗传变化的有力途径，可以在生命早期克服负面事件。例如，动物研究表明，运动可以预防或逆转早年生活中的压力和创伤的表观遗传效应。

- 锻炼可以很有趣——有时问题在于找到合适的方式来激发孩子的兴趣。对一些家庭来说，和孩子一起骑车、徒步、跑步或做游戏会很有益。

- 将运动与孩子的特殊兴趣相结合可能是最有益的。你可以利用最具激励性的东西培养孩子更健康的生活方式。例如，我（伯尼尔）曾经和一个年轻人共事，他喜欢用计步器监测步数，这让他对长跑产生了兴趣。他会在每天结束的时候计算自己的步数，并标记自己的进度。这对他的健康有极大的好处。

运动的行动计划

在过去的十年中，科学家对典型发育的儿童进行了多次调查。目前，我们还缺乏针对自闭症的指导方针，但我们可以选择遵循一般的指导方针，将这些指导方针与自闭症儿童联系起来，促进他们社交、学习、执行功能和自我调节能力的发展。当然，以下建议中有一些可能非常具有挑战性，但请不要气馁。如果现在做不到，我们可以将来再考虑它们。

- 帮助你的孩子每天进行至少 1 小时的中等强度或中高等强度的运动（心率加速，呼吸强度加大）。它不需要一次完成，可以分成一个 60 分钟的时间段，两个 30 分钟的时间段，或者四个 15 分钟的时间段。（这些指导意见来自美国心脏协会。）有些孩子比其他孩子需要更大的运动量，他们每天可以运动两个小时。有些孩子（不管他们是否患有自闭症）可能不愿意运动。你可以使用奖励图表、代币奖励法，或者实施其他的强化计划。在冰箱上贴图表可能是鼓励幼儿完成一些体育活动的适当强化物；在一两个星期内朝着一个目标（如获得一个小奖品）努力，这可能适合有足够认知能力和自我调控能力的青少年。

- 如果可行的话，试着在清晨就开始运动，这样你的孩子就可以为上学做好准备了。虽然这很难安排，但一些学校和家庭已经做到了，而且结果是理想的！当然，这不一定适用于每个人。毕竟，大多数孩子不得不在课间和放学后做运动。周末上午通常是家庭外出散步或在游乐场玩耍的好时间。在一天开始的时候这样做，通常会促进更多的身体活动。

- 运动的目标包括中等强度的活动（散步、平地骑自行车、轮滑、滑板、跳绳、在游乐场上玩）和足以使孩子喘气或出汗的中高等强度的活动（跑步、山地骑自行车、游泳、激烈的舞蹈、武术、足球、篮球、追逐游戏、体操、持续跳健美操）。（这些建议来自英国国家医疗服务体系。）活动应该注重动作的连贯性，不要选择那些需要经常站着的或回合制的活动。

- 选择涉及运动技能学习和身体协调的活动，也就是具有认知挑战的活动。虽然益处还不确定，但有可能包括促进大脑的发育。大多数球类运动涉及一些运动学习，而舞蹈、武术、攀岩、体操、混合健身（cross-fit）或健美操可能需要更完整的全身肌肉学习。许多运动形式需要运动技能和协调能力，因此自闭症儿童可能面临轻微的运动挑战，往往不会被运动吸引。但是你可以使用行为疗法，借助运动来支持孩子社会技能的发展。尊重孩子对体育活动的兴趣，并通过奖励来加强孩子对这些活动的参与。

- 可以混合各种活动。你不必每天都面面俱到。例如，你的孩子有时喜欢跑步，有时喜欢踢足球或打篮球，或者每周跳几次舞，在其他时间骑自行车。自闭症儿童的兴趣爱好可能比较狭窄，但如果他对某一项运动特别感兴趣，你就鼓励他去做。只要是有利于身体健康的运动，任何方式都是合适的。

- 运动是有组织的。学龄儿童应该有一个小时的自由玩耍时间和一个小时的运动时间，如果自由玩耍强度不大，那就运动两个小时。对自闭症儿童来说，自由玩耍的收效可能不佳。如果有组织的运动是你的孩子投入身体活动的唯一方式，那你需要格外关注它。

- 最后，不要对自己太苛刻，即使不能达到理想状态，孩子做一些运动锻炼也总比不做好。你可以在下文中参考一些过来人父母的想法。

迎接运动挑战

对许多家庭来说，适应运动是一个真正的挑战，这取决于他们孩子的需要及能力、气候、所需费用和社区环境。夏季和冬季有必要进行不同的活动。有组织的学校或社区课后运动对很多家庭来说是可行的，但并不适合所有的家庭。下面是一些家庭找到的其他解决方案的例子：

- 周末，金去跑步，而她的儿子骑自行车，因为他喜欢骑自行车。

- 迈克尔和他的女儿一起报名练习合气道，这样他就可以支持她参与团体活动，并促进她社会交往能力的提升。

- 比尔让儿子的辅助教育师和儿子一起参加足球比赛，这样儿子就可以在球场上练习社交技巧和活动身体。

- 诺姆为患有自闭症的女儿和发育正常的儿子在操场上组织障碍赛，并用秒表计时。这种方法帮助她的女儿参与到这项活动中来，他们在达到自己创造的"世界纪录"时感到格外兴奋。
- 詹妮弗为她的女儿报名参加了非营利活动"奔跑的女孩"，并且发现这种锻炼有助于对抗药物的增重副作用。

睡眠

我们对于睡眠和自闭症之间关系的认识在逐渐加深。事实证明，许多自闭症儿童都有各种各样的睡眠问题。你可能并不感到惊讶：多年来，父母们都说他们患有自闭症的孩子存在严重的睡眠问题，但科学界和医疗机构对此反应迟钝。幸运的是，在过去的 10 年里，人们对自闭症儿童的睡眠问题有了相当多的关注，并开发出了解决这些问题的方案。实际上，改善睡眠可以促进孩子大脑的发育和自我调节能力的发展。科学可以告诉我们很多关于睡眠和大脑发育的信息，接下来，我们将解释这些发现对自闭症儿童有多么重要。

> 你和孩子可能都没有获得足够的睡眠。全国性的调查显示，70%的青少年和70%的成年人睡眠不足。

睡眠问题在儿童中很普遍，无论孩子是否患自闭症。在最近的一项美国全国性调查中，超过一半的父母报告他们的孩子有某种形式的睡眠问题，1/4 的父母报告他们的孩子没有足够的睡眠。正如下文将要描述的，睡眠问题儿童在自闭症儿童中所占的比重更大。基于睡眠问题的普遍性，自闭症和睡眠问题的共同出现只是两个常见问题的随机重叠。然而，这不仅是随机问题，其中也有因果关系。

在睡眠过程中，大脑会产生新的连接，储存记忆，修复细胞。一项名为"依赖睡眠的学习"的科学发现表明，人们在睡眠中开始学习。你可能经常听自闭症儿童的家长抱怨：孩子前一天似乎学到了一些东西，但转天又得从头学一遍。这是一个记忆巩固失败的例子。事实是，孩子如果不睡觉就不能学到东西。对于一个典型发育的儿童来说，很多事情都是很容易做到的，比如理解面部表情或者与人交谈，但是对于自闭症儿童来说，这些都需要额外的认知努力。这意味着如果你的孩子不睡觉，学习必要的社交技能对他来说就会更加困难。

睡眠对于压力管理、情绪调节以及注意力保持也是至关重要的。你的孩子管理社交关系、过滤感官刺激以及课堂参与的能力将受到睡眠时长和质量的显著影响。

> 睡眠是促进儿童大脑发育的首要途径。

在生命早期大脑发育的过程中，睡眠的作用是巨大的。婴儿利用睡眠归纳学习经验。他们的白天小睡在学习中起着至关重要的作用。最近的实验表明，学习新知识的婴儿如果在测试期间打过盹，他们就会记住这些知识，但如果他们一直保持清醒，就不能记住。学龄前儿童利用睡眠来记住他们白天学到的东西。儿童、青少年和成年人继续利用睡眠来巩固学习。近年来，在人类和其他动物身上进行的研究表明，儿童和成人在睡眠中学习的东西和在清醒时学习的东西一样多。与婴儿一样，在记忆测试前睡觉比不睡觉能让他们更好地记住新信息。使用磁共振成像进行的大脑成像研究检测到了一些显著的大脑激活模式：看到新信息时，一种特定的大脑模式会被激活，在睡眠时同样的模式会重演。这表明，睡眠期间，大脑会巩固和储存白天学到的知识。

现在的睡眠科学家认为，睡眠的必要性不仅仅在于对儿童的学习有帮助。事实上，最近的一些研究表明，睡眠多的儿童智商更高，注意力和自控力也更好。马克斯是一个有轻微语言障碍的10岁自闭症男孩，他经常来我（伯尼尔）的诊所，主要解决他的攻击行为。面临令人沮丧的事件，比如当他从喜欢的活动过渡到学校的任务时，或者在他的日常生活发生意外变化时，他的攻击性会发作。经过几周的行为治疗，马克斯的攻击行为发生率逐渐降了下来，从每天两次下降到大约每周两次。然而，几个星期后，马克斯的父亲又回到了诊所，因为他儿子的攻击性发作的频率又上升到了一天两次。虽然他的作息时间没有发生变化，但调查显示，马克斯的睡眠质量下降了。他虽然严格遵守常规作息，但是他要在床上躺将近一个小时才能睡着。经过仔细查看后，马克斯的父母发现这是因为一个遮光罩坏了，一盏街灯的光射了进来。马克斯的父亲把窗帘换掉，马克斯又能很快入睡了，他攻击性发作的频率也降低了。睡眠对马克斯的自制力有显著影响。

睡眠、基因和表观遗传

我们的昼夜节律，也就是大脑产生的近似于白天和夜晚长度的节律，受到许多因素的影响，基因也在其中起着一定的作用。动物模型告诉我们，有几种基因与昼夜节律和睡眠有关。这些"生物钟"基因有助于维持我们的昼夜节律，影响我们的睡眠 – 觉醒周期。一些研究表明，在自闭症患者中，生物钟基因的功能可能不同，而且突变率更高。然而，这一领域的研究才刚刚起步，所以睡眠和自闭症在基因层面的真正关系还有待确定。

到目前为止，睡眠调节像许多其他功能一样，不仅依赖于基因，而且依赖于表观遗传信号。例如，2015 年的一项研究观察了一对同卵双胞胎，其中一个偏好早睡，另一个偏好晚睡。研究发现，这对双胞胎在某些昼夜节律基因的表观遗传标记上存在差异，这意味着这些基因在大脑中的运作方式发生了变化。这对于自闭症的直接证据是有限的，但有一种有趣的旁证：与雷特综合征有关的一种基因也与昼夜节律有关，这种基因被称为MeCP2。当实验人员打断小鼠的睡眠 – 觉醒周期时，他们发现 MeCP2 基因的活动发生了变化。这表明，表观遗传学可以影响与自闭症等神经发育障碍相关的关键基因的功能。

一些睡眠问题可能源于早期经历，这些经历通过表观遗传变化破坏了大脑的生物钟设置。我们从大量的研究中得知，昼夜循环在婴儿大脑的关键区域引发了光敏反应，这是他们正常发育的一部分。表观遗传变化在他们的大脑中进行编码。如果孩子生命早期的表观遗传变化会影响孩子的睡眠方式，那么我们是否可以提供训练或其他经验来扭转孩子当前的睡眠问题？我们并不确定，但我们目前对表观遗传学的了解表明这是可能的。让我们来看看解决睡眠问题的最佳思路。

睡眠与自闭症

我们不需要研究报告来告诉我们一个人尽皆知的事实：如果没有良好的睡眠，我们就不能集中注意力。但科学还提供了一个重要的细节：即使在睡眠恢复正常后，注意力问题也会继续存在。经验告诉你，一个不眠之夜过后，你的自控力很快就会出现问题。当你过度疲劳时，你几乎无法很好地应对压力、处理情绪或集中注意力。当然，这也适用于孩子。简而言之，如果你的孩子没有得到足够的睡眠，他的注意力和行为就可能会出现混乱和失调。如果你的孩子患有自闭症呢？以下是一些关于睡眠和自闭症的事实：

- 睡眠是主动的，而不是被动的。它是大脑"布线"和学习的重要方式。患有自闭症的儿童通常在大脑发育上有延迟或缺失，也通常面临学习上的问题，所以对他们来说，恢复这些方面的功能是非常重要的。
- 睡眠不足会加重自闭症儿童已有的症状。为了更好地了解孩子面临的难题，我们需要确保孩子的睡眠质量。
- 自闭症群体中阻塞性睡眠呼吸暂停的患病率与一般人群相似。不宁腿综合征的发病率在自闭症中似乎稍高（然而很难评估）。这两种障碍相比其他导致自闭症儿童睡眠障碍的原因更为少见。然而，当对睡眠相关行为的管理被证明无效，且孩子仍然表现出没有得到充分休息的迹象时，你就应该考虑到这两种障碍。

- 患有自闭症的儿童经常会出现与睡眠相关的行为问题，从而妨碍他们获得充足的睡眠。

如果你的孩子没有得到足够的睡眠，或者没有足够高质量的睡眠，他就会出现注意力不集中、混乱无序、喜怒无常、发脾气、易怒和健康问题。更糟糕的是，你孩子的大脑将在他不喜欢的环境中生长。仅仅根据平均规律，美国有相当大比例的儿童（和成年人）没有得到足够的睡眠。我们的生活总是超负荷的。同样，许多孩子可能能够忍受这种情况而没有产生明显的不良反应。但是，如果你的孩子患有自闭症，你就没有多少允许自己犯错的余地。睡眠干预是一个只要采取一些行动就会有回报的方法。

孩子应该睡多久

你可能会问：发育中的孩子需要多长时间睡眠？美国国家睡眠基金会建议，0～2岁的婴幼儿每天要睡 12 小时以上。学龄前儿童需要睡 10～13 小时（平均 11 小时）。学龄儿童一般应该每晚睡 10 小时（一些指南建议睡 11 小时）。对大多数人来说，这意味着，如果你的孩子必须在早上 7 点起床上学，那么，他应该在晚上 9 点睡觉，8 点半开始准备睡觉，8 点之前关掉电视屏幕，停止刺激性的活动。青少年需要睡 9～10 小时，由于学校通常要求学生早上 8 点前到校，所以他们需要早睡。

> 充足的睡眠颇有益处，每晚睡个好觉十分重要。自闭症儿童需要与同龄人一样时长的睡眠，但自闭症儿童普遍存在睡眠障碍。

对青少年来说，这是非常困难的，因为他们的睡眠生物钟周期开启时间比成年人的要晚。他们生物钟的变化不是反常，而是青春期的正常发育过程。下页表给出了一些基于国家睡眠基金会（http://sleepfoundation.org）指南的睡眠时间表样本。

睡眠时间表

	目标范围	中位数	就寝时间	入睡时间	醒来时间
学龄前（3～5岁）	10～13h	11.5h	19:00	19:30	7:00
小学学龄（6～13岁）	9～11h	10h	20:30	21:00	7:00
青少年（14～17岁）	8～10h	9h	21:30	22:00	7:00
青年人（18岁＋）	7～9h	8h	22:30	23:00	7:00

睡眠与青少年

　　在青少年时期获得充足的睡眠是一个特殊的挑战，青少年仍然需要至少 9 小时的睡眠时间，可能 10 小时更好。然而，只有30%的青少年每晚能睡够 8 小时。这一问题的原因在于青少年的生物钟天然地相对滞后，他们不愿像成年人那样早睡。这是进化的结果。理想情况下，例如在周末和暑假里，青少年会熬夜和晚睡。这对于他们的发展来说是很自然的。如果你的孩子患有自闭症，他就陷入了一个特别困难的境地，因为自闭症儿童无法承受失眠的后果。睡眠对学习和自我调节极其重要，这意味着你的孩子（需要额外的努力在社交世界中学习那些对典型发育的青少年来说可能毫不费力的事情）如果没有足够的睡眠来应对社交世界，将会处于更难过的境地。2014 年，美国儿科学会发布了一份政策声明，建议初中和高中不应在上午 8 点半之前上课。然而，目前只有不到 20% 的学校遵循这一建议；全国学校的平均开始上课时间是早上 8 点，有些学校开始得更早。2015 年，要求变革的呼声越来越高。2015 年 11 月，《心理科学透视》（*Perspectives in Psychological Science*）杂志刊载了一篇对该问题的专家总结，建议尽可能推迟高中上课时间。一些城市正积极朝这个方向努力，一些州已将大部分学校的上课时间改为早上 8 点半或更晚。

　　对于青少年来说，晚上挣扎着入睡、早上挣扎着起床是正常的。但不幸的是，对于一些青少年来说，这种情况已经发展成了晚睡晚起的睡眠障碍——睡眠相位后移症（需要医生确诊）。根据美国睡眠医学会（American

Academy of Sleep Medicine）的说法，睡眠相位后移症的特征是：①难以入睡和难以觉醒；②白天嗜睡。

导致睡眠问题的原因

如果你知道孩子没有得到足够的睡眠，出现了睡眠不足的负面反应，你就需要弄清楚为什么会发生这种情况。对于自闭症儿童来说，睡眠问题可以分为两类：

1.**继发性睡眠问题，**比如睡眠时间问题。这里的关键是，自闭症会导致睡眠问题！常见于自闭症儿童的其他疾病也会导致失眠，并成为继发性睡眠问题。我们经常看到自闭症儿童有胃肠道问题，便秘和胃食管反流会造成入睡困难。患有自闭症的儿童癫痫发作率更高。有些癫痫会在睡眠期间频繁发作，或者会因睡眠不足而加重，这会影响孩子入睡或保持睡眠状态的能力。此外，高达40%的自闭症患者被诊断出患有焦虑症，焦虑症会导致过度觉醒，从而影响睡眠；一些抗焦虑药物也被证明对一些自闭症儿童有负面的效果，比如导致失眠。

2.**原发性睡眠问题，**如生物睡眠－唤醒周期问题或阻塞性睡眠呼吸暂停。这些睡眠问题可能会加重你孩子的自闭症症状，包括刻板的生活安排、刻板行为、社交互动障碍以及相关的行为表现，如注意力不集中、精力不足、易怒。当然，有些孩子兼具继发性和原发性睡眠问题。

研究人员有三种研究儿童睡眠的基本方法，它们被列在下页的方框中。你可以寻求专业人士的帮助，但如果你认为你的孩子有睡眠问题，我们的建议是从简单的事项开始，比如看看睡前习惯和睡眠卫生，从行为上解决问题。如果以下的干预措施对继发性睡眠问题没有帮助，那么就需要进行进一步的临床评估和治疗。

专家如何评估睡眠问题

- 一份简短的调查问卷（例如儿童睡眠习惯问卷）或一份睡眠日记。
- 戴在手腕或脚踝上的手表大小的小型运动传感器。它跟踪孩子夜间或 24 小时的活动，并提供关于孩子何时睡觉的粗略估计。
- 多导睡眠监测（Polysomnography）是一种在实验室里进行的夜间睡眠研究，电极被连接到孩子身上，电极可以直接监测睡眠质量（脑电波）、呼吸等指标。这项技术是"黄金标准"，但价格昂贵，而且只在特定情况下获准使用。
- 使用传感器和智能手机进行睡眠跟踪的其他方法，但它们在临床用途上还不是很可靠。鉴于屏幕蓝光对睡眠的影响，让儿童使用相关设备时要谨慎。我们稍后会讨论这个问题。

继发性睡眠问题：睡眠时间和睡眠卫生

了解孩子的理想睡眠时间是很容易的。但对于大多数父母来说，确定一个相对固定、有效的就寝时间是一个很大的挑战。如果你的孩子患有自闭症，他就可能会因为日程事项转换困难、难以自我调节或安顿下来而拒绝就寝。当你劳累了一天，想要安静的休息时，他可能因为无法入睡而大发雷霆。这令人非常沮丧。

以下是美国睡眠医学会确认的最常见的睡眠行为问题。虽然这些问题不是自闭症的诊断标准，但它们在自闭症儿童中更为常见。如果你的孩子患有自闭症，那你可能会对其中一些表现十分熟悉。

- 入睡是一个漫长的过程，需要特殊的条件。如果没有特殊的条件，孩子就需要很长时间才能入睡，或者有睡眠中断。研究表明，超过一半的自闭症儿童拒绝就寝，难以入睡。

- 让孩子做好入睡的心理准备是很困难、很费力的，也就是说，孩子不喜欢睡觉。
- 大约 50% 的自闭症儿童都会出现异睡症，例如梦游和噩梦。
- 孩子在夜间经常醒来，需要照料者的干预才能重新入睡，并且在早晨出现因为睡眠不足导致的问题，使新的一天的生活受到影响。
- 有限场景中出现的问题：
  - 孩子在开始或保持睡眠方面有困难。
  - 孩子拖延或拒绝上床睡觉。
  - 孩子在夜间醒来后拒绝回到床上。

预防或克服这类问题的第一道防线是建立基本的睡眠卫生，也就是养成让就寝和入睡更容易的行为习惯。让我们展开解释一下：

良好睡眠卫生习惯的核心是睡前要有时间让身体做好入睡的准备。这意味着在睡前至少 1 个小时内，你的孩子应该避免蓝光（电脑、电视等电子设备的屏幕）、大量进食和运动。这是时间限制。还有一条空间限制：床只能用来睡觉。（对于成年人来说，建议保持整个卧室只用于睡觉的功能，但对于大多数有孩子的家庭来说，这是不可能的，因为孩子的卧室经常兼作游戏室和自习室。因此，尽量让床只用于睡觉。）你可能知道，把电视放在卧室里可能会带来问题，特别是破坏睡眠卫生。

> 各种设备的屏幕蓝光会影响睡眠质量，睡前1小时应避免使用它们，尤其是手机。

手机或平板电脑是导致孩子睡眠问题的原因吗？

患有自闭症的孩子普遍喜欢电子游戏机、手机、电脑、平板电脑和电视。原因在于，刺激的频繁变化可能有助于保持大脑中的多巴胺活跃——多巴胺是大脑中的一种神经递质，与奖赏系统有关。不幸的是，这些设备会妨碍社交能力的发展，因为人们很难透过屏幕进行真正的交流。还有一个问题是，它们发出的蓝光会干扰睡眠。

过去几年的几项研究证实了许多临床医生长期以来的猜测：睡前使用手机、电脑或看电视的儿童和成年人睡眠质量更差。当日光变暗时，身体会自然地开始产生褪黑素，为睡眠做准备。我们现在知道，背光电子屏幕发出蓝光的波长会抑制褪黑素产生。研究人员对分小时采集的儿童和成人唾液样本进行了研究，证实当屏幕光线到达眼睛时，褪黑素会受到显著抑制。其他采用随机对照设计的研究证实，睡前 1 小时接触电子屏幕会导致失眠（更难入睡）、睡眠阶段（比如快速眼动期）的变化以及第二天的警觉性下降。

例如，波士顿的研究人员于 2015 年报告了一个惊人发现，该研究比较了睡前一小时阅读一本纸质书和使用电子阅读器或 iPad（或类似设备）的区别。那些使用电子阅读器的人更不容易犯困，入睡准备时间更长，昼夜节律时间更为滞后（包括褪黑素的变化和快速眼动睡眠的变化），第二天早上也不太清醒。这些被试都是年轻人。2015 年，另一个小组（同样在波士顿）调查了 2000 多名四年级和七年级学生，结果显示，睡在小屏幕旁边（包括睡在手机旁边）、晚上玩电脑游戏或者房间里有电视机的孩子睡得更少，且休息质量不佳。

解决睡眠问题的行为策略

上面列出的行为性睡眠问题可能发生在任何孩子身上，但似乎在自闭症儿童中更加普遍。其中一个原因可能在于过度觉醒和随之而来的入睡困难。自闭症儿童比他们的同龄人有更高的觉醒水平。从感觉敏感到焦虑和褪黑素的减少，这种高觉醒状态会产生一系列影响，使人难以入睡。褪黑素与睡眠 - 觉醒周期有关，最终以沮丧和对就寝的负面联想告终。一个关键的对策在于用积极的体验取代消极的体验，让孩子的睡前时间成为一段真正有价值的经历。考虑到活动转换是自闭症儿童面临的难题，建立常规是解决睡前压力（和觉醒）的完美良药。

最近一项对 8 篇不同综述中的 30 种干预试验的分析表明，没有一种方法能有效地解决自闭症儿童的所有睡眠问题。然而，与其他干预措施相比，行为干预、家长教育项目干预和补充褪黑素似乎是改善多种睡眠问题的最有效措施（更多关于褪黑素的信息见后文）。多样化的睡眠问题（入睡困难、睡眠维持困难、夜醒等）让干预变得十分棘手。

大多数专家认为，睡眠问题应该首先通过改善睡眠卫生来解决。如果问题持续存在，那么应该考虑使用褪黑素。在对自闭症患者的试验中，褪黑素在加快入睡、增加睡眠时间和减少抗拒就寝方面表现出了最强的效果。行为干预似乎对减少清晨醒来和依赖父母入睡最为有效。家长教育项目在减少夜醒和增加自我安定方面是最有效的。在所有情况下，医生都应该考虑是否有任何可能导致睡眠问题的医疗问题，如睡眠呼吸暂停、胃肠道问题或癫痫。

实施一个新的睡眠时间表并不容易，你可能需要一个精心设计的、可以贯彻始终的行为管理计划来运作它。与此相关的知识，请参阅下面的操作步骤，但请注意，你可能需要一位专业人士来指导你设置行为程序和排除"故障"。好消息是，专家咨询不必非常密集。最近的一项研究发现，只要父母接受两次关于行为睡眠计划的专家指导，孩子的睡眠状况就会得到改善。

面对行为性睡眠问题

行为性睡眠困难通常无法自行消失。如果持续很长一段时间，它们就很有可能变得根深蒂固。专业的心理咨询师可以帮助你在许多可采用的正规行为培训计划中进行选择，其中包括：

- 在睡前养成良好的习惯。
- 使用一种叫作"戒断"的行为技术来减少睡前要求。

你可以与受过行为医学训练的心理学家或咨询师合作，建立一个简单的干预方案。你可以试着按照后文中的"建立良好睡眠卫生习惯的行动步骤"建立自己的计划，如果这还不能改善情况，那就寻求专业的指导。

 你应该让患有自闭症的孩子尝试使用褪黑素吗？

- **褪黑素是什么？** 褪黑素是一种调节每日昼夜节律的激素。天黑时，身体会分泌更多的褪黑素来帮助我们入睡，而天亮时褪黑素会分泌得更少。褪黑素被广泛用于帮助失眠的成年人。它是一种激素，因此即使它是非处方产品，副作用风险也是真实存在的。

- **指导。** 只有在医疗监控和行为计划失败后，你才能让孩子使用褪黑素。根据 2014 年一项专家共识会议的记录，适当剂量的褪黑素可以安全有效地帮助儿童入睡（缩短睡眠潜伏期），延长睡眠时间。褪黑素代谢方式的基因变异使一些人服用低剂量时会获得更好的效果。需要注意的是，许多非处方的药片质量很差，而且提供的剂量对儿童来说可能过高了。

- **它对自闭症有效吗？** 据观察和推测，异常的褪黑素水平在自闭症患者的睡眠问题中发挥了作用。现有文献依然受限于样本量小和证据不确凿，但无论如何，人们已经进行了许多关于褪黑素的干预试验。研究结果显示，褪黑素似乎能有效地缩短入睡时间，但它在减少夜醒和解决其他睡眠干扰问题方面的功效时好时坏。

- **风险。** 长期服用褪黑素补充剂是否会对发育中儿童的内分泌系统造成损害，我们对此还不清楚。它们对婴儿（他们的身体还在学习如何调整睡眠和褪黑素以适应当地的光照周期）和青少年（他们的身体在适应迅速变化的激素水平）发育的影响尤其值得注意。

- **副作用。** 副作用虽然不常见，但通常包括夜醒、早起头昏脑涨（昏昏欲睡、头痛、情绪低落）、白天倦怠、晚上或白天出汗过多、尿床。

- **底线。**褪黑素可以帮助你的孩子恢复正常的睡眠周期，特别是在他被诊断为睡眠相位后移症、行为调整也不起作用时。但是糟糕的睡眠卫生、抑郁或健康问题也可能被误认作睡眠相位后移症，所以要改善睡眠卫生，并且先去找儿科医生做个健康检查。因为褪黑素是一种激素，它与发育中儿童的正常激素变化之间的相互作用还不是很清楚，所以请多与医生合作。

☀ 建立良好睡眠卫生习惯的行动步骤

☞ 基本要素

- 不要把电视机放在卧室里。
- 睡前至少 1 小时关闭和移除蓝光（包括手机在内的所有屏幕）；不要在床上使用手机。
- 睡前不要吃太多。
- 卧室，至少是床，只能用来睡觉；在其他地方学习。
- 睡前至少 1 小时不剧烈运动；保持冷静和平和。
- 养成睡前 30 ～ 45 分钟做固定事情的习惯。
- 在习惯养成阶段督促孩子要坚持；如果有必要可以重新制定目标。
- 用一项孩子喜欢的、积极的例行活动来结束孩子的一天（例如一个故事、一首歌或者你们一起说的简单短语）。
- 说完"晚安"，然后让孩子独自躺在床上渐渐入睡（别让他认为需要你在场才能睡着）。

☞ 秘诀技巧

- 如果你的孩子叫你回来或者要离开房间，那就在尽量减少接触的前提下重新引导他睡觉。

- 保持完全的一致性：每天晚上遵循例行安排。

- 保持积极态度：最好的奖励是表扬和关爱。

- 如果有必要的话，可以使用积分或代币奖励法来激励孩子遵守惯例。这个方法可能更适合青少年，而且对于容易被物质奖励激励的孩子来说可能是最有效的。

- 为了帮助孩子锁定目标，可以把日程表写下来。

- 如果需要的话，咨询师可以帮助你创建一个更有效、更正式的行为计划。

原发性睡眠问题和自闭症

要解决睡眠行为方面的问题，除了要有一个好的睡眠时间表和良好的睡眠卫生习惯，睡眠本身必须是高质量的。不良的睡眠习惯，如睡前看电视，会导致失眠和睡眠质量变差。然而，失眠或睡眠质量差也可能是由与某种疾病相关的原发性睡眠障碍引起的。如果行为干预不起作用，或者你的孩子身上出现下面提到的警告信号，那就应该请睡眠专家进行会诊。

最近的一项研究强调，虽然大多数自闭症儿童都有行为性睡眠问题——这已经被诸如运动监测和多导睡眠监测等客观测量方法证实，但一些孩子确实存在原发性睡眠障碍。常见的原发性睡眠障碍包括阻塞性睡眠呼吸暂停和周期性肢体运动。阻塞性呼吸暂停更可能发生在超重的人身上。患有不宁腿综合征的儿童经常出现周期性肢体运动；缺铁会导致不宁腿综合征和周期性肢体运动。对于偏食的自闭症儿童来说，缺铁可能是一种致病因素。对于个别孩子来说，确定原发性睡眠问题的唯一方法是多导睡眠监测。

原发性睡眠障碍的警告信号

警告信号不是诊断性的，但可以帮助你决定你的孩子是否需要专业的睡眠评估。你需要注意孩子身上的这些迹象：

- 即使没有生病也经常打鼾。
- 即使天气很冷，也经常蹬掉被子。
- 睡觉时半个身子垂在床外（暗示睡眠中有很多不安分的动作）。
- 不止一两次的梦游或夜惊（尖叫着醒来）。
- 即使有足够的睡眠，也很难醒来或抗拒起床。

记住，健康的生活方式都是协同起作用的。它有助于所有的孩子，有助于身心健康。如果你的孩子患有自闭症，改善运动和睡眠就是非常有必要的选择。你决定采取的每一个行动步骤，对其他步骤的效果都可能产生带动作用。运动和睡眠是一个良性循环，会相互促进。当你阅读关于食物和自闭症关系的下一章时，请记住，良好的饮食也能为运动提供能量。在你读这本书的时候，想想什么对你的孩子最有帮助，以及什么对你的家庭最实用。本书的最后一章会给你一个机会来回顾所有这些想法，并选择对你的孩子有用的科学合理的工具。

无论你的孩子是否患有自闭症，养成良好的睡眠习惯并将运动融入日常生活中，对每个人来说都是重要的生活技能。越来越多的科学研究以及日常经验告诉我们，当我们定期运动并得到充分休息时，可以更轻松地应对挑战，更轻松地与他人相处，更有效地学习，情绪也更加稳定。尽管培养这些技能对患有自闭症的孩子来说可能更具挑战性，但努力学习运动和睡眠的基础技能，将对孩子产生终身的影响。

要点复习

- 屏幕蓝光会干扰睡眠。限制屏幕接触时间有助于睡眠，并为自由玩耍和运动腾出更多时间。

- 首先尝试从行为上改善孩子的睡眠卫生，这可能会对孩子有很大帮助。美国国家睡眠基金会网站提供了很好的自助资源。
- 如果你很难改善孩子的一些睡前行为问题，或怀疑孩子有睡眠障碍，请寻求专业评估。

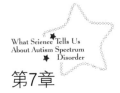

第7章

自闭症儿童的胃肠道问题与进食问题

1943 年，精神病学家利奥·坎纳发表了一篇关于自闭症的开创性论文，其中提到，许多自闭症儿童拒绝进食，甚至早在生命初期就开始出现呕吐或进食困难问题。坎纳称，这些孩子是出于焦虑而拒绝进食，试图"将外部世界拒之门外"，但这种解释经不起科学的检验。在过去的 70 多年里，科学家们努力探索自闭症患者的进食障碍问题，并对自闭症与饮食问题之间的关系有了一些突破性的认识。

首先，系统性研究的结论与家长的报告一致：自闭症儿童确实比其他孩子更容易出现胃肠道（GI）问题。根据 2018 年发表的数据和综述研究，自闭症儿童出现胃肠道问题的比例是普通孩子的 4 倍，最常见的症状是便秘、腹泻和腹痛；他们的其他胃肠道问题，如胃食管反流，则与普通孩子差异不大。

越来越多的证据表明，胃肠道问题会影响儿童的行为表现。胃肠道不适的孩子更容易情绪烦躁，出现睡眠障碍，或表现出更多的行为问题。可以预见，这种困难对于语言发育不完善的孩子来说更具挑战性，因为他们无法清楚地表达身体不适。有智力障碍或发育迟缓的儿童在面对这些症状时，也可能体验到更多的焦虑或困惑。下一页的方框中指明了一些可能反映胃肠道不适的常见症状和体征。有趣的是，近期研究发现，自闭症的相关基因同时参与了中枢神经系统（大脑）和肠道神经系统的发育进程。这与最新的认识相吻合，即肠道和大脑之间的联系比之前认为的所谓"肠–脑轴"更为紧密。中枢神经系统和肠道神经系统共享某些化学物质和传递路径，比如与自闭症有关的神经递质5–羟色胺；此外，两者也有多种可以直接交流的路径。

自闭症患者的进食问题

自闭症儿童存在进食问题的概率是普通儿童的5倍。进食问题有可能阻碍儿童获得必需的营养，影响其发育，这种状况特别令人担忧。然而，有趣的是，一项针对881名儿童的研究数据显示，进食问题虽然在自闭症儿童中更为普遍，但并没有发现明显落后的发育水平或能量（碳水化合物和脂肪）摄入的异常。自闭症儿童的特定缺陷（特别是钙和蛋白质的摄入量不足）可能会对健康产生负面影响，但关于这个问题的整体认识还没有形成，因为与其他健康问题相比，进食问题的研究依然很有限。这可能是因为，如果是饮食导致儿童发育落后或成长质量下降，那问题就变得十分敏感了：这有可能引发对国家健康指标的重新评估。

> 与同龄人相比，自闭症儿童更容易挑食，但是他们似乎并没有因为摄入碳水化合物和脂肪过少而出现发育问题。

如果你的孩子有进食问题，你就可能需要和儿科医生一起讨论应对之策，这一点很重要。导致进食问题的原因有很多，包括咀嚼和吞咽困难，以及对不同口感食物的敏感性。有时，孩子可能会因为噎住或肠胃不适的过往经历而对特定食物产生恐惧感。言语语言治疗师、作业治疗师和心理学家通常都可以为有进食问题的自闭症儿童提供治疗服务。由于导致进食问题的原因因人而异，因此，治疗方案是个性化的，有些针对增加饮食的多样性，有些提供吞咽训练课程，等等。这些治疗项目通常都很有帮助。

自闭症儿童胃肠道问题和症状检核表

即使是正常发育的孩子，孩子和父母也很少就孩子所体验到的疼痛或不适程度达成一致。孩子报告自己胃肠道疼痛的状况通常比父母报告的要严重得多。研究表明，如果一个孩子年龄偏小，尚不能用语言来描述症状，这种差异就会更大。因此，对父母来说，学习观察孩子是否有肠胃疼痛和不适的迹象是很重要的。一份于2010年发表在美国儿科学会《儿科杂志》（*Pediatrics*）上的共识报告列出了以下重要的胃肠道不适症状。

声音线索

- 经常清喉咙、吞咽口水
- 叹气、呜咽、啼哭、呻吟、尖叫
- 无缘无故地哭泣
- 出现关于疼痛或胃肠相关的刻板语言（例如，孩子在回答父母问题时会说："你肚子疼吗？"）
- 直接用语言表达胃肠的疼痛

动作线索

- 做鬼脸
- 磨牙
- 面部抽搐
- 进食不规律，不停地吃零食
- 咀嚼行为：咀嚼衣服（如衬衫袖口、衬衫领子）

- 压腹（如将腹部靠在家具上、用手按压腹部、揉腹部）
- 手抓喉咙
- 其他异常的动作（如猛推下颚、扭脖子、拱背、上肢动作怪异、旋转或扭曲身体、畏缩、腹部区域对触摸反应敏感）
- 情绪激动（如踱步、上下跳跃）
- 无法解释的刻板行为
- 自伤行为：咬自己、抽打自己面部、撞头、不明原因的自伤行为增多
- 攻击：攻击行为增多

其他线索
- 睡眠障碍：难以入睡、难以保持睡眠状态
- 应激行为增多
- 非典型对抗情境下的对抗行为增多

　　虽然胃肠道问题不是导致这些症状的唯一原因，但它可能是一个重要的原因。如果你在孩子身上发现了上述线索，并怀疑孩子有胃肠道问题，那就需要立刻去找医生为孩子做全面的检查。胃肠道问题是可以治疗的，如何治疗自闭症儿童胃肠道问题的相关指南也已经出版面世。

特殊饮食是否有用

　　尽管自闭症儿童的进食障碍和胃肠道问题之间存在明确的相关性，但特殊饮食对大多数自闭症儿童的意义还不十分明确。最常见的特殊饮食疗法是限制饮食，比如限制谷蛋白（存在于小麦中）或酪蛋白（存在于乳制品中）。到目前为止，对这些疗法的研究结果还不能令人信服，稍后我们将对此进行更详细的讨论。目前的研究正在调查其他补充剂（如益生元和

益生菌）的效用。虽然一些初步的研究很有前景，但这些研究发现还没有得到充分的验证，不足以激发人们的信心。

这种情况在未来几年可能会得到改善，但进行饮食临床试验挑战巨大，故而相关研究进展缓慢。自闭症个体之间存在病因差异（见第 3 章），这一事实也限制了单一的饮食干预对所有人都有效的可能性。直到最近，关于肠－脑轴如何导致自闭症的证据才陆续出现。鉴于食物和饮食会影响人的感受、情绪、行为以及肠道健康，饮食干预的确可以帮助减少个体的挑战性行为，增加亲社会沟通行为。这是一个有待进一步研究的领域，我们将在这一章中尽可能提供一些指导方针。

营养对大脑发育的重要性

如第 3 章所述，儿童的发展受到基因和环境的影响，适当的营养对所有儿童的发展都是至关重要的。如果你的孩子患有自闭症，营养就更加重要了。所以，在饮食方面，你要为你的孩子做好充分的准备。

在当今时代，"充分的准备"意味着什么？应该吃什么食物，应该避免哪种食物，或者脂肪或碳水化合物的合理摄入量——要从媒体上获取这些信息并不容易，因为它们似乎每天都在发生变化。但有一些关键点可以为我们提供指导。

第一，在发达国家，许多人要么营养过剩，要么从食物中获取了太多的"空热量"，实际上身体处于营养不良的状态。第二，我们在食物加工过程中经常添加非食品化学成分（通常是为了保鲜或提味）。有了添加剂，我们可以很方便地将可口的食品完好无损地运输到世界各地。但是，添加剂也可能让我们付出高昂的健康代价。第三，也是相对积极的一点，补充营养是改善健康和行为的一条重要途径，而且非常安全，值得一试。同样，你可以通过饮食干预来保护孩子的大脑和身体健康（预防与饮食有关的疾病，如肥胖症和糖尿病）。虽然饮食干预不能有效地减轻所有自闭症儿童的症状，但它至少对一部分儿童是有益的。对所有儿童来说，它可以为大脑的健康发育和功能发展奠定基础。

食物和大脑：科学研究新发现

我们早就知道胃肠道系统和大脑之间存在一定的关系。几十年来，众所周知的一个例子是一种名为苯丙酮尿症的先天性代谢障碍。这是一种罕见的遗传性疾病，主要表现为身体无法代谢苯丙氨酸——许多食物中常见的一种氨基酸。随着时间的推移，饮食中接触到的苯丙氨酸在体内不断蓄积，进而影响大脑功能。这个例子与自闭症也有关联，因为患有苯丙酮尿症的儿童在确诊之前也会被诊断为自闭症和智力障碍。但是，当饮食中去除苯丙氨酸之后，氨基酸就不会在大脑中堆积，孩子就不会发展成智力障碍。基于这一观察，从 20 世纪 60 年代开始，医院开始通过简单的足跟采血对所有新生儿进行苯丙酮尿症筛查，以便筛查结果为阳性的新生儿，从一出生就可以对其进行饮食干预。

过去 5 年中的研究十分有成效，我们有了科学证据来证明饮食对人的显著影响：

- 食品添加剂、食物过敏原和食物营养素，特别是脂肪比例，广泛地影响着典型发育儿童的注意力、气质和行为。
- 母亲的产前饮食影响儿童后天的气质和大脑发育。
- 改变饮食和增加欧米伽 -3 脂肪酸补充剂，有时可以改善典型发育儿童或多动症儿童的表现，后者有时也伴随某些自闭症症状，比如冲动、注意力不集中或情绪失调。

食物如何作用于大脑：肠 - 脑轴

人们对微生物群（人体中的微生物）及其可以通过肠 - 脑轴与大脑双向交流的发现，激发了人们对食物与大脑功能关系的兴趣。现在已知，肠道和大脑之间至少有四条主要的神经和内分泌通路。这些通路包含大脑化学物质，也就是神经递质。这意味着，所谓的大脑化学物质也存在于肠道中，通过肠－脑轴，身体向大脑发出的信号与肠道微生物群（包括永久生活在肠道中的微生物群落）相互作用。这些微生物有很多种，益生菌就是其一。健康食品爱好者狂热追捧益生菌补充剂，这并非没有科学依据。

科学家们正在研究人类微生物群，以了解其在健康和发育中的作用。这些微生物遍布我们全身，但大多数存在于消化道中。最近一项惊人的发现是，人体含有的细菌 DNA 比人体自身的 DNA 多得多，这意味着我们身体中的细菌比细胞还要多！（身体中也有很多无害的病毒，但我们目前更了解细菌，所以我们把细菌作为重点。）

这些有益菌覆盖全身，促进人体健康生长。几百万年来，细菌和人体共同进化成为一种共生的有机体。如果没有细菌，我们就不会存在。如果没有我们，细菌也无法以现在的形式生存。我们彼此需要。细菌帮助我们消化食物，向身体其他部位发送信号，指挥能量分配。

肠道和大脑通过特定的神经通路相互交流，这些神经通路包括迷走神经系统、肠道神经系统、内分泌系统（与应激反应和其他功能有关）和免疫系统。所以，身体系统某一部分的中断会影响系统其他部分的功能。打个比方，肠道中引发的炎症可以传播到大脑，影响大脑功能，进而会影响情绪、注意力和行为。

关于肠道与大脑、行为的相关性，最令人信服的研究出现在过去 10 年的动物实验中，这些实验主要通过动物行为来模拟人类的焦虑情绪。尽管微生物群是当前的热门话题，作用可能会被夸大，但它能帮助我们认识到饮食和营养对大脑健康是多么重要。

> 经由肠－脑轴，肠道中的炎症反应可以导致情绪、行为和注意力的失调。

值得注意的是，大脑的生长和健康并不仅仅依赖于微生物群。大脑活动还非常依赖碳水化合物、蛋白质（氨基酸）和脂肪等宏量营养素，尤其是被称为欧米伽 -3 的长链脂肪酸。

维生素和微量矿物质（如铁、锌和钙）这两类微量营养素对神经传输和大脑健康也至关重要。

孕期和儿童早期饮食：如何通过食物降低自闭症风险

饮食可以直接影响大脑的生长。无论是在母亲孕期还是儿童发育早期，营养物质都会通过引发表观遗传变化来改变发育过程。这些变化会引导涉及学习、记忆、运动和社会性发展的脑回路的生长。然而，饮食导致的表观遗传变化与自闭症之间的直接联系仍在研究中，有时还存在争议。这个领域仍有许多问题需要回答，比如：

- 母亲孕期饮食对孩子患自闭症的风险影响有多大？可以通过饮食来预防其他自闭症风险因素吗？
- 母亲受孕前父亲的饮食状况会有影响吗？
- 通过改变表观遗传增加自闭症患病风险的直接原因，是不良的饮食习惯，还是与某些饮食习惯普遍相关的其他因素？
- 孕妇可以采取哪些饮食措施来避免由自闭症带来的共病问题以及其他健康风险？
- 儿童早期的饮食能补救产前饮食（或其他）风险，并减轻自闭症症状吗？

孕期肥胖

母亲的饮食以及新陈代谢水平是否对孩子罹患自闭症有影响？最好的证据来自对母亲孕期肥胖问题的研究。肥胖问题在当代社会十分普遍，当然，这不仅仅是由饮食造成的，但大多数专家认为，不健康的饮食是导致肥胖人数增加的一个重要原因。孕期肥胖是一个更为棘手的话题，许多女性因孕期体重问题而倍感羞耻，甚至遭受指责。我们不想再次强化这种感受。许多有超重和肥胖问题的妇女生下了健康的宝宝。但是，我们想让大家警惕这种风险，因为这有助于预防自闭症。孕期肥胖的确会增加儿童罹患多种健康问题（包括肥胖症、心脏病、哮喘、精神障碍以及自闭症在内的神经发育障碍）的风险。最近的研究数据显示，与体重正常的母亲相比，孕期肥胖的母亲所生孩子罹患自闭症的风险会提高 1.5 倍。

仔细监控孕期的体重增长可以降低一定的风险。其他研究表明，与平时相比，肥胖妇女在怀孕期间的体重增加导致孩子患自闭症的风险更大了。科学研究还告诉我们，由不健康的饮食习惯导致的孕前肥胖，更有可能在孕期这样的高压力时期里继续保持，而这意味着幼儿罹患自闭症等疾病的风险会进一步提升。

需要补充说明的是，这些研究只是表明了孕期饮食与自闭症及其他健康问题的相关性，只是相关，不一定是直接因果关系。例如，压力较大或有经济困难的妇女也许更容易肥胖，也更有可能生下伴有行为问题的孩子。因此，我们不得不考虑到，虽然母亲的肥胖增加了孩子患自闭症的风险，但她所遭受的压力可能才是关键。事实上，大多数肥胖的母亲不会生出患有自闭症的孩子。然而，涉及饮食和肥胖的代谢因素似乎以某种方式与其他因素结合在一起，增加了孩子患自闭症的概率。

动物研究可以为我们提供一些思路来阐明这两者之间的因果关系。在动物研究中，科学家通过给动物喂食高脂肪食物（也就是典型的美国食物）来诱导它们肥胖，结果表明，当这些动物怀孕时，其后代的大脑发育会受到一系列影响。这些症状包括对焦虑、抑郁、冲动行为的易感性增加，出现更严重的注意力缺陷，身体健康状况恶化。强有力的证据表明，这些影响与表观遗传变化有关——表观遗传变化会影响神经递质，比如与注意力和情绪有关的 5- 羟色胺，它与许多疾病有关，自闭症就是其中之一。

遗憾的是，我们对父系饮食及身体肥胖之于孩子患自闭症风险的作用所知甚少，但基于现有的关于压力和化学物质接触对父系健康影响的动物研究文献，我们怀疑父亲健康状况对孩子的行为结果同样有影响。最近的一项大型研究表明，父亲的肥胖确实会增加后代患自闭症的风险，而且影响可能比母亲肥胖更大。请继续关注该话题的研究进展。

营养与大脑发育

某些微量和宏量营养素对大脑发育有重要作用，也会影响罹患自闭症的风险。微量营养素（如锌、叶酸、维生素 B_{12}、维生素 A、铁）和宏量营养素（如欧米伽 –3 脂肪酸）能够在母亲孕期影响婴儿的大脑发育。例如第 3 章中提到，如果母亲在怀孕期间服用叶酸补充剂，孩子患自闭症的风险似乎会降低。但是，最近的研究提醒我们：叶酸补充过量反而会增加孩子患自闭症的风险。此外，能否预防自闭症可能还要取决于你和孩子的特定基因型或代谢模式。尽管如此，在怀孕期间遵循补充叶酸的医学指南是很重要的，因为它有助于预防脊柱裂这样严重的问题。

摄入健康饮食

准备要孩子的妈妈们会感到压力巨大，她们本能地想要保护未出生的孩子，使他们免受伤害，并试图控制有时超出她们能力范围的事情。她们有时会对自己无能为力的事情，比如她们的压力水平、体重和其他因素感到羞愧或内疚。然而，好消息是，即使存在风险因素或遗传易感性，孕妇也可以采取一些力所能及的办法保护孩子。更好的消息是，这些保护性饮食因素中的大多数已经被大众知晓，产科医生也会将其推荐给所有怀孕的妇女。以下是一些重点因素和关键行动步骤。

增加欧米伽 –3 脂肪酸

最近一项针对猴子的研究表明，如果怀孕母猴吃典型的美国高脂肪食物，其子女的身体健康状况就会很差，脾气也暴躁。这些影响与胎盘以及幼猴大脑中的表观遗传变化有关。同时，如果这些母猴被喂食了足够剂量的欧米伽 –3 脂肪酸，她们的子女就可以免受饮食的有害影响。这些实验将动物随机分配到不同的环境中，因此可以排除简单的行为遗传效应。在啮齿类动物身上进行的类似研究也证实了这些结论，母亲在怀孕期间摄入足够多的好脂肪（如欧米伽–3脂肪酸），可以避免典型的高脂肪饮食或母亲孕前超重对后代的表观遗传和健康的负面影响。我们还需要进一步的研究来支持这些发现——它们可以提供一个解决美国高脂肪饮食问题的行动计划。

减少摄入饱和脂肪酸和反式脂肪酸

当然，除了增加摄入欧米伽–3脂肪酸，更好的方法是减少有害脂肪的摄入。这些脂肪往往会导致肥胖和其他健康问题。我们所有人都应该注意减少摄入。

服用孕期维生素

产科医生通常提供给准妈妈们的第一条建议：服用孕期维生素。正如我们在前文中提到的，这些维生素中所含的叶酸对于大脑发育是非常重要的，但要避免过度摄入。

> 孕期维生素对大脑发育有着十分积极的影响，它们被视为"脑黄金"。

儿童早期的饮食习惯

如果你在怀孕期间超重，或认为自己摄入了太多的高脂肪食物，现在开始纠正还为时不晚。对所有父母来说，最主要的挑战就是为我们的孩子寻找健康的食物。学校的午餐往往是含有大量糖分或添加剂的加工食品。在各大超市或商店里，价格较低的食物往往也是最过度加工、最不健康的食物。新鲜的和有机的食品没有添加剂或农药残留，但价格更贵。面对这个问题，除了谨慎小心，我们真的没有更好的办法。大多数卫生组织建议采取两项措施：

坚持母乳喂养

母亲产后保护孩子最安全、最简单的方法是坚持母乳喂养。虽然不是所有的女性都能做到这一点，但这十分必要。（如果你在母乳喂养方面有困难，医生有时会给出一些具体的应对方法。）母乳喂养的建议标准是至少6个月。美国儿科学会建议进行 12 个月的母乳喂养（在 6 个月后可以添加辅食，作为母乳的补充，而不是替代）。截至目前，少量的研究证据表明，母乳喂养可以降低孩子罹患自闭症或出现自闭症症状的风险。但我们不知道这两者之间是否存在直接的因果关系，有些文献则表明两者之间没有关系。然而，来自世界卫生组织（WHO，简称为世卫组织）的研究表明，母乳喂养的婴儿比配方奶喂养的婴儿体重增加更和缓，身体也更加健康。世卫组织鼓励持续母乳喂养婴儿至 24 个月大。所以，总的来说，母乳喂养对婴儿是有益的，而且可以在一定程度上保护孩子免受自闭症的侵害。

补充欧米伽 -3 脂肪酸

在孩子的饮食中补充欧米伽 -3 脂肪酸，可以部分克服产前饮食带来的负面表观遗传影响。欧米伽 -3 脂肪酸对大脑健康和处理表观遗传变化都有重要意义。但我们必须注意的是，只有非常有限的证据表明它对预防或减少自闭症症状有特定的影响。对随机临床试验的系统综述显示，补充欧米伽 -3 脂肪酸作为一种生物疗法，对自闭症的干预是无效的。由于文献有限，更大规模的研究或许能在未来推翻这一初步结论。目前看来，补充欧米伽 -3 脂肪酸总体上是有益处的。母乳给婴儿提供了大量的欧米伽 -3 脂肪酸，与相关补充剂有关的不良影响似乎也微乎其微。

安全、有效的孕期和儿童生命早期的饮食策略

☞ **如果你已经怀孕或计划怀孕：**

- 尽量把体重控制在医生建议的合理范围内。
- 通过日常饮食或补充剂增加欧米伽 -3 脂肪酸的摄入量，服用产前维生素，减少摄入饱和脂肪和反式脂肪（在医生的监督下）。

☞ **如果你认为你的婴儿患自闭症的风险很高：**

• 考虑在婴儿出生后的 12 个月内用母乳喂养。

• 增加摄入欧米伽 −3 脂肪酸。

自闭症儿童的饮食干预

人的大脑发育一直持续到成年初期，给孩子补给营养永远不晚。虽然只有有限的证据表明这样做可以直接改善自闭症的症状，但你也可以使用一些常识性的方法，让孩子从这些确实有效的治疗和干预中受益。如果你的孩子被诊断为自闭症，或者表现出一些症状，请谨慎地检查他的饮食，以确保食物是健康有益的。

当然，这是一件具有挑战性的工作。因为你将面临多种干预措施的选择，有些没有很好的证据支持，有些有证据支持但存在副作用，有些被证明效果很差甚至存在危险。你可能会遇到的干预方案包括：

• 欧米伽 −3 脂肪酸补充剂

• 营养素或维生素补充剂（如锌或维生素 B_{12}）

• 无谷蛋白、无酪蛋白（GFCF）饮食

• 其他限制性饮食或排除饮食法（如生酮饮食）

• 避免使用特定的添加剂（如食用色素或糖）

饮食干预治疗自闭症的科学文献仍在不断涌现，但在本书撰写之时，大多数研究还未能证明改变饮食对自闭症症状改善有积极的影响。其中的缘由可能包括研究设计不合理，或者自闭症个体间差异较大，很难找到一种对所有自闭症儿童都奏效的干预措施。然而，请注意，这并不排除某些自闭症患者会从某种干预中受益的可能性。

一篇综述回顾了 2010 ～ 2016 年对诊断为自闭症的儿童进行营养和饮食干预的相关研究，干预措施包括欧米伽 −3 脂肪酸补充剂、GFCF 饮食、消化酶（蛋白水解酶补充剂、消化酶补充剂）和甲基 B_{12} 补充剂。这篇综述得出的结论与之前一篇基于 2000 ～ 2010 年所有研究的综述得出的结论相同。迄今为止，没有证据表明营养补充剂或 GFCF 饮食能改善自闭症症状或胃肠道不适。2017 年发表的一篇只关注补充剂的随机对照试验综述也得出了同样的结论。然而，还需要我们注意的是，这些饮食和营养干预措施很少产生不良影响。

父母应该怎么做

我们遵从常识：如果孩子超重，摄入没有任何营养的热量，或者没有获得足够的营养，他就会变得疲惫不堪、无精打采、缺乏动力，不愿意做任何有挑战性的工作。你可能在自己的孩子或其他人身上看到过这种情况。如果你的孩子摄入太多充满添加剂和各种形式糖分的垃圾食品，他的精力和情绪就容易变得不稳定。这些影响反过来就会使自我调节变得困难。所以，第一步是保持健康均衡的饮食习惯。但说起来容易做起来难，尤其是面临孩子挑食时——比如只喜欢白色食物，或只喜欢松脆的食物，或只喜欢没有特殊气味的食物。（我们将在本章后面讨论这个问题。）

除了这个基础的饮食处方外，我们还遵循第 6 章提到的原则：如果一种饮食干预方案是有意义的、安全的，那么即便没有明确的风险测评，我们也可以接受它。让我们具体看一下上面列出的常见的干预措施。

- **欧米伽 -3 脂肪酸：迄今为止的试验研究表明，欧米伽 -3 脂肪酸对自闭症症状的改善没有明显效果，但相对安全、容易，而且有助于解决注意力不集中或情绪低落等问题。** 它存在于大多数种类的鱼、鸡蛋、橄榄油、鳄梨等食物中。在以往的进化历程中，人类的饮食中包含了更多的欧米伽 -3 脂肪酸食物，因此血液中不同脂肪的比例（欧米伽 -3，欧米伽 -6 等）与今天的我们有很大不同。在过去的一百年里，至少在西方，人们的饮食习惯已经开始转变，更加注意摄入含有欧米

伽 –3 脂肪酸的食物。我们可以从中选择孩子爱吃的食物，增加到孩子的日常食谱当中。虽然并没有文献证实摄入欧米伽 –3 脂肪酸可以改善自闭症症状，但是鉴于它对大脑发育的重要影响，我们依然认为它是有意义的，因为它可以帮助儿童减少药物的摄入，同时，对于干预的反应更加积极有效。对儿童来说，补充欧米伽 –3 脂肪酸的风险可能在于鱼油片也许会引起胃部不适、头痛、失眠、暂时性腹泻或某些脂肪的血液指数升高。一项试验表明，大约 5% 的儿童经历过这些副作用中的一种或多种。为了防止这些不良影响，可以把药片和食物放在一起给孩子服用，如果出现消化问题，就要减少剂量。你放心，在孩子的饮食中适量添加这些脂肪酸几乎没有风险。

- **营养素或维生素补充：仅在孩子缺乏时使用**。铁和锌对细胞信号的传递以及神经系统功能的有效发挥至关重要。你的孩子可能需要适度补充它们。虽然动物研究表明，缺乏这些营养物质会对发育产生表观遗传影响，但人类研究未能证明盲目地给所有自闭症儿童补充铁或锌会有帮助。此外，过量补充铁或锌是危险的。如果孩子有自闭症或与低营养水平相关的症状（如不宁腿综合征与缺铁有关），并且没有吃有营养的食物，那么最好带他们去验血。大量的儿童体内普遍缺铁，尤其是在快速发育的时期。如果血液水平显示缺乏维生素，那就需要补充一些，但要谨遵医嘱，补充过量会有危险。

  维生素 D 没有那么危险，但要谨慎摄取。许多儿童，特别是高纬度（包括美国北部的三分之一）地区的儿童，体内的维生素 D 含量普遍很低。即使在阳光充足的气候下，儿童也经常待在室内，得不到足够的阳光。对孩子血液中的维生素 D 水平进行检测，并在必要时补充维生素 D，这样做是必要的。然而，没有证据表明补充维生素 D 会改善自闭症症状。对于大多数其他单一营养素补充剂，研究要么表明没有影响，要么没有足够的数据得出与自闭症相关的结论。所以，不要盲目补充锌、维生素 D、铁、钙或其他单一的补充剂，除非血液检测显示这些元素严重不足。

- **GFCF 饮食：没有证据显示对自闭症有效，且难以坚持，但相对安全。**GFCF 饮食去除含有谷蛋白（小麦、大麦和黑麦中的一种蛋白质）和酪蛋白（牛奶和乳制品中的一种蛋白质）的食物和饮料，是一种最常用的自闭症饮食干预方法。它最初被提议作为自闭症疗法是基于以下假设：①自闭症患者无法分解这些蛋白质，有些自闭症患者还存在"肠漏"的问题，无法分解的蛋白质肽就会进入血液；②这个过程会导致身体疼痛，并伴随挑战行为；③这些肽通过通透性增大的肠道进入中枢神经系统，并与阿片受体结合；④这一过程最终会导致大脑发育异常以及自闭症相关症状的出现。关于 GFCF 饮食的许多科学研究已经开展，最近综述的结论是，几乎没有证据表明这种饮食可以明显改善自闭症症状。在迄今为止的四项随机试验中，两项设计良好、控制良好的研究没有显示出任何效果；另外两项研究没有得到很好的控制，而且可能受到了科学家和家长参与者的观点影响，但结论却证实 GFCF 饮食对自闭症有效。这种饮食疗法非常难以坚持，但很少有副作用。事实上，四项小型研究根本没有提供足够的数据来支持或反驳 GFCF 饮食疗法的真实功效。

- **生酮饮食：对改善自闭症症状无效，实施困难，有潜在的副作用。**生酮饮食已被认为是治疗特殊遗传疾病的有效方法，大体来说，是治疗癫痫的有效方法。这种饮食疗法主张摄入富含蛋白质的高脂肪食物，限制摄入碳水化合物。其结果是，身体会把脂肪作为主要能量来源。鉴于在其他疾病中的作用，这种饮食目前也开始应用于自闭症的干预。迄今为止，已有两项研究探究了这种饮食干预对自闭症个体的影响。第一项研究报告了接受生酮饮食疗法后的自闭症儿童症状有所减轻，但该研究不是一个试验研究（没有对照组或随机分配或盲法）。第二项研究是一个个案报告，接受生酮饮食疗法的个体表现出了积极的结果。所以总体来看，目前还没有足够的证据证明这种疗法的有效性。而且，生酮饮食的内容本身很难确定，饮食结构的重大改变也可能会产生副作用。

如何判断自闭症的饮食研究科学与否

以下是判断一项研究设计是否科学的主要因素：

1. 这些测量是否有效？例如，自闭症的定义是否准确？饮食摄入标准是否有严格规定？临床研究可能比全国调查的测量方法更严谨。

2. 样本有多大，代表性如何？例如，一项关于转诊到诊所的儿童的研究可能不具有代表性，因为到诊所就诊的只有那些有医疗保险且有多种问题的儿童。全国性调查结果可能比临床研究具有更好的可概推性。

3. 这项研究是因果性的还是相关性的？正如我们前面解释过的，相关关系不是因果关系。不同的研究有不同的可信度。

a. 一项横向的相关性研究发现，患有自闭症的儿童还有一些其他特征，比如血液中维生素 D 含量低。但这并不能证明自闭症导致了维生素 D 含量低，或者维生素 D 含量低导致了自闭症。自闭症儿童可能因为待在室内的时间更长，所以维生素 D 含量低，或者还有第三种未被测量的因素，比如生活在气候恶劣或医疗条件有限的地区。

b. 一项前瞻性研究控制了早先发生的事情。在孩子们患上自闭症或暴露在自闭症的风险中之前，他们就被登记了，并接受观察。例如，儿童可能在出生时就被登记，并被测量了体内的铅含量。之后的研究测量的是后期的铅暴露量，以及自闭症的诊断结果。这种类型的研究相比简单的横向研究能得到更具说服力的结果。

c. 自然实验为因果关系提供了更多线索。例如，研究人员可以观察，如果代孕母亲吸烟，孩子患自闭症的可能性是否更大，尽管代孕母亲与孩子并没有直接的血缘关系。

d. 如第1章所述，因果关系的黄金标准是双盲、随机对照试验。通过随机分配参与者到不同的治疗方案中，例如摄入一种实验性的饮食补充剂或一种外观和味道与之相同的食物（实际上成分不同），参与者（和实验观察者）不知道他们所在的治疗组，这样一来，结果的差异就可以归因于饮食干预，而不是其他因素。

- **避免特定的添加剂（人工食品色素或染料等）：有限的证据表明添加剂会导致自闭症症状，但这种问题很容易通过健康的饮食避免。** 添加剂与健康或行为问题的相关性研究得出的结论各有不同。今天，我们的食品中有许多添加剂，下面是一些比较常见的。
  - 人工色素
  - 人造香料和风味增强剂（味精或谷氨酸单钾）
  - 人工甜味剂（阿斯巴甜、安赛蜜K、纽甜、糖精、三氯蔗糖）
  - 防腐剂和稳定剂（苯甲酸钠、丁基羟基茴香醚、丁基羟基甲苯、卡拉胶）
  - 蛋白填充剂（例如，水解蛋白、纹理蛋白或改性蛋白）

有一些证据表明，人工食品色素和防腐剂会影响与自闭症相关的行为，但它们远不能令人信服。反过来，你可以关注未加工的、营养丰富的食物（新鲜农产品、新鲜肉类、全麦面包和面条）来避免或减少接触食品添加剂。一些简单的提示如下：

- 看食品的成分标签，如果你看到不熟悉的成分，那就果断放弃购买。
- 选择在超市以外能够买到新鲜食物的地方选购食材。

挑食问题的应对

　　科学报告也反映了家长们的发现：对于许多自闭症儿童来说，饮食行为受到食物种类和口感的显著限制，他们拒绝进食的比例比典型发育的儿童要高得多。然而，一项有趣的研究发现，与自闭症的诊断相比，家庭食物偏好对孩子食物选择的影响更大。也就是说，一个家庭越少吃某种食物，家中的自闭症儿童就越少吃这种食物。所以，尽管这些儿童的味觉比典型发育儿童的更为有限，但父母吃的食物种类越多，孩子吃的食物种类也就越多。

　　最有害的谬论之一是，对待那些拒绝吃健康食品的孩子，只能给予他们爱吃的那些东西。实验表明，如果给孩子的所有选择都是健康的，孩子就会选择其中一种并吃掉它。零食可以是胡萝卜、苹果片、坚果或奶酪。饮料可以是水或牛奶（没有含糖饮料）。孩子在第一次面临新选择时，可能会抱怨，但他最终会选择吃掉它——他不会让自己饿死。你只需实事求是地提供可选的食物。当孩子可以获得不健康的食物时，你不能指望孩子依靠本能去选择健康的食物或获得他们需要的营养。他们的身体进化得很聪明，但那是在加工食品出现之前。他们的本能并不知道如何从不健康的食物中筛选出健康的食物，尤其是当那些不健康的食物尝起来似乎很美味时。给小鼠提供添加糖的健康食物后，小鼠也会营养不良。重点是：

- 提供选择。
- 只提供健康的选择。
- 如果所有的选择都是健康食物，孩子基本上就可以想吃什么就吃什么。

应对胃肠道问题和进食问题及改善饮食的行动步骤

　　这里的很多内容你早已知晓，但是，现在你对肠-脑轴的理解可能会以关注自闭症患者的饮食为重点。很明显，自闭症患者更容易出现胃肠道问题，虽然这与饮食干预的具体关系尚不明朗，但用常识性的方法改善孩子的饮食就会有益于大脑发育和胃肠道系统健康。

1. 尽量少吃快餐：在家做饭（尽量简单，以免你累坏自己）或者购买高质量的熟食。

2. 摄入大量的新鲜水果和蔬菜。

3. 减少食用加工食品。

　　a. 用全谷物代替加工过的或精制过的谷物。

　　b. 尽量少吃营养标签上含糖的垃圾食品，少喝含糖苏打水或果汁。

4. 如果你的孩子有长期的胃肠道或饮食问题，一定要和儿科医生讨论这些问题，因为它们会严重影响孩子的成长和发育。

具体细节

- **保持新鲜。**家中应该有更多的新鲜水果和蔬菜；少买包装食品。

- **商店外购物。**尽量选择在商店以外购买食品，以避免加工食品。

- **选择有机食品。**为了避免农药残留、补充剂和添加剂，建议购买有机食品。

- **多吃沙丁鱼。**吃大量的冷水鱼来获得欧米伽 -3 脂肪酸，或者选择高质量的纯化鱼油补充剂。（不幸的是，互联网上充斥着各种听起来很科学但普遍宣传过度的说法，请让懂行的人为你推荐一款高质量的产品。）

- **监控过敏原。**如果你的孩子表现出任何过敏反应，要避免过敏食物。

- **检查血液水平。**让医生在例行体检中检查孩子血液中的铁、锌、维生素 D 或其他矿物质以及欧米伽 -3 脂肪酸的含量。

- **限制糖分摄入。**这针对的不仅仅是自闭症。糖是一个主要的健康风险，因此必须严格限制添加糖的食品和含糖饮料的摄入。

- **杜绝咖啡因。**不要让青春期前或正在成长的孩子摄入咖啡因。

剩下的就不用担心了。忽略其他错综复杂的关于自闭症的饮食建议。

好消息是，不管怎样，让家人吃健康的食物都是一个好建议，即使你不确定这样做是否有助于改善自闭症症状。我们并不需要等到自闭症的科学研究有了说法再采纳这些建议；它们对每个人的健康都是不可缺少的。

让你的家庭饮食进入一个良性的循环当中。在家里尽可能多地准备新鲜的食物，少摄入含糖饮料和加工食品，多吃有机水果和蔬菜。久而久之，每个人都会获益良多。这样的饮食习惯可以增加身体营养，避免食用色素等添加剂，减少总糖摄入量。专门针对自闭症的饮食建议是保证摄入充足的欧米伽–3 脂肪酸。如果对铁、锌、维生素 D 等营养素持有疑问，可以请医生检查孩子血液中这些物质的水平是否存在异常。

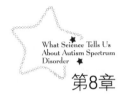

What Science Tells Us
About Autism Spectrum
Disorder

第8章

科技与自闭症

  电、电话、电视、家用电脑、智能手机充斥着我们的现代生活。过去一百多年来科技的快速发展已经从根本上改变了我们生活的方方面面，包括我们的工作模式和育儿模式。电子产品和社交媒介已经成为当今儿童主要的休闲娱乐方式，大部分4岁的孩子已经可以通过电子方式同时处理多项任务了。

  父母总是对科技在孩子生活中扮演的角色表示质疑，比如："玩电子游戏会导致暴力倾向吗？""孩子可以每天晚上都看电视吗？"想想看，如今我们揣在口袋里的小小手机，比帮助尼尔·阿姆斯特朗登上月球的那个像一间房子那么大的电脑强大得多！技术的发展变化是多么迅速，覆盖的范围和产生的影响是多么广泛！不足为奇的是，互联网上充满了关于社交媒介和电子产品对自闭症儿童影响的争论，有人支持，有人反对。所以，父母们难免疑虑重重。

  尽管科技的进步为自闭症的诊断和治疗带来了新希望，但真正的社交互动永远是吸引孩子参与、帮助他们成长和学习的最佳方式。技术可能为干预提供了一种新形式，但它不能代替与他人互动的真实体验。有关科技对自闭症影响的研究发现有哪些？在这一章中，我们将系统地梳理一下科学文献，将事实与炒作或毫无根据的担忧区分开来，主要聚焦科技对自闭症干预的作用。我们的目标是回答你关心的关键问题，比如，接触屏幕时间多久是合理的？玩电子游戏会导致孩子注意力不集中或社交能力下降吗？是否存在治疗自闭症的技术或工具？但首先，我们需要了解一下科技的利弊。

科技：机遇还是挑战

今天，许多电子产品都可以被我们装在口袋里，戴在手腕上，甚至眼镜上，它们在信息传递、教育和医疗方面的潜力令人难以置信。随着新型硬件、软件和社交媒介平台的不断涌现，各种工具的功能范围也在不断拓展。不论好与坏，我们都很难跟上它们日新月异的步伐。关于技术是如何影响自闭症儿童的，你需要了解哪些知识呢？

技术可以影响自闭症相关行为，我们将在后面的小节里讨论这一点。但首先要记住，正如我们在第 6 章中所述，大多数电子设备的屏幕蓝光会干扰褪黑素的产生并影响睡眠质量。

此外，大多数设备（甚至一些手表）为孩子们提供了上网的机会，他们可以在社交网站、搜索引擎、购物页面和视频网站中找到一切，他们也可以交流、分享照片和其他文件，以及聊天。从积极的方面来看，如果孩子能掌握并学会运用这些信息，他们就能获得大量的学习机会，积累更多经验和知识。消极的一面是，这个"如果"对大多数孩子来说是个很大的挑战，而且上网会带来一些额外的风险，这些风险作为家长们的共同担忧被媒体大肆渲染，程度也各不相同，比如：

- 过度吸引人的信息可能会分散注意力
- 过度刺激的暴力内容可能会激发伤害行为

- 超出孩子成熟程度的色情、露骨内容
- 个人信息泄露
- 性侵害
- 网络霸凌和骚扰
- 意识形态极端分子（如恐怖组织）
- 充斥着肮脏、敌意或侮辱的评论交流区
- 社会孤立和减少面对面交流的机会

更让家长们担心的是，各类网站、游戏和互动媒介深谙心理学，它们利用一些有史以来最强大的技术，在不知不觉中唤起人们的无意识需求。从设计上看，它们给用户提供了频繁而不可预测的反馈，使其具有内在的奖励性，并促使用户养成习惯。这种特点对于激励参与式学习的效果是非常强大的。然而，这些具有教育和娱乐价值的工具，在影响孩子大脑功能、自我控制能力、亲社会行为、社交技能和注意力的健康发展的同时，也呈现出不利的一面，包括影响睡眠质量，以及大量占用锻炼身体、自由玩耍和完成家庭作业的时间。

那么，关于媒介使用，科学告诉了我们什么呢？

媒介使用和自闭症的相关科学研究

过长的屏幕使用时间会不会损害自闭症儿童社交能力的发展，使症状更加严重？可能有人认为，这是一个很容易回答的问题，但文献研究得出的结论并不一致。一些基于小型抽样调查和文献分析的研究表明，自闭症儿童比同龄人接触电视更早，接触屏幕的时间也更长，但一项范围覆盖美国全境的大型研究表明，自闭症儿童和同龄人接触屏幕的时间并无差异。但是，这项研究也表明，自闭症儿童在使用电子媒介时，并没有照料者的陪伴互动。也就是说，他们在看电视或使用其他媒介（比如视频网站或视频游戏）时，往往是独自一个人，所以很少产生社交体验。另一项研究发现，技术的使用频率取决于技术的类型。例如，与同龄人相比，自闭症青少年使用电子媒介和非社交媒体的比例更高。关于媒介使用和自闭症的研究结果十分复杂，但可以肯定的是，自闭症儿童使用媒介的情况与同龄人不同。这些发现并不意味着使用电子媒介会导致自闭症，只是说明自闭症儿童使用电子媒介的方式与普通人不同。

> 对于自闭症儿童来说，使用电子产品的时间往往是逃避他人的独处时间，与其他孩子相比，他们的社交意向更低。

接触电子媒介会导致自闭症吗

严格地说，答案是否定的。正如本书前面所讨论的，自闭症是由产前和生命早期的基因与环境风险因素交互作用形成的。因此，电子媒介可能不是导致自闭症的显著因素。但是，不可否认的是，电子媒介的使用会影响语言能力、社交能力和情绪的发展，进而加重自闭症儿童的症状表现。

我们需要进一步探讨自闭症和电子媒介使用之间的因果关系。有人提出了看电视会导致自闭症的假设，一篇实证研究也支持这一假设。但是，这些观点都是基于数据相关性分析得出的，即观测到自闭症儿童使用电子产品的时间更长。但请记住，相关关系不是因果关系。虽然长时间使用电脑极有可能占用自闭症儿童与他人交往的时间，影响其社交能力的发展，但这也有可能是因为自闭症儿童存在社交障碍，更容易被电子产品所吸引。例如，针对典型发育儿童的研究发现，那些多动、刻板以及有睡眠或进食障碍的儿童接触电视的时间更多。与典型发育儿童相比，自闭症儿童出现睡眠问题或进食问题的概率更高（见第 6 章和第 7 章）。鉴于这些关联性，被诊断为自闭症的儿童确实比同龄人更多地接触电视等电子产品。

一篇论文假设电视可能是导致自闭症的原因，它描述了自 1972 年到 1989 年近 20 年的时间里，加利福尼亚州和宾夕法尼亚州自闭症患病率的上升和有线电视普及之间的相关性。研究者发现，虽然自闭症患病率和有线电视使用率都在上升，但在家庭接入有线电视更多的地方，自闭症患病率的上升速度更快。此外，基于高降水量与儿童更频繁收看电视相关的报告，他们研究了华盛顿州、俄勒冈州和加利福尼亚州的自闭症患病率与降水量之间的相关性，发现降水量多的州自闭症患病率更高。综合以上发现，他们得出的结论是，看电视与患自闭症之间可能存在因果关系。虽然这是一种解释，但这纯粹是间接证据。对于这种相关性，还有其他无数种解释。例如，拥有更多有线电视的州，人们寻求诊断的意识也更强，儿童有更多的机会获得临床服务，从而导致自闭症高患病率的统计结果。降水量多的州人口基数也大，这也会导致自闭症患病率提升。当然，多数自闭症的病因研究还是指向遗传学与早期环境经验的相互作用。即便电子产品暴露对自闭症的产生及恶化起作用，其影响力也是非常微小的。到目前为止，我们还没有强有力的证据证明这种关系的存在。

电子产品会影响自闭症的症状表现吗

"自闭症患者面临的社会情感和语言发展障碍"这个更广泛的议题颇为复杂。自闭症患者面临的挑战是广泛的，而电子媒介的使用会对社交、情感、语言和认知能力的发展产生许多影响。让我们先看看最难评价的问题。

社交能力

使用电子媒介会如何影响社交技能的发展？众所周知，对于幼儿来说，语言能力的发展依赖于与照料者之间的社交互动。使用电子产品占用了社交互动的时间，这一事实意味着，过度接触电子产品可能会干扰早期语言能力（根据一些研究，也包括识字前的学习）的发展进程。事实上，我们知道，在发育早期，过度的电视暴露与典型发育儿童的社交和情感技能发展延缓有关，而且有观察研究提供了因果关系方面的证据，例如长时间开着电视会干扰儿童与照料者之间的社交互动。因此，我们认为，社交与情感功能障碍与电视使用频率存在关联，是由父母与孩子之间的互动减少、家庭功能较差，甚至观看不适当的成人内容导致的。

自闭症青少年的情况则更加复杂。一些大型研究报告显示，电子产品使用时间的增加，会导致不良的依恋和人际关系变差，但其他大型研究并没有报告上述二者之间的关系。这里的关键要点是，在关于电子媒介使用与罹患自闭症之间关系的明确研究结果得出之前，我们可以使用典型发育儿童研究的数据。与看电视、使用平板电脑或智能手机相比，关注社交世界会给自闭症儿童提供更多的机会来发展和练习社交技能。

> 如果你对使用电子媒介心存疑惑，记住，要确保在孩子使用它们期间加入社交元素，增强互动性。

也就是说，有人认为平板电脑等电子产品具有教育价值。这是可能实现的，但需要满足一定的条件，那就是你要陪伴孩子使用媒介设备。幼儿通过听照料者讲话来学习语言，比通过电子媒介学习语言效果要好。如果媒介传播的内容能够促进亲社会行为和学习能力的发展，父母就应该让其发挥应有的价值。关于自闭症儿童合理使用媒介的建议见下面方框。

合理使用媒介指南

美国儿科学会列出了以下关于合理使用媒介的指导方针。

- 18个月以下幼儿：除视频聊天外，避免使用有屏幕的电子媒介，多从事动手操作、与他人互动的活动。

- 18～24个月的幼儿：如果在这个年龄开始接触数字媒介，所选节目应该是高质量的，家长陪伴孩子一起观看，以帮助孩子理解所观看的内容。大部分时间还是应该花在有社交互动的活动上。

- 2～5岁幼儿：每天的屏幕接触时间应限制在1小时以内。家长应陪同孩子观看高质量的节目，以促进孩子对所观看内容的理解。

- 6岁及以上的儿童（包括青少年）：应该对媒介的类型和媒介使用的时间进行限制。家长应确保它们不会干扰与孩子身体健康相关的行为，如睡眠、家庭聚餐、体育活动和"不插电的"休息时间。应该进一步确定拒绝屏幕使用的时间（睡觉时间、吃饭时间）和地点（卧室、餐桌）。

- 所有年龄段的孩子：家长应该与孩子一起观看媒介内容，以帮助他们理解网上的行为、现象和言论。从本质上讲，家长应该成为媒介导师，指导孩子学会使用媒介。

对于自闭症儿童，我们要确保更进一步的限制，这样才能增加他们的社交互动机会。

以下是我们对让自闭症儿童使用电子媒介的建议。

1. 应对电子产品过度使用和脱离困难的问题：
   - 在设备上使用自动计时器，在超过时间限制后，设备将自动关闭。
   - 使用行为转换提醒卡片。
   - 固定使用时间。

2. 考虑孩子的发育延迟：
   - 遵循与孩子的心理年龄而不是实际年龄相一致的媒介使用指南。

3. 不能占用孩子的运动和社交时间：
   - 将媒介使用时间作为参加体育活动或社交活动的奖励。
   - 使用倡导身体健康和社交互动的手机或电脑应用程序。

4. 避免孩子养成依赖媒介的习惯：
   - 将使用媒介作为"安抚奶嘴"实际上会增加孩子发脾气的可能性，请确保作为对良好行为奖励的媒介使用时间受到限制。
   - 不要利用媒介使用时间来安抚情绪或缓解行为问题，使用其他应对策略来减少挑战行为。

5. 限制孩子对性和暴力的接触：
   - 提供关于性和暴力行为后果的教育。
   - 密切监控媒介使用时间，注意避免网络霸凌、不当言论和各种网络陷阱。

语言能力

研究确实发现了屏幕接触时间和语言能力发展之间的某些关系，但这种关系也是复杂的。许多研究调查了电子产品对认知和语言能力发展的影响，发现电子产品的影响力取决于三个因素：①孩子的年龄；②电子产品的类型（教育类和非教育类）；③接触媒介时所处的场景。研究发现，对于 2 岁以下的幼儿，看电视通常会产生不利影响，尤其是在语言能力和执行功能的发展方面。对于学龄前儿童来说，看电视的影响取决于媒体的内容。一些研究发现，像《芝麻街》(Sesame Street)这样的教育节目，实际上对语言和认知技能的发展有积极的影响。关于电视对更年长儿童的影响的研究则为数不多。一些研究表明，教育类电脑应用程序可以用于促进孩子某些学习技能的发展。

实际上，最关键的问题是，你的孩子实质上是在看电视，还是在独自或与他人玩游戏？非教育类应用程序通常包括电脑游戏，而玩电脑游戏有时也可以是一种社交活动。最近的研究表明，当电子媒介需要孩子与照料者一起使用时，就可以促进孩子语言能力的发展。本质上，是照料者与孩子的互动创造了丰富的语言学习环境。因此，对自闭症儿童来说，适当地限制电子媒介使用或避免独自使用媒介都是必要的，他们需要更多面对面的社交互动来促进语言和社交能力的发展。

睡眠

关于电子媒介对儿童睡眠质量影响的相关研究有很多，但大多数都是针对典型发育儿童的。不过，既然我们知道自闭症会带来睡眠问题（见第 6 章），那么这些发现也就可能适用于自闭症儿童。研究发现，过多地使用电子媒介会导致睡眠问题，包括入睡延迟和睡眠时长不足。

充足的睡眠对身体健康至关重要。过度使用电子媒介占据了孩子的睡眠时间，在入睡前产生过度刺激，使孩子难以入睡。此外，研究还发现，电子设备发出的亮光会影响人体的昼夜节律（即人体的生物钟，它调节我们的睡意和觉醒）和睡眠质量（比如睡眠的深度）。基于以上原因，你需要注意，睡前使用电子媒介会导致或加重孩子的睡眠障碍。

> 接触电子屏幕会占据睡眠时间，或导致睡前的过度刺激，明智的做法是限制使用电子产品的时间，以促进孩子养成良好的睡眠卫生习惯。

注意力

正如本书前文所讨论的，许多自闭症儿童还会出现注意力不集中、多动、冲动等症状，或者被诊断为多动症。对多动症的研究表明，电子媒介对多动症症状（尤其是注意力不集中）有显著的影响。2015 年，科学家首次对使用电子产品与多动症之间的关系进行了元分析研究，该研究基于大样本数据，具有权威性。他们发现，使用电子产品越多，多动症症状就越明显，这两者之间存在一种整体联系，有时甚至是因果关系。正如你所猜测的，这只针对注意力不集中的情况，而不是多动和冲动的情况。但是，与电子产品对暴力攻击行为的影响，以及影响多动症的其他因素相比，这种联系是微不足道的。对于某些儿童来说，这种平均效应是否掩盖了更严重的后果？我们尚不清楚。这种联系是如何产生的？我们也不清楚。屏幕是直接干扰了注意力的发展，还是通过阻止孩子与他们大脑发育所需的人和事物进行接触，从而间接地干扰了发育？

攻击行为

一些自闭症儿童会表现出攻击性行为。这种攻击行为通常是反抗型的，与试图逃避一种情况或任务有关，或者与个人的痛苦或不适有关，因为他们通常无法用语言来清晰地表达自己的需求和愿望。虽然对媒介使用（特别是玩暴力电子游戏）与攻击性行为之间关系的研究结论是清楚的，但它与自闭症攻击行为之间的联系却不太清楚。

科学家们很早就知道，不受限制地看电视和玩电子游戏会给儿童带来伤害，因为它们包含暴力内容。每天收看一小时内容不受限制的商业电视节目，无论是动画片还是电视剧，都意味着一个孩子会在一周内目睹数十起极端暴力行为（谋杀、袭击、强奸）。艺术在这里并不是生活的反映；电子媒介展示的暴力比实际存在的多得多，这让孩子们对整个社交世界的理解变得扭曲。

科学研究表明，无论在生命的哪个阶段，过度接触电子媒介都会导致攻击性的行为。这是心理学领域最成熟的研究发现之一，也是最不为人所知的发现之一。十多年前，美国心理科学协会（Association for Psychological Society）在其出版物《公共利益心理科学》（*Psychological Science in the Public Interest*）上发表了一篇权威的摘要。关于这一问题的科学证据是确凿的，有大量的、各种各样的观察和实验研究来证明。数百项研究的文献综述得出了同样的结论：电视和暴力游戏增加了儿童的攻击性。

> 心理学中最著名的发现之一是，暴露在电子产品之下会在短期和长期内增加人的攻击性行为。

这种接触会如何影响自闭症儿童？在日常生活中，我们依赖于自动化程序和脚本来管理我们的行为，使生活安排更容易、更顺畅。例如，当我们遇到陌生人时，我们可能会不假思索地主动介绍自己或与对方握手。我们启动"遇见某人"脚本，这样我们就不会费太多脑力来应对这种情况。如果要重写这些脚本，就需要极强的心理调控能力。例如，我（伯尼尔）经常在候诊室与我的病人和他们的护理人员握手，但最近一位病人的母亲因为宗教信仰被禁止接触其他男性。在了解到这一点后，我要对她的信仰保持尊重，所以，当我在大厅接近她时，我必须施加心理控制，重写我的握手问候的生活脚本。与我们的讨论话题相关的是，我们的生活脚本是基于我们的直接经验和我们在媒介上接触到的间接经验而形成的。媒介暴力试图用涉及攻击行为的脚本、惯例和图式来启动我们心理的自发功能。在冲突最激烈的时刻，在最需要心理控制的时候，观看暴力媒介更多的人更容易激活这些自动攻击性的脚本。并不是所有的儿童都受到同样的影响，实际上，有些孩子对媒介暴力是"免疫"的。然而，一些自闭症儿童，尤其是带有冲动性症状的自闭症儿童，可能会依赖这种受到暴力媒介影响的自动化脚本，当孩子心烦意乱或发脾气时，攻击性行为将被选择为自动化脚本。

网络游戏成瘾

根据世卫组织的定义，网络游戏成瘾是指难以控制的游戏行为，影响对其他活动的参与，且产生负面结果，并对个人、家庭、社会、教育或职业功能产生持续性影响。"网络游戏障碍"作为一种新型疾病被增加到DSM-Ⅴ中"需要进一步研究的状况"部分。DSM-Ⅴ的定义与世卫组织的定义相似，但它包括了更多可能的症状，如无法戒掉游戏、通过欺骗偷偷玩游戏，或通过游戏来逃避消极情绪状态。与世卫组织的定义一样，这些症状必须严重到足以干扰生命活动才能被定义为一种障碍。值得注意的是，这些标准与赌博成瘾的标准有很大重叠，与物质使用障碍的标准也有部分重叠。

面对日益增长的临床需求，专门的诊断标准已经出台，用以帮助青少年摆脱与电子游戏相关的成瘾或类似成瘾的行为。意料之中的是，游戏制造商反对给这种行为模式贴上标签，学者们也提出了质疑，称这种标签是草率的。尽管存在这些担忧，但总体上的共识是，游戏成瘾是一个严重的临床问题，因为它会导致社会性孤立，对睡眠产生负面影响，占用运动时间，产生饮食问题，降低心理健康水平，干扰学业或工作，导致人际冲突。

十多年来，对于患有多动症的儿童来说，网络游戏成瘾一直是一个严重的问题。但在过去几年里，这个问题才逐渐成为人们关注的焦点。然而，对于自闭症儿童来说，这方面的研究才刚刚起步。初步研究表明，自闭症儿童网络成瘾比同龄儿童更普遍，而且不合理使用电子产品的比例在逐渐增加。此外，自闭

> 研究表明，网瘾在自闭症儿童和青少年中更为普遍，尤其是那些难以控制自己冲动的男性青少年。

症个体也存在沉迷电子媒介、难以转向其他活动的问题。同时，狭窄兴趣和刻板行为作为自闭症的诊断标准，也提醒我们特别要关注吸引自闭症儿童的电子游戏及其内容。

现有的文献表明，电子游戏的风险因素包括男性、青少年群体和冲动行为。对自闭症儿童来说，监控这种行为是很重要的。目前我们还没有任何随机对照研究来确定有效的干预方法，但认知行为疗法可能有效。然而，这种疗法的缺点是，个人必须有意愿去解决问题才行。同样，我们也没有明确的指导方针来干预游戏障碍。但鉴于大量使用电子产品是导致成瘾的关键风险因素，那么，为自闭症儿童设置合理的游戏时间依然是十分必要的。

自闭症儿童使用互联网的注意事项

自闭症儿童难以应对社交世界：他们不理解社交线索，误解他人行为，可能陷入不健康或非支持性的人际关系。正因如此，很多家长担心孩子沉迷于网络。皮尤研究基金会（Pew Foundation）支持的全国性调查数据显示，截至2018年，95%的美国青少年拥有手机等移动设备（2015年这一数据为73%），45%的青少年几乎一直在上网，另外44%的青少年每天多次上网。当你读到这篇文章时，这些数字可能还在增加。手机是许多青少年最常用的工具，因为它的社交功能优势突出。但对于社交退缩的孩子来说，手机会让他们陷入孤立的境地。手机这样的手持设备使孩子的经历变得私人化和隐蔽化，父母很难监控他们的孩子在网上或通过社交媒体所做的事情。

使用手机会干扰你的注意力，这是它的本质属性。我们在一些成年人身上也能看到这种情况：他们在开会时查看一条短信后，就开始无法集中注意力。我们在科学研究中也发现，交通事故发生的主因之一是司机因为看手机而分心。大学生在课堂上因为手机而走神，行人盯着手机误入车流。尽管如此，这对注意力控制的长期发展影响似乎不大。来自临床研究和自闭症儿童家长的报告显示，最令人担忧的是来自互联网本身的安全风险，如性侵害、网络欺凌、骚扰或勒索。对判断社会环境或社交线索有困难的儿童将有更高的风险陷入这些情境中，并且无法有效地应对真实发生的事件。

这些问题出现的频率是怎样的呢？没有人可以确定。但越是严重的问题，越需要在最初就采取预防措施，从而避免悲剧性结果的发生。这意味着你要谨慎，当然也无须惊慌。可以预期的是，越是过度使用互联网或手机，它们带来的风险就可能越大。例如，最近的两项大型研究表明，互联网使用越多，导致性犯罪或色情、暴力或极端主义内容暴露的可能性就越大。文献中提到的其他风险因素，还包括缺乏家长监督、儿童缺乏风险意识、儿童自尊心低落，以及儿童有违反规则的倾向。

虽然并非所有的风险暴露都会自动造成伤害，极其悲惨的结局也很少，但孩子使用移动互联网这件事需要你的格外关注。如果你的孩子是自闭症，存在社交障碍，那我们建议你采取以下预防措施。

降低自闭症儿童互联网使用风险的行动措施

- 对孩子的上网活动保持参与和积极的交流。
- 教授网络安全知识，监控孩子的网络安全设置和公开信息。
- 让孩子在家庭活动室或你在场的地方上网，不能在远离你监控的地方。
- 把网络游戏和同龄人社交平台区分开来。教授孩子网络的安全规则，并就合理的使用时间达成协议，这样就不会挤占其他重要活动和社交的机会。
- 注意成瘾的迹象。（例如无法控制使用时间、忽视自我照料或友谊、忽视家庭作业、易怒行为增多等。）

科技与自闭症干预

无数种基于科学技术的干预方法被吹捧成自闭症的治疗手段，但真正有效的很少。有些方法不一定能有针对性地解决自闭症的核心症状，但对孩子的整体发展是有帮助的。例如，如果你的孩子对声音比较敏感，戴上耳机就可以帮助他应对各种环境挑战，顺利完成学习任务。这种技术包含了从低科技（简单的耳机）到高科技的各种降噪设备。此外，在让耳机佩戴者根据场所（如机场）和听觉刺激类型（如孩子哭泣）控制噪声的程度方面，科技也取得了更多的进展。这些干预措施可以用于解决与自闭症相关的核心挑战，比如，通过视频示范的方法让孩子习得社会技能。

正如本书第 5 章所讨论的，各种自闭症干预方法的证据支持有很大差异。然而，一项对 18 项随机对照试验的元分析研究评估了基于不同技术的自闭症干预方法对自闭症的干预疗效，结果显示，干预组的疗效优于对照组。这是一个较低的标准，但它依然说明基于技术的干预是有前景的。

需要依靠电脑完成的任务可以为自闭症患者提供任务要求的一致性。这些任务不需要充满挑战的社交，建立在大量的视觉线索上，并提供即时、可重复和可预测的反应。研究发现，电脑任务的这些特点对自闭症患者有帮助。但是，需要提醒你的是，基于电脑的任务会让孩子远离社会世界，我们不希望如此。

以下是一些更常见的基于技术的干预措施的调查结果。

替代和扩大沟通技术

替代和扩大沟通技术（AAC）是一个广泛的干预类别，旨在通过视觉支持或听觉线索的转移来实现语言的发展，达到沟通的目的。自 20 世纪 80 年代以来，人们就开始研究 AAC 在自闭症干预中的作用，多年来，AAC 的质量、功能和价格都在逐步提高。早期技术含量较低的 AAC 方法包括使用沟通板——人们可以指着沟通板上的一个符号进行交流，或者用一个图形符号来交换一个活动或物体。例如，如果一个孩子想要一杯牛奶，他就会拿出他的沟通板（上面贴满了物体和活动的图片），然后简单地指向那杯牛奶的图片。这种低技术方法被称为图片交换沟通系统（PECS），一些研究已经表明，它在促进和支持沟通方面是有效的。但最近的一项随机对照试验表明，接受 PECS 训练的儿童，在训练结束后可以被激发沟通动机，但仍不能有效地使用口语进行沟通。

基于这样的理念，AAC 的高科技版本是沟通设备可以通过按动按钮来发出语音。在 20 世纪 90 年代和 21 世纪初，这样的设备十分昂贵，个性化定制也很费时。携带这样的设备外出还会被人嘲笑。后来，手持设备的应用程序使这项技术变得高度灵活、可定制、易于为社会所接受、便于携带。这些设备的功能依然是满足沟通的需求和激发沟通的动机，而不是促进口语能力的发展，也没有直接解决自闭症的核心症状，如社交障碍和刻板行为。

> 研究表明，AAC可以提高孩子的沟通动机，但它不会促进孩子口语的使用。

如果你选择使用 AAC 来提升孩子的沟通能力，你需要确定它的适宜性，最好找自闭症、言语沟通和 AAC 干预方面的专业人士，经过慎重的临床判断后再做决定。这些专业人士可以判断孩子的需求，教会你使用 AAC 的正确方法，并就将其纳入现有的干预计划中提供明确的指导。现在，AAC 应用程序的下载十分便捷，但它们不能代替促进沟通的临床干预。

基于技术的学业指导

使用科技来提高自闭症儿童的学业技能，这不是一个新想法。事实上，这也不是一个经过充分研究的想法。1973 年的一项早期研究主题是，通过使用一系列基于电脑的游戏来学习字母的读音。具体做法是，在一个简单的电脑游戏中，一个孩子按下一个字母，电脑就会说出这个字母，并显示一个物体的图片，这个物体的单词的首字母就是这个字母。我们很难从这项研究中得出什么结论，因为它存在方法上的局限性，而且自那时以来，没有多少设计良好的实验对这种以技术为基础的干预措施进行过研究。最近，对20世纪90年代中期以来发表的所有此类研究的综述发现，高质量的研究只有三项。这三项研究得出的结论是，教师在使用基于技术的干预手段来教授自闭症儿童学业技能时应该谨慎。也许，这种方法并不比传统教学方法更有效。

基于技术的情绪识别

基于技术的情绪识别干预比基于技术的学业指导干预有更多的科学研究证据作为支持，尽管相关文献还相对较新。将技术专门应用于情绪识别教学背后的原理是，通过技术，干预者可以将生活中自然发生的、瞬息万变的社交内容转化成静止的、可学习的内容。通过这种方式，干预者可以帮助学习者将注意力集中在面孔的关键区域（比如眼睛或嘴巴——我们学习识别情绪的主要部位），并在此基础上指导学习者应该关注哪些要点，以及如何理解可用的信息。

有很多与这个问题相关的研究。最近的一篇系统综述识别了自2000年以来发表的285项研究，重点都在于专门用于提升自闭症患者情绪识别能力的技术干预措施。作者删除了那些没有进行效果检验或研究方法存在局限性的研究后，将15项研究，包括382名参与者，纳入其综述。其中10项是临床试验研究，其余的是单一被试研究。结论是，有初步证据表明，以技术为基础的干预，通过特定的指导，使自闭症儿童专注于学习人的面部特征，可以提高情绪识别能力。然而，这篇综述涉及的被试年龄范围较广，样本量较小，技术手段不同，情绪识别训练方案和有效性测量标准也存在差异。因此，尽管有证据表明这种技术可能是有效的，但我们在使用这些技术时仍要保持谨慎的态度。

> 初步证据表明，技术可以帮助儿童学习情绪识别技能，但在得到更进一步的研究证据支持之前，我们还需要谨慎使用它们。

视频示范和自我示范的干预方法

50 年前，心理学先驱阿尔伯特·班杜拉（Albert Bandura）指出，儿童通过观察他人而不是自身经验来学习一系列技能。他的重要发现是，即使没有奖励，儿童也会模仿别人的行为，并且会在不同的环境中这样做；他们通常会模仿那些他们认为有能力的，或在年龄、外表、种族等方面与自己相似的人。

视频示范法就是基于班杜拉的理念提出的。在视频自我示范中，学习者观看自己成功执行某一行为的视频，由此，他确定自己可以做到该行为，进而就更有可能模仿别人的该行为。

根据孩子的学习需要制作相关的示范视频是非常简单的。手机上的视频软件可以帮助你做到这一点。但是，制作孩子自己成功完成该行为的视频就有些困难了。研究发现，这两种示范视频不仅可以促进孩子技能的提升，还能够帮助孩子长时间维持该技能，并在不同的情境中应用它。孩子可以通过视频示范学习的技能包括：社会沟通技能，比如发起和回应社交请求、接受他人的观点；功能性技能，比如洗衣服、做饭和自我照料；行为技能，比如玩耍。一项包括 42 项研究和针对 126 名自闭症患者的视频示范元分析研究发现，视频示范对所有年龄组都有效，对小学学龄儿童最有效，对男孩和女孩同样有效。

虚拟现实技术

虚拟现实技术的快速发展有目共睹。虚拟现实是由计算机通过视觉和听觉等接触刺激创建的一种人工环境，人可以与该环境进行互动，形成一种沉浸式的体验。增强现实技术是虚拟现实技术的类型之一，使用者可以通过耳机或智能手机，甚至是眼镜，将额外的信息附加在真实环境当中。虚拟现实技术已被广泛用于健康卫生领域，特别是精神健康领域，包括治疗恐惧症、创伤后应激障碍和强迫行为。人们也在探索借助虚拟现实技术进行自闭症干预治疗。

虚拟现实技术的主要优势之一是，它允许精心构建现实生活场景，让使用者在一个安全的、由治疗师控制的环境中练习社交或语言技能。此外，治疗师可以在这个过程中收集相关数据，并对儿童的发展或进步过程进行量化测量，从而制订干预方案。另外，这个平台也可以针对儿童的兴趣纳入奖励机制，在游戏性质的体验中鼓励儿童练习目标技能，就像《堡垒之夜》(Fornite) 和《我的世界》(Minecraft) 这类游戏。目前，增强现实技术适用的应用程序越来越多，我们就可以将越来越多的支持纳入日常生活当中。

2018 年发表的一篇关于虚拟现实干预自闭症的系统综述表明，这一技术令人充满希望，但证据仍然有限。该综述涵盖了 31 项研究的 650 名参与者，涉及对提高注意力、社交技能、情绪识别能力、日常生活技能、沟通能力、运动能力以及克服恐惧的方法等方面的治疗。科学家们发现了适度的证据，证明虚拟现实技术在改善以上领域问题方面是有效的，但实证研究的方法十分多样化，因此很难得出强有力的结论。其中的关键信息是，你很可能会看到虚拟现实技术在治疗自闭症方面的应用和研究数量大幅增加，基于虚拟现实技术的干预技术也开始盛行，但就目前来看，你还是要慎重选购，因为这些新工具需要得到更加严谨的测试。

社交机器人

机器人，尤其是社交辅助机器人，会通过社交互动为有需要的人提供帮助。在康复医学领域，社交辅助机器人可以帮助人类完成一些任务，比如口头提醒痴呆症患者按时服药、预约复诊或者完成日常生活任务，鼓励患者坚持治疗计划。在养老院，社交辅助机器人已经被应用到公共生活区域，以促进老人之间的互动。在自闭症领域，机器人被用作一种干预工具，以改善儿童的眼神交流、模仿、情绪识别、联合注意、对话轮换和社交互动等技能。

社交机器人之所以在自闭症干预领域有所成效，可能是因为它简化了人们在人际交往中接收到的输入信息，使处理信息、解释社交线索和发展社交技能变得更容易。关于这个话题，目前还没有高水平的研究，但最近的一项系统综述得出结论：与人际互动相比，自闭症患者在与机器人互动时，往往在眼神交流、分享注意力、模仿和口头回应方面表现得更好，刻板行为更少。虽然不是所有相关研究的发现都是如此，但科学家们都得出结论：当与具有社交辅助功能的机器人互动时，自闭症患者表现出了更多的亲社会行为，这表明机器人技术可以帮助治疗师与自闭症患者进行互动。因此，这项技术可以用来支持治疗。但需要注意的是，机器人并不是治疗师的替代品，而是治疗师用来提高干预效果的一种辅助工具。

要点复习

- 治疗自闭症的高科技新方法令人着迷，在某些情况下很有前景，但大多数还没有确切疗效。先别盲目购买。未来几年可能会出现很多新进展。
- 电脑、手机和互联网铺天盖地，关注孩子对媒介和互联网的使用很重要。技术为当今的年轻人提供了社交平台和海量的信息，但同时也给自闭症儿童带来了风险，特别是打开了他们受到侵害的新渠道和限制了他们直接参与社交互动的机会。虽然电子媒介对注意力发展的有害影响相对轻微，但也实实在在存在其他风险。因此，家长有必要遵循本章列出的要点，使孩子免受可能发生的额外伤害。

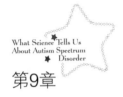

第9章

青春期与自闭症

每个人都是从孩童变成青少年，然后长大成人的。人生的每一个阶段都存在新的挑战和新的乐趣，对自闭症儿童来说也是这样。在青春期阶段，随着社交世界变得越来越复杂，他们的心境也开始变得起起落落。随着向成人阶段的迈进，他们的社交需求会再次发生新的变化。

十几岁的时候，孩子要开始独立面对一个充满变化的新的社交世界。孩子在这一阶段面临的社会规范与家庭规范不同，或许不再符合你对他在小学阶段时的期望。孩子在管理时间、组织材料和安排各项事务等方面也将面临越来越多的要求。同时，他也面临性与恋爱关系方面的复杂挑战。

乔纳是一名自闭症儿童，也是我们的患者。在学校餐厅排队点餐时，他会咬嘴唇、掰指关节。他周边的孩子则会彼此戏谑或斗嘴，享受着繁忙课业之外的闲暇时光。乔纳会密切注视着餐厅里的服务员，希望可以从那里寻找线索来解读这混乱的场面。后来，他告诉我，他使用了"绝地武士"的念力，让他的同学们移动得更慢一些，拖延他选择座位的时间——"这不是你要找的那盒牛奶，选择另一盒吧。"但是，这一招往往不会奏效。

这时，他多么希望出现奇迹，比如他熟识的象棋俱乐部的朋友也来餐厅就餐。然而，没有。他只好找一个舒适的空桌子。他解释说，一个人吃饭会比较快，然后就可以快速地躲到图书馆或机房里去。大多数时候，他没有那么幸运，不得不和大家在一张桌子上用餐。他并没有被取笑，相反，人们往往不会留意他坐在身边。有时候，他的同学会主动跟他打招呼，寒暄一句"最近怎么样"，但更多的时候，他们只是瞥他一眼，冲他笑笑，然后继续自己的谈话。乔纳这时也会对他们微笑，也许还会略显笨拙地回应问候，然后静静地吃他的午餐。有时，同学们会试图和他讨论最近流行的服饰，或者头天晚上社交媒体上出现的话题。尽管乔纳尽了最大努力，但仍然无法参与其中。乔纳一时想不出话来，有时他会在脑子里记下周围的谈话。他总是对其他人流畅的陈述、敏捷的手势和富有表情的面孔感到迷惑不解。就好像他们懂得一种他从未学过的外语。他发现坐在餐桌旁会引发深深的焦虑（如果他又搞砸了一场谈话怎么办？），饭后，他往往感到非常难过。

尽管乔纳无法快速和流畅地应对社会交往活动，但他对社交世界的关注仍然是有意义的。此外，他的母亲会检查他每天放学后的状态，他与治疗师时间也建立了牢固的关系，这些都会帮助他反思一天的活动，在安全的环境中练习他所需要的技能，这样他就能更加顺利地完成高中学业。的确，他做到了。乔纳最终和同学们一起毕业，进入了一所社区大学，在那里，他的学业表现优异，并继续在父母的支持下处理复杂的社交活动。

高中生活里典型的一天是怎样的？餐厅里、走廊上、课堂中以及各种活动转换中都充斥着无数社交的需要，这对自闭症青少年来说是一个不小的挑战。自闭症青少年每天都要面对很多变化的状况，比如不同的课程要在不同的教室里进行，教师进行轮岗，课程表也在变动。这不仅意味着他们要调节因常规变化和多种活动转换带来的情绪挑战，还要面对认知上的挑战：必须记住活动在何时何地进行，必须快速从一个话题转移到另一个话题，还需要准备好所有合适的材料。这谈何容易！对于自闭症青少年来说，高中生活中的平凡一天简直就是体育运动中的铁人三项。

这其中，最根本的是青少年阶段发展的"错层"。他们的身体正在快速变化和发育成熟，但他们的社交和行为能力却没有与身体同步发展。对于典型发育的青少年来说，理解自己身体的发展变化都是具有挑战性的；对于有情绪、社交和行为障碍的孩子来说，这就更加困难了。在社会规范和具体信息迅速变化的背景下，不论对于青少年，还是对于他们的家长来说，性的发展问题都是一个充满挑战的话题。

这是可以克服的。和在学前阶段与小学阶段一样，孩子的青少年时期也会既有艰难的时光，也有欢乐的时光。我们在本章中嵌入了基于科学研究证据的技术、方法和建议，以及我们多年来与家庭合作的临床经验，希望你有更充分的工具来驾驭孩子的这一特殊时期。

长大成人不会在一夜之间发生，而是一个渐进的转变过程。我们越来越认识到，在我们的社会中，18～25岁的过渡阶段是一个关键的发展时期，对于患有自闭症的年轻人来说可能尤其如此。由此，成年初期进入了另一个充满快乐同时极具挑战的阶段。玛丽就是一位处在这种境况中的家长，她告诉我们，当她的儿子罗杰年满21岁，无法再待在公立学校系统中时，他们产生了"断崖"之感。

玛丽为什么这样说？为了患有自闭症和智力障碍的儿子罗杰，她要面对医疗和心理健康服务系统。一旦儿子从高中毕业，这些服务就会逐渐减少，也更加碎片化，难以整合利用。她必须在社区里为儿子寻找包容性的环境和有意义的活动平台，毕竟学校已经不是儿子度日的选项之一了。她需要熟悉法律和财政制度，以确保她的儿子能在成年后得到支持，并在失去父母照顾之后也能得到照料。

对于那些能够顺利过渡到适当生活环境中的人来说，成年早期应该是一个意气风发的阶段。他们可以追求自己的兴趣，成功完成中学教育，享受没有复杂青春期压力的家庭关系。但是，科学研究发现，成年后的生活对于大多数自闭症青年来说极具挑战，他们需要应对就业、住房和心理健康等各方面的难题。

萨莉也有过这样的经历。她患有自闭症和智力障碍的女儿安娜搬进了政府资助的社区住房。21 年来，萨莉终于睡了一个安稳觉。安娜也开始学着适应社区的新环境，提高自我生活的独立性。母女关系也改善了很多。萨莉开始和女儿一起做自己以前没有精力从事的活动。当然，这种安排并不总是有效的。其他父母发现，进入成年早期这个阶段并没有比其他阶段更容易或更辛苦，只是有所不同罢了。对阿瑟来说，高中毕业意味着进入一所社区大学，住在父母家的地下室里。他的父亲达里尔在很大程度上像阿瑟在高中时那样支持他：帮助他安排日程、作业和活动；确保他每天都能坐上公共汽车去学校；陪伴儿子参加社会技能小组、职业培训和焦虑症个体治疗等项目。

虽然这三个家庭都必须掌握新的生活秩序，应对新的生活挑战，但他们也分享了一些令人兴奋的事情：孩子成功地参加了社区伦巴舞蹈课，享受了乘坐越野车的快乐，或从高中顺利毕业了。

与我们合作过的所有父母，在孩子从青少年过渡到成年的阶段中，都经历过心态的起起落落。自闭症患者要从青少年期开始正确引导，为迈向成年期早做准备。本书第 10 章将重点论述成年早期的生活安排。本章的剩余部分将引导你在孩子青少年时期完成必要的准备步骤。青少年面临着快速变化的社会规范的约束，被要求学习新的时间管理和组织技能；同时，与性和恋爱关系相关的生理特征和社会要求也发生了深刻变化。幸运的是，我们提供了丰富的信息资源来帮助你和孩子及早应对青春期生活的跌宕起伏，可以避免在进入成年早期的过渡阶段中可能会遇到的很多麻烦。

资源 1：适应技能的发展

大量的纵向研究已经表明，预测自闭症患者成年后成功的关键因素之一，就是发展所谓的"适应技能"。适应技能也被称为日常生活技能，是指能够独立生活和照顾自己的技能。这些技能包括：学会做饭、管理预算、穿着得体、保持卫生、打扫房间、使用交通工具、按时上班或上学。这些生活技能需要时间去学习（然而家长往往把学业技能看得更重要），作为父母，你必须帮助你的孩子在家里、学校和社区生活中努力学习和掌握它们。

> 在孩子青春期阶段提供契机式的适应技能（日常生活技能）训练，对于孩子迈向成年生活至关重要。

幸运的是，帮助儿童或青少年学习日常生活技能并不需要家长有多大学问。你只要从身边的事情及早着手，比如教会孩子懂礼貌、收拾餐盘、洗碗、洗衣服，等等。将来，孩子不论居住在集体宿舍还是独立公寓中，这些生活技能都可以为其独立生活打下基础。同样，你可以教孩子如何准备和选择健康的食物、刷牙、定期洗澡、根据天气和活动选择合适的衣服。青少年会特别喜欢学习如何独立地在社区中行动，比如在餐馆点菜、查询时间、规划财务和购物，以及学习乘坐公交车。

典型发育儿童通常通过观察和模仿他人来学习这些技能。然而，自闭症儿童在模仿他人方面存在困难。比如，他可能会因为缺乏兴趣而不去注意别人，也可能因为无法捕捉一些细节而不能有效地完成一项技能。例如，他可能知道如何买一张公交车票，但不知道他必须注意不要坐过站。这些技能都需要明确地教授和不断地练习。越早开始解决这些问题越好，哪怕是幼儿时期。只有这样，孩子才能更加从容地进入下一个人生阶段。

如果你的孩子没有学习适应技能的动力，你就可以设立一个奖励制度，鼓励他坚持做家务和保持良好的卫生习惯。如果你的孩子处于个别化教育计划中，你就可以把适应技能融入他的计划目标当中。这可能包括学习如何寻求帮助、全天管理自己的时间、选择健康的午餐，等等。适应技能是日常生活的一部分，在一天的所有环境中都会出现。利用每一个机会向你的孩子传授这些技能，帮助他为下一个阶段的生活做好准备。

资源 2：社会技能教育

我们可以凭借直觉进行直观教学。典型发育儿童在没有刻意引导的情况下，也能顺利地发展社交技能（我们称之为"内隐"学习），自闭症患者则需要通过言语表达进行"外显"的直观学习。可喜的是，两者都是可行的！

通过大量的研究和试验，我们发现，社交技能和社交行为是可以传授的。一些孩子可以通过本书第 5 章讨论过的一些方法成功地习得技能，比如基于应用行为分析的疗法。通过加强孩子对社交世界的关注，这些方法可以帮助孩子更有规律地参加社交活动，并获取有意义的信息，帮助他学习社交世界的情感表达和沟通。我们注意到，通过为孩子的社交互动提供支架，基于应用行为分析的疗法可以在一定程度上教会孩子成功地驾驭人际互动。随着时间的推移和反复的练习，孩子将会发展出使用社交技能和追踪社交线索的技能，这样他对社会规范的学习就会成为一个终身的过程。

但是，对大多数家长来说，孩子在青少年时期还有更多的工作要做。也许当孩子还小的时候，应用行为分析的可用性是有限的。虽然我们现在仍然可以应用那些奖励社交行为的原则，但我们会将这些原则与对社交线索和社会规范的明确解释和教学相结合。这些服务主要集中在大学的研究中心和自闭症诊所。如果你所在的地区没有这样的服务，你也可以找一个提供同样方法的咨询师帮助你整合资源。

这些社交技能课程在其范围和授课方式上有很大的差异，但它们通常都包括一个教导性的部分（类似于课堂教学），讲解特定社交技能的意义和目的、以结构化和非结构化方式练习该技能的机会，以及成功使用该技能的明确标准。

例如，团体社交技能课程的一个部分可能包括对对话轮换及其标准的简要介绍。然后，团体要参加一个"对话乒乓球"活动，参与者在打乒乓球时需要就一个特定的话题进行对话。接乒乓球的人在发球者对他的话发表评论之前不能将球传回去。在这个活动中，临床医生会通过一个明确的积分系统和口头制造偶发事件来提升学习的效果。（例如："约瑟夫，当比利说他喜欢比萨饼时，你问他喜欢哪种，你就能得到 1 分……你看到杰罗德谈论蘑菇比萨饼时有多兴奋了吗？"）在活动之后，在非结构化部分，比如吃点心时，临床医生会促进该社交技能在自然互动中的迁移和强化。

这些都是社交技能课程的典型要素，但这些课程会因为不同的环境（在诊所或学校）、不同的频率（一周一次或几次）、不同的规模（两个人或小组）、不同的范围（关注广泛的技能或仅一个方面，如心智理论）、谁参与（仅限儿童的小组或儿童和照料者同时参与的小组）、谁是促进者（临床医生提供或同伴调解）而有所不同。

一份来自 19 项与该主题相关的随机对照试验的数据总结显示，这些类型的社交技能干预对自闭症青少年的社交能力有一定的影响。有趣的是，对自闭症患者进行社交技能干预的有效程度，与对多动症和精神分裂症患者进行社交技能训练的有效程度十分接近，而且比面向普通学生群体进行的课堂或课外项目的效果好得多。这表明，这种干预类型的功效确实是针对那些在发展特定社交技能方面有特殊挑战的人的。

社交技能训练的最大效果在于提高了参与者的社交知识。参与者报告说，他们学习了这些知识，但这并不意味着他们可以应用这些知识。这就是为什么教师和家长在评估效果时发现，孩子在社交技能上似乎并没有太大提升。

> 自闭症患者在青少年阶段和成人阶段都要面临新的社交挑战，持续的社交技能训练是十分必要的。

除了临床医生的干预，还有一些纳入典型发育同伴支持模式的干预措施。这些方法背后的原理是，在融合性的环境中（比如学校），同伴可以就特定的社交技能向自闭症儿童做出示范或提示；这种互动还可以促进自闭症儿童和同龄人之间进一步的社会交往。一项针对 14 项研究的综述表明，同伴支持干预是促进自闭症学生与同龄人社交互动的一种有效方法。并且，，教授的技能也可以在课堂之外的环境中保持和迁移。虽然这种以同伴为基础的社交技能干预方法相对较新，但它令人充满希望。

资源 3：时间管理和组织技能

课间的过渡、完成家庭作业、使用活动厅和储物柜、课程安排变动等，都是高中日常生活的一部分。这其中的挑战有两个，一是时间管理和组织能力，正如本书第 4 章所讨论的，这在很大程度上依赖于执行功能。科学研究发现，自闭症青少年的这两项能力发展水平存在异常，普遍较低。二是应对事物变化、转换和常规中断的能力。本书第 2 章中也讨论过这一点，对同一性的坚持是自闭症青少年的障碍表现。这些问题会导致情绪和行为的失调。我们将在下一节的讨论中来解决这个问题。

> 高中生活需要时间管理和任务处理的技能，对于自闭症学生来说，学习并经常应用这些技能是很重要的。

处理家庭作业和日程安排变化，以及在不同的课程中应用时间管理技能和执行功能，你就可以有序地规划和处理每一件事情。执行功能对于管理时间、学习和做作业等事情至关重要。许多书籍都涉及如何提升学生的时间管理能力，这里不再赘述。但我们下面的方框里为你提供了一些关键的执行功能工具。

自闭症学生的时间管理技巧

1. 每天列一个任务清单。先做最重要的事情。当你完成一项任务时，就把它划掉。

2. 遵循普雷马克（Premack）原则，即用可能出现的行为强化不那么可能出现的行为。这意味着，当有事情要做的时候，先从最不喜欢的任务开始，然后逐步做更喜欢的任务。简单地说，如果你的孩子喜欢玩电子游戏，就确保在他完成他的家务之后再玩；如果你的孩子更喜欢数学而不是阅读，就让他先完成阅读作业。如果有两件事都不是特别有趣，就将它们与孩子最不喜欢的或最不可能完成的任务安排在一起，这样会增加孩子将两件事都完成的可能性。

3. 制订一个活动表。不仅包括家庭作业，还包括其他活动，如娱乐时间和休闲活动。

4. 让孩子把空闲时间利用起来。如果有作业要做，又在等校车的时候有空闲，那就是做作业的最佳时间。

5. 弄清楚孩子什么时候学习效率最高。如果他喜欢在早上学习数学，那么他早上做数学作业会比晚上更有效率。

6. 早点动手做作业。不要临时抱佛脚。

7. 将任务分解。对于许多自闭症儿童来说，繁重的作业可能会让他们不知所措，但如果你帮助他们把作业分解成易于处理的"小块"，他们就能逐"块"处理。

8. 让孩子每天花几分钟复习笔记。说起来容易做起来难，但是只要在每天结束的时候复习一下，考试时的压力就会小很多。

9. 保证睡眠时间。请参见第6章。更好的睡眠会带来更高的效率。

10. 建立良好的家庭作业完成习惯。要有一个不受干扰的环境、一个家庭作业的常规流程和时间表；持之以恒，不要让电话、短信或兄弟姐妹打断这个时间。

11. 学习时间不要太久。工作30～45分钟后，我们的大脑会感到疲劳，无法集中注意力。要做一个短暂的休息，离开座位，四处走走，活动几分钟来恢复精神，然后再开始工作。这种休息实际上会让你的孩子更有效率。

资源 4：情绪调节策略

自闭症青少年面对的很多情况超出了他们的应对能力，进而引发了情绪反应。正如上文提到的，在高中生活中需要应对活动转换和经常性的打乱常规；各种感知觉刺激，如难以忍受的嘈杂声和荧光灯闪烁；快速变化的社交世界也令人应接不暇。所有这些情况都有可能削弱青少年调节情绪体验的能力。但是，面对这些挑战，我们可以采取一些直截了当的办法。

活动转换引发的情绪挑战

对许多自闭症青少年来说，处理意想不到的变化或日常活动的中断，以及从一项活动过渡到另一项活动（即使是日常活动的一部分）都是困难的。对一些人来说，中断日常生活或在课程间快速转换可能会导致焦虑或对立行为，甚至发脾气。这些情绪体验在出现后是很难管理或解决的。最好提前进行预防，帮助孩子预测和应对意想不到的变化，顺利度过转换的环节。这意味着你要特别关注孩子在学校里的情况，对涉及变化和转换的活动十分清楚，比如何时会有集体活动，或者数学老师何时会缺席。最简单的办法就是与学校的特殊教育教师、心理治疗师、班主任或孩子日常安排中涉及的其他教师建立密切的联系。如今，有了电子邮件和网站，我们可以更容易地联系学校并了解孩子的日程安排。

为了促进不同课程之间的顺利转换，孩子可以采取一些直接的办法，比如建立一个书面的或视觉提示的时间表，帮助自己预见一天正在发生的事情。颜色编码可以帮助突出时间表的变化。

基于孩子的兴趣给时间表贴上贴纸的方法也很有帮助。例如，16 岁的艾伦喜欢漫威（Marvel）漫画，所以他在学校一周安排时间表的每一天顶部都贴上了不同的超级英雄标签。这是一个十分简单的任务，但可以大大提高孩子关注和使用时间表的兴趣。教师、家长或辅导员可以利用这个时间表检查孩子的预见性应对能力。他们可以问孩子，如果本周四体育课结束后上数学课，而不是像一周中的其他日子那样，午餐后上数学课，钢铁侠会做什么？钢铁侠该如何应对日常生活中的突然变化呢？艾伦可以用这种方法来想象、预测和练习应对各种突变的状况。

其他的支持方法包括，与学校建立基于个别化教育计划或 504 计划的合作模式。比如，在计划中增加两个活动之间的过渡时间，这样孩子就可以在感知觉刺激不那么强的环境中转换至下一个场所。或者在桌子上放一个视觉计时器，帮助孩子跟踪过渡到下一项活动的时间。一旦确定孩子有这些方面的需求，并列入干预目标当中，校方也会提供更多类似的支持。

由过度的感知觉刺激导致的情绪挑战

正如我们在本书中讨论的，感觉敏感是自闭症诊断的症状特征之一。敏感性表现因人而异，常见的包括：对较大噪声（如火警警报）、特定声响（如风扇发出的嗡嗡声）、触觉（如在拥挤的走廊上被另一个学生意外撞到）、光线（如荧光灯）和气味（如特定的食物）的敏感。感觉敏感会导致注意力分散、焦虑感增加，进而引发情绪失控。对此的建议是，可以使用耳塞或耳机隔离噪声，戴墨镜或帽子遮挡强光，以及准备一间可以逃避刺激的安静的屋子。你可以和学校沟通，将以上支持措施直接纳入孩子的个别化教育计划。

更广泛的情绪挑战

你可以采取一些治疗方法来管理情绪。第一，有大量研究证据证明，认知行为疗法在干预焦虑症和抑郁症方面有效果。随机对照试验也表明，认知行为疗法可以应对多种情绪障碍问题，在自闭症干预方面也有效果。需要注意的是，认知行为疗法干预需要患者有足够的认知能力来反思自己的想法和行为，并有做出改变的动机。许多心理学家将认知行为疗法应用在儿童、青少年和成人的情绪管理领域，包括帮助那些容易情绪爆发和失控的青少年，以及患有焦虑症和抑郁症的人。

第二种有证据支持的方法是正念疗法。在以正念为基础的疗法中，重点是训练一个人以一种不带评判的方式将注意力集中在当下（我知道我正在生气，但这种感觉既不好也不坏，而只是我的感觉）。感觉的焦点可能集中在身体、思想或感情上，但无论焦点是什么，这种感觉或认知都不会影响当下的行为。正念疗法的功能是增强对自身情绪的感受意识，提高情绪的调节能力。2018年的一项综述研究指出，正念疗法可以作为自闭症青少年和成人调节情绪的一种选择，因为认知行为疗法在情绪失控的当下是无法实施的。尽管正念疗法的证据相对有限，但仍然令人充满希望。

> 正念疗法为自闭症青少年处理情绪问题提供了一种新的思路。

资源5：自闭症青少年的性问题

早期观点认为，自闭症患者是性冷淡人群，这种说法是错误的。事实证明，大多数自闭症个体非常渴望恋爱和性关系，尽管他们无法清晰地表达这一点。与典型发育的同龄人类似，自闭症青少年和成人既有符合常规的社会行为，也有异常的社会行为。

同时，患有自闭症的青少年有着更特殊的一面。比如，他们往往更难以适应与青春期有关的身体变化，而且往往比典型发育的同龄人更容易焦虑、沮丧和孤独；这种转变对患有自闭症的女孩造成的困扰尤其严重。

研究还发现，自闭症青少年的性发展可能和同龄人不同。造成这种情况的原因包括自闭症青少年普遍存在的社交障碍、较少的正规性教育的机会、当今时代性取向和性认同满意度的多样性增加。最重要的是，即便自闭症青少年面临着十分特殊的异常和挑战，我们仍然有一些途径和办法来支持他们，促进他们健康的性发展和性认同。

与同龄人相比，自闭症青少年性发展存在异常的第一个原因在于社会沟通和人际互动障碍。他们难以准确获取和应对社交信息，维持友谊。同伴交往经验的减少，又会导致社交经验的不足，进而陷入一个自我强化的循环。

这个逻辑同样适用于性意识和性行为的发展，挑战集中反应在自闭症青少年性行为问题的发生概率上。综述研究报告表明，自闭症患者有更高的性行为问题发生率，比如在公共场合手淫、生殖器暴露、窥阴癖和恋物癖。他们不能遵守社会规范、符合社会期待。目前，大部分的自闭症青少年还没有这些行为。我们所说的"更高概率"是指与普通人群的发生率相比。例如，对患有自闭症和智力障碍的年轻人的调查显示，25%～30%的人至少有过一次不适当的性行为。如果不能理解社交线索并用它们指导自己的行为，个体就容易做出违反社会规范的事情来。如果你不能通过观察找到这些线索，那么用其他更正式的方式获取信息就很重要了。然而，自闭症学生很少有机会接受正规的性教育。为此，我们在下文中提供了一些弥补缺失的方法。

沟通

与孩子建立和保持开放的沟通关系是重中之重。对大多数人来说，性是一件难以启齿的事情，但是对这个话题持一种开放、冷静的态度，有利于保持沟通的顺畅。这意味着你可以回答孩子的任何问题，比如开车或学习这样的话题，并提供相应的指导、反馈和教育。开放的沟通关系意味着你可以支持孩子学会健康的性行为，建立积极的恋爱关系；你可以回答性别认同的问题。这做起来可能很难，但对你的孩子来说却是至关重要的，因为他难以从其他地方获得关于性和恋爱行为的各种正式与非正式的信息。事实上，获取途径无非两条，要么是你告诉孩子，要么是孩子从互联网上获取，但我们希望由你来处理这件事。如果你实在难以谈论性方面的话题，那就找自闭症和青少年领域的专业临床医生帮忙。

你（或者其他孩子信任的成人）需要和青少年沟通的话题包括：①理解公共行为和私人行为之间的不同（比如自慰这件事）；②可以发生身体接

触的对象和场合；③有关身体部位的合理或不合理的名称，以及什么时候使用术语才是合适的；④个人空间的概念；⑤如何避免性虐待或身体虐待的高危情境，以及如果有人做了不合适或有害的事情该怎么办；⑥什么是正式的约会，怎样约会。这些都不是一次性的对话，而是一种持续的、公开的对话，你需要与孩子反复讨论某些话题。但愿孩子的学校能提供性教育课程，就像下文讨论到的那样。

性教育

研究表明，自闭症儿童不太可能获得与其他青少年同等程度和类型的性健康教育。这种差异的原因尚不明确。有人猜测，自闭症青少年在课堂上存在注意力不集中和其他问题行为，从而限制了他参与课堂的机会，性教育课程被取消，替换成了其他课程。另外一种猜测是，教师不愿意为自闭症青少年提供性健康信息。调查显示，这对父母来说也是一样的，所以如果你不知道如何与患有自闭症的孩子谈论性的问题，你并不孤单。

那么，自闭症青少年是从哪里获得性知识的呢？研究表明，患有自闭症的青少年和成人通过互联网寻求有关性的信息。有些时候，这些信息是恰当的、准确的和有建设性的，但大部分时候，它们更有可能是不恰当的、有问题的。因此，与典型发育的同龄人相比，自闭症青少年难以通过各种非正式的（比如观察学习）和正式的（比如学校性教育）途径来学习性健康知识，这使得他们处于双重不利的境地。

> 坦诚交流性问题和参与自闭症患者性教育项目对孩子来说至关重要。

鉴于这一问题，一些针对自闭症青少年性健康教育的项目开始出现。其中之一被称为青春期应对训练。没有实证证据证明哪个项目最好，但那些可以提供清晰、准确信息并促进人际沟通的项目会特别有帮助。鉴于自闭症青少年高发生率的多样化性取向和性别焦虑症（指大众认定的性别与自己认同的性别之间的脱节，以及过度渴望变成另一个性别而导致的痛苦)，一个在性认同方面最符合孩子自我概念，而不仅仅是迎合社会普通大众所接受观念的项目，对孩子来说至关重要。

认真对待有关性认同的问题

当前大部分关于自闭症患者性取向和性别焦虑的研究都聚焦于那些认知能力在平均水平或之上、可以表达自己的性取向和性别认同的青少年人群，所以我们需要在这一背景下讨论这个话题。我们目前对不能表述自己内在经验的自闭症患者和智力障碍人士的了解还很少。

最近的一项综述和元分析研究涉及对 1000 多名患有自闭症的年轻人进行的匿名调查，结果发现，自闭症患者中同性恋和双性恋的比例比神经典型人群高。不同研究得出的这一比例各不相同，但大约有 15%～35% 的自闭症参与者称自己有同性恋或双性恋的倾向。这一数字明显高于美国和英国在 21 世纪初的神经典型人群研究中分别发现的 4.6% 和 5.4%。

虽然很少有研究涉及不同性别的性取向问题，但现有的研究表明，自闭症女性的这种倾向比男性更明显。这是为什么呢？一些理论认为，由于与伴侣相处的机会和经验有限，自闭症患者可能不会将性别作为选择伴侣的重要特征，而且可能对性取向的概念理解有限，或者可能不理解或不关心社会中存在的性取向规范。基于自闭症神经生物学的最新进展，一些科学家假设，自闭症女性异性恋比重较小，可能是由于胎儿在发育期间睾丸激素水平升高了；然而，这一假说却无法解释自闭症男性中同性恋比重更大的问题。

> 与普通青少年相比，自闭症青少年的性别认同和性取向问题更加突出，应该谨慎处理。

正如上文提到的，性别焦虑症是指大众认定的性别与自己认同的性别之间的脱节，以及过度渴望变成另一个性别而导致的痛苦。性别焦虑症是一个相对较新的研究领域，科学家告诉我们，自闭症患者患性别焦虑症

的比例比普通人群高得多。在普通人群中，男性患性别焦虑症的比例介于
1/10 000 到 1/20 000，女性则介于 1/30 000 到 1/50 000。和自闭症一样，
性别焦虑症的诊断率也在上升。目前还不清楚，这种增长是真正的比例升
高，还是社会文化对跨性别人群的接纳度提升导致的。在不同研究中，自
闭症患者性别焦虑症的发生率也有所不同，但最近一项对包括 1500 名自
闭症儿童和青少年的性别焦虑症研究的系统综述表明，自闭症和性别焦虑
症的共现率在 3% ～ 14% 之间。这个比例明显高于普通人群的。这涉及一
个新的研究领域，研究者目前还没有就上述现象的原因取得共识，只得出
了几种尚未形成定论的观点。一种观点认为，这与子宫内雄性激素暴露过
多有关，导致了僵化思维模式或者性别认同发展模式异常的出现。然而，
这些观点都是推测性的，这些假说没有任何具体的证据支持。此外，对于
自闭症患者性别焦虑症的诊断和干预，也尚未达成科学共识。显然，我们
还需要在这个领域中开展更深入的研究，这样才能开发出工具，为这个独
特的群体提供最合适的支持。

现在，你需要检查自己对孩子性取向的判别是否准确，如果你的孩子
有疑问，你需要为他提供支持。虽然大部分自闭症青少年不会患上性别焦
虑症，但不排除个别的存在。请毫不犹豫地向自闭症临床专家求助。自闭
症患者的性别焦虑症诊断过程是复杂的，对患者的支持应该由具有自闭症
专业知识并了解这一群体特殊需求的临床医生进行审查。有关措施请参照
下文。

提高自闭症青少年性健康的措施

1. 沟通。选择合适的机会与孩子就性问题进行讨论。

2. 性教育。确保孩子接受正规的性健康教育。

3. 认真对待性别认同的问题。自闭症青少年会比同龄人更有可能
存在多元的性取向和性别焦虑症，你应该对此保持清醒的认识和开明

的姿态，并为孩子提供支持性的环境。

4. 多关注女孩。研究表明，自闭症女孩比自闭症男孩的性行为更频繁，尽管她们报告称，自己的性冲动和性兴趣更低。这种研究结果的不协调表明，自闭症女孩或成人实现健康的性关系更为困难。我们前面讨论过，自闭症青少年在通过理解社交线索来指导行为上存在困难，并且缺乏社交机会练习互动技巧，由此就不难理解为什么自闭症青少年难以建立恋爱关系和形成健康的性关系了。此外，对于自闭症女孩的最新研究表明，女孩更倾向于使用社交脚本来指导社交行为。不幸的是，在我们的文化中，很少有适当的私人性行为的社交脚本提供参考，这让青少年和成年的自闭症女性失去了参与社交的关键支柱。所以，对于患有自闭症的女性青少年，我们再次强调沟通和恰当的性教育的重要性，同时建议你提供关于适当的性和恋爱行为的具体的社交脚本，这有助于指导女孩的行为，促进她们对健康性关系和恋爱关系的选择。

资源 6：转衔计划——青春期的关键举措

青春期是一段充满挑战与压力的时期。但是，如果目标能够聚焦于提升社交技能、预先规划、改善执行功能以及创设明确清晰的沟通环境，你就能帮助孩子顺利度过这个阶段。但是，你需要采取关键的行动步骤，制订清晰的转衔计划。如果你想在孩子成年前形成一个清晰的规划，那就应该从青春期着手。下面的这张检核表就是你规划与监测进展的工具。

> 一个慎重的、以个人为中心的转衔计划是帮助孩子成功迈进成年的关键。

成人转衔计划检核表

下面的清单介绍了建立转衔计划的主要步骤及标准。当你与团队协作完成相应的步骤时，也可以为关键流程建立一个时间表，保证在适当的时间内完成必要的申请工作（资金、住房等）。

步骤	备注	落实与应用	问题	计划	截止日期	完成
评估你的和孩子的目标						
成立过渡指导团队						
起草孩子的档案						
国家发育障碍者支持部门						
社会安全生活补助金						
联邦医疗补助						
监护人						
经济规划与信托						
教育						
就业						
日间项目与社区参与						
住房支持						
医疗保健（主要照料者，精神病治疗，其他）						
选民登记						
义务兵役登记						
权利倡导						
交通出行						

回顾性的父母访谈都强调，有效的转衔计划是成人期成功的关键因素。这是有道理的，因为科学告诉我们，保证自闭症患者成年后成功的最佳预测因素，是社会技能的提高、清晰目标的确定、自我倡导技能的发展、获得强有力的协作支持，以及对职业选择的理解。下文将对转衔计划中的组成部分加以说明。

这与设计孩子最初的治疗计划一样，在转衔计划中，你将组建自己的团队，整合资源，并基于孩子的需求和优势开辟出一条具体的道路。不得不再次这样做似乎让人不知所措。"等一等，你说什么，作为一个自闭症孩子的父母，我需要喘口气！"你看到其他孩子的父母随着孩子的长大独立，变得愈发悠哉游哉，而你不得不为孩子再次规划。在这个过程中，你需要为自己凝聚支持，并根据下面方框中提供的建议照顾好自己。

转衔时期的家长自我照料

转衔是一个过程，可能会引起压力。事实上，就像你第一次收到孩子的诊断结果，开始动用你的资源，为孩子制订治疗计划时一样。以下是你应该问自己的问题以及一些可以帮助你度过这个时期的建议。

1. 你对"残疾"持什么态度？你是否考虑过残疾会对孩子成年后的生活带来怎样的影响？请明确你自己对于残疾的态度和原则。

2. 作为照料者，你的短期和长期目标是什么？孩子的短期和长期目标是什么？把目标按时间线分解。

3. 在你的原则（而不是假想）和孩子的目标指引下开展你的行动。

4. 明确哪些事情是你可以控制的，哪些是无法控制的，无法控制的暂时不用管。

5. 计划实现目标的步骤，并把它们写下来。这些步骤是转衔计划的框架。

6. 最后，找一些志同道合的人，他们和你拥有共同的原则和目标。他们将是你坚实的支持力量。

每个人的转衔计划看起来都不一样，就像你的孩子第一次确诊时你所制订的独特的治疗计划一样。考虑以下三点，以确保转衔计划的个别适宜性：孩子的目标是什么？转衔团队应该有哪些人？落实时需要哪些支持？

明确孩子的目标

仔细考虑孩子的发展目标，以及你对孩子的期望：是独立生活，还是终身学习但无须独立？一些患有自闭症的青少年成年后可以成功地独立生活，转衔计划可以包括实现这一目标的步骤。其他自闭症青少年可能无法发展独立生活的技能，所以转衔计划将集中于如何帮助他们过上尽可能独立的生活。

影响这个决定的因素，包括孩子的自闭症症状程度（沟通能力、社交技能、限制性和重复性行为）、认知能力（智商）、行为障碍、心理健康问题（如焦虑、抑郁）、身体健康问题（如癫痫、睡眠障碍）、适应技能（自我照料、生存技能）和支持服务的获取程度（如个案管理或社区支持）。确定合适的目标对于一些孩子来说可能相对简单，对于其他孩子来说则没那么容易。同样，对于家长来说，这也是一项挑战，比如，有些孩子可以十分容易地确定他的目标，但父母很难接受。如果你也遇到了这样的情况，请不要灰心。父母最担心的是，如果有一天他们不在了，不能独立生活的孩子该何去何从。这可能是自闭症青少年父母普遍恐惧的情形。这种恐惧会阻碍你选择合适的目标，因此，基于孩子可能与不可能面临的各项挑战进行诚实的评估，将有助于你和转衔团队为孩子确定合适的目标。

作为转衔计划的一部分，孩子的个人档案是很重要的。这个档案将包括孩子的个人生活故事，尤其要突出影响孩子生活轨迹的重要事件和关系，以及生活中有助于塑造他的其他方面。这样做有助于确定孩子的个人喜好，优势特长以及兴趣爱好，不至于遗漏。有时候，自闭症儿童很难确定自己的目标、梦想和偏好，所以为孩子建立个人档案可以帮助你的团队填补这些缺失的信息。在转衔计划会议上，你将回顾你孩子的个人概况，讨论孩子目前的处境，畅想未来的愿景，明确实现计划过程中的障碍和机会，确定策略，并讨论短期内的行动步骤。

转衔团队的成员

你需要建立一个转衔团队，这个团队的成员应该包括参与孩子生活、与孩子密切相关的人员，协力推进计划，实现目标。团队成员应该包括你和孩子、其他照料者以及老师，根据发展目标，还可能包括学校的心理治疗师、就业指导专家、州立残疾人发展机构的案例经理或者职业康复顾问。团队应该涵盖能够为孩子提供各项支持的所有人，以确保这些问题能够得到解决。

你的孩子是关键核心人物。要坚持以个人为中心的干预计划，从而确保计划的目标始终围绕孩子来制定。以个人为中心的方法照顾到孩子的方方面面，包括他理想的生活目标，以及为了实现有意义的生活所需要的支持。转衔团队应该定期开会，讨论进展，并确定实现这些目标的策略，团队中的每个人都应该采取行动确保在会议中讨论的策略得到落实。

转衔计划的落实

自然支持是转衔计划的重要部分。科学研究表明，一个强大的、支持性的社区在促进个人发展的同时，还要对抗孤立、预防个体的心理健康问题。你可以想象这种支持由四个同心圆组成（如下页所示），每个圆里都有可以帮助孩子实现目标的人。当然，以个人为中心的方法可以更加明确地确定孩子的目标以及所需支持。

有关教育的联邦法律规定了为转衔时期青少年提供的支持服务。《残疾人教育法》规定，所有 3 ~ 21 岁的符合条件的儿童与青少年都有接受公共教育的权利，该法案规定，学校有责任提供支持和服务，促进这一权利的实现。这意味着，自闭症患者在 21 岁前都可以接受特殊教育。《残疾人教育法》规定，公共教育的目标之一，就是为毕业后的就业和独立生活做准备。根据孩子的转衔计划，这个准备过程可以成为孩子教育计划的关键部分。《残疾人教育法》的要求通常会通过启动个别化教育计划来落实，其中必须包括为所有有特殊教育需求的学生在 16 岁之前制订转衔计划。

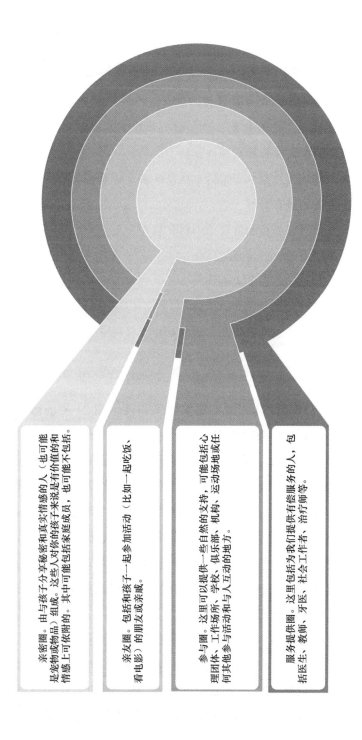

亲密圈。由与孩子分享秘密和真实情感的人（也可能是宠物或物品）组成。这些人对你的孩子来说是有价值的和情感上可依附的。其中可能包括家庭成员，也可能不包括。

亲友圈。包括和孩子一起参加活动（比如一起吃饭、看看电影）的朋友或亲戚。

参与圈。这里可以提供一些自然的支持，可能包括心理团体、工作场所、学校、俱乐部、机构、活动场地或任何其他参与活动和与人互动的地方。

服务提供圈。这里包括为我们提供有偿服务的人，包括医生、教师、牙医、社会工作者、治疗师等。

个别化教育计划中的转衔计划需要包含哪些内容

高中在读时和高中毕业后（就业或大学），特殊教育服务的目标是为学生提供可迁移技能、胜任能力和现实生活经验。因此，个别化教育计划中的转衔计划应该包括：

- 对孩子的优势能力、当前的学业成就以及功能表现的描述
- 重要的高中教育目标
- 达到高中教育目标相对应的个别化教育计划目标
- 对所需转衔服务的清晰描述
- 辅助达成目标的人员或机构
- 对团队合作和运作模式的阐明
- 毕业后的服务和支持计划、达成目标所需的资金

个别化教育计划团队成员不能仅仅关心孩子在 21 岁前修满学分足以毕业的问题，他们必须同时考虑，孩子是否为进一步接受教育、就业，以及是否选择独立生活做好了准备。个别化教育计划团队必须考虑孩子的转衔目标是否已经实现，是否需要持续的转衔服务来帮助他在毕业时实现预期的目标。然后，团队必须确定实现该目标所需的支持。学生有可能获得足够的学分毕业，但还没有实现过渡阶段的个别化教育计划目标。在这种情况下，他应该留在学校。当然，这条建议存在争议。如果你对转衔计划是否合适或孩子是否应该获得文凭存在疑问，可以根据《残疾人教育法》的规定申请调解和诉讼程序。

在孩子青少年阶段实施这个教育转衔计划是很重要的，因为孩子接受特殊教育服务的所有合法权利都会在他 18 岁时由父母移交给他本人（除非他被认定成年后依然需要设置监护人）。但是，即便他作为自己的合法监护人，如果不能对自己的教育负责，那么父母依然保有决策的权利。在下

一章，我们将提供关于监护和其他有关成年期的法律问题的信息。

　　请记住，每个家庭（包括孩子本人）在孩子进入成年后都会选择不同的道路。一些青少年可能在高中毕业后继续接受高等教育。有些人可能会追求就业和独立生活。其他人可能继续住在家里或搬到提供更多支持服务的生活环境中。每条路径都是独一无二的。但是，通过学习了解相关的信息，如就业、住房、财务和法律等考虑因素（下一章将重点介绍这些内容），你可以制订一个适切的、有意义的转衔计划，并利用它来指导你的孩子迈向成年。

要点复习

- 患有自闭症的孩子在青少年阶段会遇到许多新的情况，它们对社交技能也提出了更高的要求。在这个人生阶段，孩子需要父母、教育工作者、临床医生和同龄人的大力支持。

- 在自闭症患者中，性的问题往往被忽视。幸运的是，这种情况正在改变，专门为自闭症青少年设计的性教育项目正在开发中。保护自闭症青少年的性安全和身心健康是很重要的，因为他们（尤其是女孩）面临更多的挑战。

- 现在是时候努力培养你的孩子应对日常生活的功能性技能了，包括家务劳动、保持个人卫生、管理出行和居家生活等，这些工作对他们成年后的独立是必要的。趁孩子还未成年，找机会练习这些技能。

- 当孩子逐渐迈向成年时，你们必须一起设定现实的目标，并将你可以接触到的资源进行整合利用，规划好流程中的每一个步骤。研究发现，转衔计划是自闭症患者成功迈向成年生活的关键。

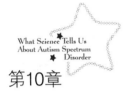

第10章

成年期与自闭症

　　我们首先了解一下自闭症儿童成年后的发展状况。最近，一项包含了25项研究的综述追踪了自闭症个体从未成年迈向成年的发展变化，研究表明，成年自闭症患者的社交技能、认知能力以及语言能力保持相对稳定，但不排除有些个体随着治疗和支持项目的结束，表现出先前已获得的技能丧失的情况；有些个体则能够继续学习并掌握新技能，他们的适应功能，即独立生活所需要的日常技能，似乎保持得更好，并且随着成年生活的到来提升得更加迅速。这意味着，及早培养孩子独立生活的能力对于未来具有更大的意义和价值。同样令人鼓舞的是，虽然大多数儿童在成年后仍保持着自闭症的诊断，但自闭症相关症状的严重程度往往有所改善，来自社交与沟通障碍、刻板行为的核心症状的挑战也会减少。所有研究都显示，自闭症儿童的焦虑和抑郁等心理健康问题非常突出，会一直持续到成年期；如果在成年时期被孤立于人群之外，情况就会进一步恶化。这篇综述得出的一个重要结论是，对成年自闭症患者来说，打破孤立和融入社区是至关重要的。

　　数据还显示，自闭症患者可以在工作中做出重大而有意义的贡献，但成年自闭症患者的就业率和稳定性都远远低于普通成年人。不同研究显示的就业率不同，但是研究者一致发现，只有略多于一半的成年自闭症患者有工作，有全职工作的则不超过 25%。一般来说，患有自闭症的成年人与他们的同事相比，工作时长更短，薪水也更低，而且从事的工作往往低于他们的实际技能水平。

住房与就业密切相关，所以这方面的数据也发人深省。尽管研究结果各不相同，但一般来说，只有不到三分之一的成年自闭症患者能够独立生活；约 20% 的人与父母同住，约一半的人与一名或多名室友合住，其余的则住在合法的机构、单位或团体之家中。从成年自闭症患者的角度来看，独立生活最大的难题是支付住房费用。与独立生活带来的经济担忧相比，对孤立、得不到支持或家人持续照顾的恐惧都是次要的。

虽然这些调查数据展现了成年自闭症患者充满挑战性的生活图景，但研究结果并非全部不尽如人意。首先，这篇综述的研究对象是 15 ～ 30 年前接受诊断和初始治疗的成年自闭症患者。在过去的几十年里，我们对自闭症患者进行诊断和提供适当干预的能力发生了巨大的变化。我们可以预期，现在的孩子成年后的结果会好得多。第二，研究数据表明，成年自闭症患者的发展结果逐渐向好：就业机会越来越多，在解决自闭症患者的身心健康问题方面，雇主的专业知识和经验也在逐渐丰富；高等教育支持项目的推广有助于有学术天分的自闭症患者取得成功；新的住房机会可以提升他们独立居住的能力。这些发展变化意味着，有越来越多的资源可用来支持成年自闭症患者继续学习，获得技能，并成为社区的重要成员，实现人生目标。

> 对成年自闭症患者来说，独立生活并不容易，但如今他们当中有许多人的独立程度超乎我们的想象，而且随着年龄的增长仍在不断获得新的适应技能。

如何支持成年自闭症患者取得成功

让我们浏览一下促进成年自闭症患者取得成功的重要事项，包括高等教育、就业、住房、医疗和心理卫生保健，以及财务和监护信息。

高等教育

　　尽管在高中毕业后继续接受教育并不适合每个孩子，但也许你的孩子适合。如果接受高等教育是你的孩子的目标之一，而且你组建的转衔团队也认可这一目标，那么你们会面临一系列高等教育的选项。我们可以将这些机会分成三种类型：混合模式、独立模式、融合性的单一支持式模式。

　　混合模式。患有自闭症的学生与普通学生一起参加社会活动和学术课程。课程有时会增加一些内容，侧重于培养适应技能（它们有时被称为"生活技能"课程或"转衔"课程）。这种模式通常为学生提供校内或校外的支持性职场体验。

　　独立模式。患有自闭症的学生和其他有障碍的学生一起上课。这些课程通常是"生活技能"或"转衔"项目的一部分。在这些模式中，学生有机会参加校园社会活动，也可以获得职场体验。工作机会通常是通过轮换预先建立的岗位，可能在校内，也可能在校外。

　　融合性的单一支持模式。自闭症学生得到个性化的服务，以支持他们在大学课程、证书或学位项目中取得成功。他们可以修习课程和项目的学分，也可以选择旁听。专业服务包括设立教练或导师以及借助技术或常规化的支持来帮自闭症学生。你可以根据孩子的发展愿景、生涯目标以及个性化需求来选择这些服务。这些项目的重点是为学生设定一个职业生涯目标，课程学习和就业指导都围绕这个目标进行。受到监督指导的职场体验包括实习、做学徒或其他基于工作的学习机会。

　　高中后的住宿和教育项目并不会在孩子高中毕业后自动获得，所以你要提前规划申请高等教育项目并获得资格，这个过程需要花费一定的时间。

　　如果你和你的孩子正在考虑高等教育，那么需要注意的是，有个别化教育计划或 504 计划并不会直接获得大学入学考试（如 SAT、ACT 或大学预修考试）的便利待遇。所以，你需要了解为这些类型的考试申请便利待遇所需的条件。通常，你可以通过孩子的中学提交申请，但如果你愿意，你也可以自行提交申请。审查过程可能需要两个月，所以一定要提前计划。有关大学理事会考试的信息和为残疾学生申请便利待遇的要求材料可以在 http://student.collegeboard.org/services-for-students-with-disabilities 网站上找到。

其他需要考虑的信息是，你的孩子在高中阶段的个别化教育计划并没有延伸到中学后的教育。1973 年的《康复法案》第 504 条规定禁止歧视残疾人，并与《美国残疾人法案》一样，为符合条件的残疾人提供保护。但是，"符合条件"是这里的关键词。这意味着，你的孩子必须有能力完成学习项目中规定的部分，不论有没有"合理便利"。这里有灰色地带，但是正如你为孩子制订个别化教育计划时一样，与各类专业人士沟通，以及为团队提供关于孩子的所有信息，是为了取得合理便利。重要的是，在高等教育阶段，如果孩子要获得便利待遇，就必须承认自己有残疾，主动提出诉求。这可能会给一些人造成困扰，他们不希望自己的孩子在大学里被贴上残障人士的标签。但是，这是一些大学的硬性要求。

你可以再仔细地考量筛选，实际上，一些社区资源也可以解决自闭症孩子接受高等教育的难题。还有一些私人咨询公司也可以为自闭症家庭提供专业的大学咨询或就业准备服务，比如培养面试技能和在职技能。这些类型的项目可以帮助自闭症学生及其家人在申请前、申请期间甚至入学后物色合适的学校。此外，全国各地的许多高等教育机构都提供一系列培训和认证项目，以及个性化和群体支持服务。未来会出现越来越多的服务和项目。

就业

帮助成年自闭症患者成功地获得和保持一份工作的因素有许多，包括独立（例如时间管理、个人照料、准备餐食）和避免孤立（例如参与各类社交活动、提升自己适应新环境和与人互动的能力）。另外，焦虑或抑郁等心理健康问题会影响成年自闭症患者在工作场合中的表现，如果存在这些问题，他们需要学会求助。正如我们之前提到的，焦虑和抑郁在患有自闭症的青少年和成年人中很常见。针对这些病症，目前已经有了相对完善的治疗方法，包括行为干预和药物治疗，因此积极寻求干预非常重要。研究还发现，影响成功就业的因素还有许多，详见下面的方框。其中一些因素非人为可控，但另一些可以，比如建立一个有效的转衔计划，促进学校与社区的密切合作，从而为孩子高中毕业后的生活提供支持。

成功就业的预测因素

- 改善日常生活（适应技能）
- 提升社交技能
- 在高中阶段寻求职业咨询
- 制订转衔计划，包括高中阶段的职场体验
- 与高中或高等职业培训项目或潜在雇主建立联系
- 将个人的兴趣、技能和优势与特定的工作相匹配
- 工作面试指导
- 工作所需的特定技能的培训和辅导
- 就业导师资源
- 雇主接受了解自闭症患者特殊需求的培训
- 雇主愿意提供环境支持，例如改变工作环境的灯光或声音

下面是支持成功就业的方法。

做好准备工作

帮助孩子在工作中取得成功的准备工作包括探索职业选择。工作适合

孩子是成功就业的关键。他可以通过在不同的地方做志愿者、实习或工作见习来探索职业选择。这当然需要家庭、学校和雇主之间的努力和合作。

你需要了解不同的就业形式：

- **竞争性就业。**这是一份全职或兼职的工作，不提供长期的额外支持。

- **支持性就业。**这包括在竞争性岗位上工作，雇员可以获得长期的支持。随着时间的推移，雇员对工作任务逐渐熟悉后，支持的力度可能会减少。这类就业通常由职业康复机构或州立发展障碍机构提供资金。因此，支持性就业是为有严重障碍的人准备的，而且资金往往是有限的，所以你需要大力为孩子呼吁支持。

- **定制性就业。**雇员的任务或职责是与企业协商的结果，雇主会寻找创造性的方法来识别和利用自闭症患者的优势和能力。在这种就业形式中，雇主和雇员之间建立了一种独特的关系。一般来说，这种就业岗位比较少，所以这可能也需要你和转衔团队成员努力呼吁支持。

- **庇护性就业。**这是指在保护性的环境中提供培训和服务，帮助成年自闭症患者发展生活、教育和职业准备技能。同样，这种模式通常由各州的项目支持，并受限于资金。

我（伯尼尔）的患者苏珊娜是一位患有自闭症的年轻女性，她的母亲是一位企业家，十分积极地参与社区活动，是商会的成员。她联系了几家当地的企业来为自己的女儿呼吁支持。她强调，女儿对细节一丝不苟，严格遵守规章制度（她用"严格"来代替"固执"，后者可能更准确），拥有一贯的时效性，在不需要大量社交互动的商业环境中工作十分高效。通过这样的倡导，她为女儿争取到了一个量身定做的工作岗位，她的女儿已经在这个岗位上快乐地工作了6年。

除了获取就业信息，进行自我反思和听取他人意见同样重要。我曾接待过一位母亲，她从孩子的学校辅导员那里听说，一个人自我价值的实现与就业有关，她的孩子乔如果没有工作，人生就会不完整。然而，有很多快乐的人，不管是否患有自闭症，他们不是为了薪水而工作，而是通过社区参与或非正式的工作过上了有意义的生活。重要的是，我们应该重新思考如何正确看待就业，就业不仅仅是为了获得薪水，而是为了以一种参与集体的方式为社会做出贡献。正如我们第 9 章讨论过的以人为中心的转衔计划。乔的妈妈与学校职业康复部门的个案经理为乔找到了一个绝佳的岗位：在儿童医院的门诊部做志愿者，在那里，他可以做很多支持性的工作，例如清洁玩具和测试材料、支持诊所团队建设活动、归档医疗记录。虽然这些工作没有薪水，但他在做有意义的事情，可以与各种各样的人打交道，而且他说自己在这个职位上非常开心。这种情况下的目标是让乔在工作环境中以志愿者的身份学习并获得技能。接下来，如果他愿意，他可以利用自己在志愿工作中获得的技能和经验来申请一份带薪工作。

乔的案例是工作匹配的一个很好的例子。乔的认知障碍、在组织和时间管理方面的挑战，以及严重的社交缺陷，使他很难在竞争激烈的工作中取得成功。他的动机不是金钱，而是帮助他人和与他人分享事实与信息。乔的同事对自闭症的理解度和接受度都很高，并可以协助他管理时间，这样一个志愿者岗位与乔的匹配性可谓十分完美。科学研究表明，支持自闭症患者寻找工作时最重要的考量因素就是工作的适宜性。

支持孩子寻找工作时，有三个必须考虑的因素：①孩子的兴趣、动机、技能；②孩子的学习风格和偏好；③对环境的要求，比如对沟通、感知觉、社交以及材料组织的需求。同时，评估激励因素也很重要，你可以再次参考以人为中心的计划，因为很多自闭症患者工作的动机因素不是金钱。成年人的工作动机和他对这份工作的喜欢程度是有关系的。在选择工作时，既要考虑物质因素（工作时间、工资、假期、福利、可接受的失误余地、生产要求、身体要求，等等），也要考虑社会因素（明确的工作期望、与同事和主管的互动水平、对沟通技能的需求、同事培训和支持）。这两大因素都会影响工作的匹配度。

重要的是，苏珊娜和乔都找到了有意义的工作，尽管他们的自闭症诊断带来了严重的社交障碍和行为挑战，但他们都成功匹配到了一份稳定的工作。这多亏了父母的充分准备，他们通过强有力的转衔计划确定了关键目标，并了解了孩子的动机、技能和工作的要求。

还有一些日间项目可以帮助那些无法获得有偿工作的自闭症患者融入社区。日间项目提供结构化的活动和专业的支持，允许自闭症患者参加社区内非职业性的活动。这些项目可以由私人资助，或者由州政府支持的临时托护服务或联邦医疗补助提供支持，这取决于运行日间项目的机构所签订的合同类型。许多日间项目要求，如果参与者不能独立掌握自理技能（如进食、上厕所等），就需要自带一位照料者。在日间项目中，家长为孩子注册课程或活动，提供往返课程的接送（私人或公共交通），并根据需要安排照料者。

下图介绍了成年自闭症患者参与社区活动的不同途径。

研究表明，工作匹配对于成年自闭症患者在工作场所取得成功至关重要。匹配不仅需要考虑未来员工的能力，还需要考虑成年自闭症患者在工作中的真正喜好和需求。另一个在就业上成功的关键因素，是找到一个能够认可自闭症患者所带来的意义和价值，并且愿意为他们提供必要支持的雇主。这些支持包括：①理解自闭症患者可能不能很好地应对需要高社交技能的典型面试；②愿意为自闭症患者调整工作环境，比如工作的形式、工作场所的光线或声音；③有职业教练或导师为自闭症患者提供培训和支持。

对于那些不能工作的人，参与社区和有组织的活动也是很重要的。参与日间项目，打破孤立，有助于预防成年自闭症患者的焦虑和抑郁倾向。

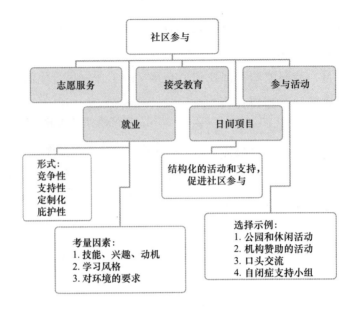

居住

居住是自闭症孩子成年后生活中的又一个重要话题。正如我们在本章开始时提到的，文献表明，成年自闭症患者的居住环境各异，包括独立居住和团体之家，以及介于这两者之间的各种情况。下表列出了几个可供选择的住房形式，确定哪种模式适合孩子很重要。

成人自闭症患者的居住选择因地区而异，但通常包括：①在父母家中居住；②与他人合住；③创造性的住房方案；④成人之家、团体之家或者辅助生活的形式。

居住选择	潜在好处	潜在缺陷
在父母家中居住	增加与家人相处的时间，增进亲近感	无法满足独立生活的需求
与他人合住	人员支持	人工费用
创造性的住房方案	满足个性化的需求、兴趣和目标	难以获得或开展
辅助生活	专业人员支持；与同辈接触	成本；对人员配置和个体的监管较少
团体之家	专业化和机构化的支持；与同辈接触	成本；对人员配置和个体的监管较少

对一些家庭来说，孩子成年后继续住在家里是件好事。这意味着孩子有更多的时间与家人在一起，在熟悉的环境中，也会感到最舒适。如果家庭成员也同意这样的安排，并且与孩子转衔计划的目标一致，这可能就是最合适的选择。对于想要独立生活的人来说，在家生活只是一个临时的阶段，毕竟所有的努力都是为了达成在外独立生活的目标。

与他人合住需要得到人员支持。资金可以来自联邦房租补贴计划"第8节"（见下文）或其他国家资金，照料者可以由居住者本人或父母雇用。

创造性的住房方案包括几种不同的方法。一种是与室友合租，这个室友可以以提供支持为条件换取租金减免。这种方法可以通过在线匹配项目实现。其他有创意的住房方案包括部分农村地区为成年残障人士设立的工作农场，或者大型的住宿护理机构。那些有部分独立性但仍居住在家庭环境中的城市成年自闭症患者，可以选择有悉心照管的"后院小屋"模式。"袖珍社区"是另外一种形式，它不专门面向残疾人，而具有更广泛的受众群体，是聚集在共享开放空间周围的小群房屋或公寓。

其他的居住形式包括团体之家，或是几名自闭症患者共同居住的有支持的环境。这些工作人员都是由残疾人机构配备的，为成年自闭症患者提供更高水平的支持服务。

许多家庭依靠联邦医疗补助或其他项目来支付相关服务的费用，包括住房支持人员的费用。1981年，联邦政府免除了这项支出，由各州支付社区的住宿和其他服务费用。各州在联邦政府的监督下又制定了本地的费用减免规则，且一般要求申请者有特定类型的残疾，以及有明确的专业服务和经济支持需求。许多服务只有那些生活在团体之家或机构环境中、需要高度照顾的人才可以享有。"第8节"（Section 8）是由美国住房与城市发展部通过地方住房当局分配的联邦住房补贴，其中的受惠者将其收入的30% ~ 40%用于支付租金和水电费。其余部分由房屋委员会按住房与城市发展部所规定的支付标准支付。受惠者可以使用这一凭证向任何接受"第8节"的房东租房。不论在美国的什么地区，受惠者只要符合资质，就可以一直享有这些待遇。不过这项服务的排队等待时间很长，所以如果你的孩子有需求，你在他成人之际就要去申请。如果你的孩子可以选择灵活的居住地，那么你可以在不同的县和州申请抽签进入多个等候名单。

如果自闭症孩子成年后并非独立生活，只是住在外面，比如在一个有支持的生活环境中，那么你需要避免以下情况，以确保孩子的安全：

1. 缺乏隐私和尊严

2. 将完全服从作为居住条件

3. 工作人员人数不足，导致监管不力、信息不通

4. 工作人员工作态度消极

5. 机构中有潜在的虐待狂或性侵犯者

6. "治疗性约束"标准不严

对于由机构提供的住房环境，你都有权详细咨询。你要确保以上情况不会发生。如果你的孩子语言表达能力差，你更需要特别关注他。要时刻保持警惕，观察他的行为变化，如是否有易怒、破坏性、退缩的倾向，是否有饮食、睡眠和自我照料的问题。这些行为变化可以帮助你判断是否有状况发生。

为了确保孩子有一个安全的生活环境，你还可以做的事情包括：支持孩子寻找他喜欢的活动，增强其自尊心，并定期与孩子以轻松的方式交谈。前文讨论过，在孩子青春期时保持开放的交流姿态十分重要，在成人时期也是如此。你可以教导孩子，当照料者施虐或施暴时，他是需要反抗的。你也可以通过开放的交流帮助孩子建立积极健康的恋爱关系。就项目设施内的具体住房环境而言，你要确定机构会仔细筛选工作人员、接受定期探访，并且能够提供适当的性健康教育。

住房的问题十分棘手，并且花费很高，但却无法回避。你需要了解所有住房选择，确定家庭和孩子的住房目标，并与转衔小组合作，为孩子做出最佳的选择。此外，还有许多可用的资源。下面的方框中包含了一些关

键的国家组织的链接，这些组织可以帮助你为成年自闭症患者提供住房方面的信息和指导。

国家住房资源与信息

- 住房支援工具包（"自闭症之声"组织编写的 30 页手册）

www.autismspeaks.org/tool-kit/housing-and-residential-supportstool-kit

- "16 岁以上的自闭症患者"网站

www.autismafter16.com/article/10-19-2011/gimme-shelter-housingadults-autism

- 美国住房与城市发展部网站

http://portal.hud.gov/hudportal/HUD?src=/states/washington/offices

- "第 8 节"

www.hud.gov/topics/housing _choice_voucher_program_section_8

医疗保健

当孩子迈向成年时期时，他将转向成人医疗保健系统，包括专科护理（针对自闭症或自闭症共病，如癫痫）和初级或预防护理。这种转变将是有益的，孩子将接受适当的成人健康问题筛查和治疗，有机会获得成人住院服务和亚专科服务（如神经病学），并享受生育和生殖健康服务。

面对孩子保健方式的变化，家长需要做出相应的调整和适应。例如，孩子在儿童期时，儿科医疗服务的特点是以家庭为中心、以发展为导向（综合考虑学校和家庭生活进展）、跨学科的（服务提供者将整合并集中提供不同学科的服务）。儿科医生也会邀请你参与对孩子的护理，并在具体问题上征求你的意见。但在孩子转入成人医疗保健系统后，服务提供者可能会提供更多的以个人为中心（而不是以家庭为中心）、以疾病为导向、涉及多学科的服务（不同的提供者会为你的成年子女提供不同的服务），并且不会向你征询前期意见，而是把孩子视作一名独立自主的患者。

为了使孩子的健康问题获得持续的服务，你需要制订一个强大的医疗保健转衔计划，并提早建立健康护理团队。只有这样，面对任何危机，你才可以及时找到医生，为孩子提供有效的治疗。理想的转衔计划需要确定成人医疗保健的服务提供者，填写书面的转衔方案，并不断更新孩子的医疗信息摘要，如功能发展、神经系统发育、认知能力的相关信息，附带正式的检测报告，包括智商分数、癫痫发作史、语言和适应功能等。摘要应注明特定病情（如胃肠道问题）的治疗计划和联系人，还应包括孩子的"健康教育史"，以及他对自己病情和治疗方案的理解。此外，对预后的理解也要纳入摘要当中，如自闭症对生殖系统的影响，以及是否存在可识别的遗传信息。最后，摘要还应该包括自我照料以及社区资源和支持的状况。

心理健康问题是许多成年自闭症患者非常关心的问题。最近的一项综述研究发现，大约42%的成年自闭症患者在人生的某个阶段里经历过焦虑症，37%的成年自闭症患者在人生的某个阶段里经历过抑郁症。鉴于心理健康问题的高发率，我们需要警惕这两种疾病以及其他心理健康问题。如果发现孩子出现任何明显的变化，你需要及时联系服务提供者。如果孩子的治疗团队中已经包含了心理健康方面的医生，你可以鼓励孩子直接向医生咨询。如果没有，那就从初级医疗保健服务开始。

> 我们需要警惕成年子女的焦虑和抑郁问题，因为未解决的心理健康问题可能会成为社区参与的障碍，反过来，社区孤立又会增加心理健康问题。

关注心理健康问题是至关重要的，因为这些挑战可能成为成年自闭症患者融入社区的绊脚石。正如前文提到过的，孤立会导致焦虑和抑郁，进而陷入一种恶性循环。

寻找合格的成人医疗保健服务者

考虑以下条件：

- 拥有评估和规划的整体方案
- 需要个人健康护理资质或向成人健康护理系统转衔时，能够学习相关专业知识
- 秉承合作和积极解决分歧的态度
- 以病人为中心的护理理念

社区参与对个人健康的重要性

21 岁以前，学校生活是孩子一日生活的主要组成部分。如果他们在成年后没有进入大学或从事有意义的工作，那么不论是否患有自闭症，他们继续学习和参与社会生活的机会都会越来越少，结识新朋友并维持现有友谊的机会也会减少。对于患有自闭症的成年人来说，这样的境况将更加艰难，因为他们本就难以参与学校和社会生活，社交活动有限，难以规划生活，面临感知觉异常、焦虑，以及有过失败的社交体验。研究也反映了这一点。患者报告显示，超过一半的成年自闭症患者在一年内没有参与过任何社区活动，1/5 在一年内没有参与过任何社交活动。尽管存在这些挑战，但许多成年自闭症患者表示，他们仍然渴望友谊和社交。他们感觉到孤独、孤立和绝望。考虑到体育活动对身心健康、睡眠调节以及学习专注力的影响，为成年自闭症患者找到提供运动机会的组织和机构十分重要。如果没有持续的成长和学习，抑郁、焦虑或其他心理健康问题很容易发生。研究表明，社区融入和体育活动可以对抗精神疾病，所以帮助成年自闭症患者继续参与社区生活是一种预防医学策略。你可以通过寻找当地公园、文娱部门、社交团体赞助自闭症以及其他障碍群体的活动，或者通过自闭

症支持团体以及与自闭症相关的社交媒体等渠道寻找机会。孩子可以参加成人的社会技能小组，也可以参加体育运动或世界特殊奥林匹克运动会。或者，根据孩子的兴趣，你可以鼓励他接触户外徒步旅行、马术治疗、艺术和音乐、舞蹈、瑜伽、武术，或者任何你能想到的活动。

交通：参与社区活动需要克服的障碍

许多成年自闭症患者参与社区活动需要解决的一个难题是，他们无法独立乘坐交通工具。你需要为孩子提供支持。最好的方法是教你的孩子如何使用所在地区的公共交通工具。城市中有很多现成的服务可供选择：票价优惠；教残疾人如何使用交通工具的免费培训项目；一些公交车和轻轨系统在车内安装了自动音频和可视的报站牌，提示乘客何时到站；车站广播也会通知乘客即将到达的车辆线路及其目的地。这些支持策略对一些成年自闭症患者非常有帮助。一些出租车公司还为残疾人提供可提前购买的折扣代金券服务，以方便他们在社区内乘坐出租车。很多服务需要你去挖掘，一步步地探索会让孩子的生活越来越方便。

独立决策

一般来说，年满18岁的青年有权对自己的医疗保健、教育和财务问题独立做决策。但是自闭症孩子可能依然需要获取外部支持。当一个孩子长到18岁时，从法律角度看，他已经获得了成人的身份地位，但从生物学角度看，18岁生日并不会带来实质性的改变。但是，在你的孩子年满18周岁后继续替他做决定是需要获得法院许可的，这与他未成年时有很大不同。因此，如果孩子无法对生活中的重要问题，比如医疗、经济、住房或教育等问题独立进行理解和判断，你可能需要考虑提交监护申请，以便帮助孩子在关键问题上做出正确的决策。

监护权

监护是一种提供替代决策的法庭程序，在这个程序中，监护人代替无行为能力的人或委托人（自闭症患者的法律称谓）做出决定。监护是最具限制性的选择，因为它剥夺了个人做出大多数决定的能力。当一个人没有能力做决定并且有可能受到伤害时，监护是必要的。只有当父母仅仅因为不喜欢孩子做出的决定或认为孩子不明智而强行替他做决定时，监护才是不恰当的。有限监护是另一种选择，它限定了监护的特定责任，如医疗保健、教育或银行业务。

监护有两种类型：人身监护和财产监护。与人身监护有关的决策包括住房、医疗保健和教育等方面，涉及知情同意、驾驶和婚姻决策。但个人依然享有选举权。判定人身监护适用前，法院必须根据已提交的证据确定个人因没有能力保证自身温饱、健康、住房或者人身安全而有遭受人身伤害的重大风险。对于涉及资金管理、福利申请和合同签订的财产监护，法院必须确定个人因无力充分管理财产或财务事务而面临严重的经济损失风险。

在以上两种监护中，监护人有完全监护权或有限监护权。顾名思义，完全监护权覆盖了财产监护或人身监护中的所有方面，而有限监护权是根据个人需要设定的，比如有限的财产监护权是指管理一部分的财产。

监护申请流程很简单，你只需要遵照时间表逐步进行。在向法院提出监护申请之前，你先要参加一个强制性的培训。申请时，你需要提交一些文件，并支付相应的费用（你也可以通过现场提交申请书来申请减免费用）。费用因地区不同存在差异。在备案时，法院会指定一个专案监护人。专案监护人会告知被监护人他的权利，获取被监护人的医疗报告，并就该人是否无行为能力、是否有必要监护以及监护的拟议范围向法院提供建议。通常在提出申请后45～60天，法院会举行监护人委任聆讯，公布结果。任命监护人后，监护人必须定期向法院报告被监护人的健康和财务状况，包括在就任后90天内以及之后的每一年。这个过程并不复杂，但是需要监护人遵循，以确保有效执行。

如果有需要，你可以在孩子18岁生日前6周左右启动监护程序，你也可以在这之后启动。只有出现与 18 岁成年节点有关的医疗纠纷或关键决策时，你才需要格外关注这个时间点。

关于监护的常见问题

- 谁来提交文件？
  - 提交文件的人可以是被提议的监护人，也可以是与被监护人有利害关系的其他人。
- 该案件可以在哪里立案？
  - （一般情况下）在被监护人所在地区的高级法院。
- 如何减免申请费？
  - 依据通常是委托人的资产，而不是父母的资产；视各州县情况而定。
- 监护人报告有什么要求？
  - 有强制性的 90 天报告。
  - 有强制性的年度报告。
  - 报告并不复杂但十分必要。
  - 如果同时申请遗产监护，那么还需要其他报告。

委托书

除了申请监护权外，还有一些对孩子限制性较小的替代办法，比如签订委托书。能独立决策而不需要监护人的成年人，可以使用委托书作为替代。这种方法适合认知能力较弱、可以自己做决策但需要支持（尤其是面对重要决定或进行财务规划时）的成年人。

委托书是一个人委托另一个人代表他做决定的一种法律文书。委托人有能力向他人授权，而且没有丧失做决定的权利。当委托人和被委托人的意见发生冲突时，委托人拥有最终的决定权。重要的是，父母或其他被委托人没有权利像监护人那样推翻成年孩子的决定。委托书只能帮助你执行符合孩子意愿的决定。同样重要的是，委托书无法让孩子避免错误决定带来的后果。授权委托书无需经过法院审议。下表是有关监护权和委托书的比较。

监护权和委托书的差异比较

	监护权	委托书
能力	个体缺乏决策能力	个体拥有决策能力
决策类型	替代决策	补充性的"决策帮手"
过程	法律程序	公证文件
起始	法院指定监护人	委托书标明日期
结束	如监护令所述	书面解除

其他限制性较小的选择

除了委托书之外，还有其他一些对孩子限制性较小的选择，例如"代表收款人"。它专门针对那些领取社会保障局福利（比如接受社会安全生活补助金（更多信息参考下面关于财务的小节））的个人。代表收款人是社会保障局指定的个人，可以代表领取福利的个人（受益人）行事。在这种情况下，收款人代表受益人接收和处理社会保障局提供的福利，并同意将其用于保障受益人的生活和福祉。

财务

在诊所里，自闭症青少年及成人的父母最常问的是关于经济的问题：我们如何支付所有干预服务的费用？住房和医疗都需要费用支出，我们如何支持孩子的经济需求？本节我们将提供一些资源和选项，供你在整体规划的基础上做出正确的选择。你也应该咨询律师或财务顾问，他们对你所在州的法律和财务制度更加了解，可以为你的规划提供参考。所以，第一个建议是，向律师等专业人士寻求咨询服务。第二个建议是，自己了解并学习相关信息。本书只讨论在全国范围内都可获得的通用资源，但你所在的州会有特定的服务、资源以及适用于你的家庭的法律政策。

我们先介绍联邦医疗补助计划。这是一项旨在为收入有限的人支付医疗费用的政府计划，也适用于残疾人。医疗补助覆盖了额外的保险费、免赔额或者自付费，同时还为符合条件的个人提供护理或辅助生活的补贴。有关医疗补助的更多信息，请访问 www.medicaid.gov 查询。

社会安全生活补助金（SSI）是另一个向残疾人提供财政援助的联邦项目。它不要求个人有工作经历，只需残疾证明就有资格申请。具备资格的个人不得从事任何"报酬可观的活动"，也就是说，他每月的收入不得超过某一特定金额。SSI 项目向具备资格的个人提供保障每月基本生活的费用。如果个人获取了各种劳动和非劳动的收入，补贴的金额就会相应减少。获得 SSI 资格并且有收入的个人自动有资格获得联邦医疗补助。

SSI 也适用于残疾儿童，但父母的收入水平会被纳入儿童的资格标准。如果孩子获得 SSI 资格，社会保障局将在孩子 18 岁之前开始重新评估，但这个过程并不一定在孩子成年前完成。重新评估是自动进行的，社会保障局会审查儿童的医疗记录，以确定儿童是否符合成人 SSI 标准。如果 SSI 被终止，家庭将收到通知，并且有上诉的权利，但是上诉必须立即提交（在 10 天内），孩子才有可能继续获得福利。

在全国范围内，还有一些由州政府支持的项目，专注于为发展障碍人士提供社区服务。这些项目提供一系列的社区服务，并且都有明确规定的资格标准。在资金充足的情况下，这些项目一般为发展障碍人士的职业、就业、教育、心理健康以及住房提供援助。一些项目还为缓解或解决个体的挑战行为提供援助。你所在的州会有特定的申请程序和资格要求。

需要注意的是，对于一些福利，包括 SSI 和联邦医疗补助，拥有太多资产（有就业收入或超过 2000 美元的资产）可能会使你的孩子失去申请资格。然而，你需要建立一个可以使孩子获取这些福利的资产机制，其中包括建立特殊需要信托和 ABLE 账户。

特殊需要信托是专门为残疾人设立的一种特殊类型的信托。受托人管理信托，受益人一般是信托所面向的残疾人。特殊需要信托有两个主要目的：第一是提供财务保障，第二是与公共福利协调。特殊需要信托可以保障 SSI 和联邦医疗补助无法覆盖的内容。例如，这可能包括政府福利中不包括的任何医疗和牙科保健费用，或与旅行、娱乐、服装和教育相关的费用。使用信托来维护资产也可以确保私人资金不会占用你的孩子本来有资格享受的公共福利。

为了建立特殊需要信托，你需要与律师合作。我们强烈建议你考虑聘请专门从事特殊需要信托或遗产规划的律师。建立或维持特殊需要信托所需的资金没有最低限额。信托可以用残疾人自己的财产设立，也可以由第三方（如父母）为残疾人的利益设立。例如，父母可以在遗嘱中规定建立一个以自己有残障的孩子为受益人的特殊需要信托。当孩子获得这种资格时，他作为成年人获得 SSI 和联邦医疗补助的资格依然被保留。已建立的特殊需要信托也可以将残障孩子指定为父母退休账户、人寿保险单或社会保障遗属福利的受益人。来自家庭成员和朋友的资产馈赠和遗产，甚至是财产的契约，也可以由信托持有。然而，我们需要明确的是，政府福利规则可能会发生变化，不同的项目，如联邦医疗补助和 SSI，对特殊需要信托有不同的规定。所以，建立信托最好与律师密切合作。

ABLE 账户是另一种资助残疾人的财务机制，是为残疾人及其家人设立的免税储蓄账户。ABLE 账户是继 2014 年《实现更好生活经历法案》（*Achieving a Better Life Experience Act*）通过之后创立的。任何人（如个人、家庭成员或朋友）都可以向 ABLE 账户缴款，必须使用税后资金，但账户的任何收入都不会被征税。与特殊需要信托类似，ABLE 账户内的资产不会作为资产有限个人获得公共福利资格的依据。残疾人的生活成本更高，这些受保护账户就是基于这样的共识而创立的。

《实现更好生活经历法案》规定，只有年满 26 岁的残疾人才能申请 ABLE 账户。已经获得 SSI 资格的个体也会自动拥有建立账户的资格。如果个人没有获得 SSI 福利，但是在 26 岁之前患上某种残疾，并且有医生确认符合 SSI 关于重要功能受限的标准，那么他仍然具备资格。如果你有兴趣建立一个 ABLE 账户，那你不需要与你所在州的金融机构合作。虽然这是该法案的初衷，但美国国会在 2016 年对其进行了修改，从此，无论你在哪个州，也无论你所在的州是否有 ABLE 项目，你都可以免费参加任何州的 ABLE 项目，只要他们接受外州居民的申请。这些项目每年有 14 000 美元的缴款上限，可以通过在线门户网站轻松管理。资金可以用于"符合残疾人条件的开支"，可以广泛地解决教育、住房、交通、健康护理以及基本生活的花销。就像有税收优惠的"州立 529"大学储蓄计划一样，ABLE 账户有多种选择和不同的投资策略。审计是必要的，保持记录 ABLE 账户的支出及其用途会对你有所帮助。更多信息可以参见网站 www.ablenrc.org。

自我权利倡导

对于自闭症青少年和成人来说，一个重要的里程碑，是成为一个自我权利的倡导者。这意味着他了解残疾人的权利，认可每个人都可以成为社会的贡献者，都应该有机会过有意义、有目标的幸福生活。研究表明，自我权利意识的发展是自闭症患者成年后成功的有力预测因素。你的孩子在童年或青少年时期就可以进行自我维权，比如参加个别化教育计划会议，并对教室环境调整提出要求（降低音量或请求中途休息）。自我权利倡导的第一步，是提升自尊和自我决定能力。你可以从鼓励你的自闭症孩子开始，让他意识到自身的优势和挑战，并认识到每一个人都有自己擅长的领域，也有自己不擅长的领域。尊重这种多样性可以使世界变得更加有趣，也能让人重视自己存在的意义与价值。

成功的自闭症患者可以为其他人提供榜样的作用，尤其是那些找到了实现自身独特价值的方法的人，他们可能通过写作、艺术、音乐，或者仅仅依靠成为值得信赖的朋友或忠诚的员工来实现自我价值。

斯蒂芬·肖尔（Stephen Shore）是一位成年自闭症患者，他认为有必要制订一个权利倡导计划。他向面对困境的自闭症患者提出以下建议：

①评估当下的情境，确定你需要的帮助（例如，你无法理解一系列的口语指令）；②寻求合理的帮助（"你能慢一点重复一下这些指令吗"）；③表示感谢并解释你需要帮助的原因（"非常感谢，当别人说得慢的时候我才能理解"）；④根据具体情况，考虑是否公开自己存在某种障碍（"我有自闭症，所以有时很难理解别人说的话"）。随着孩子逐渐长大成人，学会自我权利倡导会变得越来越重要。毕竟，作为父母，你不可能护孩子一世周全。他必须掌握维权的技能，才能获得相应的帮助和支持。

要点复习

- 成年自闭症患者在高中毕业后，应该有明确的生活目标，最好在高中阶段就设定好它们，比如选择接受高等教育还是直接就业（有薪还是无薪）。你要考虑孩子能够做什么，想要做什么，并充分利用一切资源帮助他实现这些目标。
- 同样重要的是计划有意义的社区参与，无论是竞争性就业、其他渠道就业、志愿服务，还是日间项目。打破孤立可以预防焦虑或抑郁等心理健康问题。
- 住房安排的形式多种多样，研究一下你的孩子更适合哪种形式。
- 财务问题同样需要考虑，在必要的时候可以申请SSI、联邦医疗补助或者由州政府资助的项目。
- 许多成年自闭症患者需要在支持下做决策。如果你的孩子有做决定的能力，但仍需要一些支持，那委托书或者其他限制性较小的选择可能是合适的。如果孩子不能独立做决定，那你就需要申请监护。

自闭症孩子成年后，在财务、就业、住房和医疗保健等方面都需要新的技能和新的支持。你可以采取一些措施，帮助他过上成功的、有意义的、富有成效的成年生活。这条通往成功的道路将从孩子的青少年时期开始，你采用以个人为中心的方法，建立一个强有力的转衔计划，清晰地定义你和孩子的目标。你和你的孩子将把这些目标分成短期和长期目标，并逐步实现它们。你们将共同判断高等教育的重要性和意义，确定最合适的社区参与和融合类型，无论是就业还是其他形式，以确保孩子终身学习，提高心理健康水平。你可以帮助孩子建立适当的成人护理方案，探索可能的住房形式，并与法律和财政部门合作，确保孩子能够获得所有现有的公共卫生福利，并保证有足够的资金来满足他的需求。读这本书的每个家庭选择的道路可能有所不同，但最终的目标是一致的：让孩子在成年后过上幸福、健康、充满机遇和希望的有意义的生活。

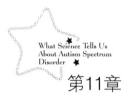

第11章

整合方案，把握全局

在本书的最后一章里，我们将探讨家庭该如何使用这本书，以及如何整合本书中提到的各种信息。没有适用于自闭症患者的万全之策。我们的目标是激发你的自主思考：整合哪些资源会对孩子、家庭以及你自身的处境更加有利？

对一些家庭而言，最重要的是建立一个强大的团队，并确定合适的干预方案；对另外一些家庭而言，重点可能是通过调整饮食、运动以及睡眠习惯来提高孩子的生活品质；还有一些家庭最紧要的需求可能是应对从青春期向成年期的过渡。你最好将这些个人的规划与专业支持结合起来。事实上，大多数生活方式干预和专业干预所能发挥的作用都是有限的。

自闭历程

正如下文要讲述的故事所表明的，你采取的个人规划除了可以使家庭生活更和谐，减轻所有人员的负担，还可以使孩子在较少的专业支持下渡过难关。

米洛：自我权利倡导和治疗团队的作用

杰西卡和扎卡里的儿子米洛现在 9 岁了。他们一家是倡导自我权利的成功案例。杰西卡和扎卡里都是初为人父母，在米洛 17 个月大时，他们发现孩子发育有些异常。他似乎有点太好养了——不挑剔，可以一个人长时间坐着，在预期的时间内学会了爬和走。然而，1 年半之后，杰西卡和扎卡里突然意识到，孩子不会讲话。他们努力回想，发现米洛在 1 岁以前都不会注视大人的眼睛，也不像其他宝宝那样可爱又黏人。可初为人父母，杰西卡和扎卡里缺乏经验，当时并没有发现这些微妙的迹象。在孩子 18 个月时的例行检查中，米洛的儿科医生建议家长要保持耐心，并说"有些男孩子讲话就是会晚一点，让我们看看接下来几个月孩子的发育状况"。但是，在接下来的几个月里，米洛似乎表现得更加糟糕了，他开始莫名其妙地发脾气，出现了行为问题。同时，他的感知觉也出现了异常。3 个月后的一天下午，当父母带他散步时，他竟然跪下来舔邻居家的门阶，杰西卡立马回到了儿科医生的办公室。

他们本想听从儿科医生的建议，耐心等待，可直觉告诉他们，这样等下去并不是办法。他们那时对自闭症一无所知，但杰西卡问了儿科医生很多问题，要求做进一步的评估——至于要评估什么，她也不清楚，但她知道她的儿子需要做评估。

令人称赞的是，这位儿科医生把孩子转介到了一家自闭症专科诊所进行评估。（他们很幸运，社区中有专门的自闭症诊所。）在这里，杰西卡和扎卡里遇到了一个我们非常熟悉的问题：他们被告知，等待评估的名单很长，可能要等好几个月。杰西卡挂断了电话。但考虑了一会儿之后，她深吸了一口气，然后又回电咨询，如果取消这里的评估计划，是否还有其他的评估机会。接待人员给了她一份当地其他诊所的名单。杰西卡为米洛申请了三家其他诊所的评估，并经常打电话咨询是否有人取消评估而空出名额。她很幸运，因为只要有空出来的名额，她就可以立马跟工作单位请假，然后带孩子去做评估。打了 8 天电话后，她终于得到了一个机会。

在评估结果中，杰西卡被告知米洛的确患有自闭症。她突然一阵激动——恍然大悟，她的猜疑得到了证实，同时又慌乱起来，因为她不知道该怎么办，也不知道等待她的是什么。

一开始，杰西卡和扎卡里十分迷茫，他们为儿子的未来感到焦虑。他能学会说话、发展友谊、上大学吗？很快，他们就回到现实，投入到行动当中。他们联系了学校，并且给米洛 0 ～ 3 岁早期干预项目的服务提供者打电话。杰西卡联系了一家行为干预机构，得到了社区中所有应用行为分析治疗师的名单。她建立了一个团队，让米洛参加行为干预，制订了一个个别化家庭服务计划，并尽可能多地了解与自闭症相关的信息。米洛的行为干预计划侧重于提高基本的社交技能，比如对自己的名字做出反应、关注面部表情以及使用和理解手势。在此基础上，米洛可以从他现在所处的丰富的社交环境中学习，进一步提高语言技能，从而适应他的社交圈子。在几个月的时间里，杰西卡和扎卡里从茫然无助转变为庆祝米洛掌握的新技能。他们还加入了当地一个自闭症儿童家长支持小组。其他家长也提供了有用的建议和情感支持，小组成员之间的友谊在逐渐加深。

组织和规划孩子的干预方案时，杰西卡和扎卡里还要确保照顾好自己。他们抽出时间待在一起，分享各自的喜怒哀乐。杰西卡继续上她的瑜伽课，扎卡里仍然每周和一群同事见面。他们学习如何向其他人解释米洛的不同寻常，也会向朋友和家人，有时是陌生人解释自闭症是什么，他们很高兴地发现，大多数人都接受和支持他们。

米洛现在上四年级，能表达完整的句子，学业能力有所提升，并发展了一些基本的社交技能，可以在普通班和特教班的学习及日常活动中运用它们。米洛还在继续接受应用行为分析干预、言语语言治疗以及作业治疗。米洛与外界的互动方式十分有趣，尽管存在各种挑战，但他也有强项。他对当地篮球队的每一个篮球运动员如数家珍，这让班上的其他孩子艳羡不已。杰西卡和扎卡里已经在畅想，有一天他会如何把自己非凡的记忆力运用到工作当中。

艾米丽和安娜：不同的自闭症表现

艾米丽和安娜是异卵双胞胎。换言之，从基因的角度来看，她们共享的 DNA 数量与非双胞胎兄弟姐妹共享的一样。她们都被确诊为自闭症，目前都在上六年级。但这就是她们所有的相似之处了。

艾米丽和安娜是头胎。这对双胞胎是 36 周时通过剖宫产出生的。她们和母亲在医院只住了几天就回家了。第一年，双胞胎的发育速度呈现差异，艾米丽的运动技能发育迟缓，直到将近 10 个月大的时候才自己坐起来，很晚才会爬和走，直到 3 岁以后才会说话。安娜的运动技能发育和艾米丽相似，但学会坐的时间比姐姐早，大约在 12 个月大的时候就会说话，2 岁之前会说短语。运动技能的发育落后让父母十分担忧，在孩子们 19 个月大时，他们找到儿科医生进行了咨询。在接近 3 岁时，艾米丽被医生诊断为自闭症。那时，她的刻板动作很多，无法应对活动转换环节，没有发展出口语，非言语的行为也十分有限，并且对同伴社交表现得毫无兴趣。

艾米丽被诊断为自闭症的两年后，两个女孩已经 5 岁了，艾米丽的早期干预服务提供者建议，安娜最好也接受自闭症评估。因为她注意到，尽管安娜能说话，但她沟通的目的有限，主要是分享她读过的关于动物的知识，或者是为了满足基本需求。她很少回应开放式问题，也不评论或提出与他人兴趣或活动有关的话题。安娜随后也被诊断患有自闭症。

现在，12 岁的艾米丽能够使用短语进行交流，有明显的刻板动作习惯（拍手、在地板上画物体、反复从相同的高度扔下东西），对同龄的孩子表现得毫无兴趣，仅仅与家人有简单的社交互动。艾米丽被安置在特殊班接受教育。

相比之下，安娜可以在普通教室学习，在学业上的表现超出同龄孩子。她说话很流利，但很少在社交场合说话；她的语言表达主要是提出请求，或者分享她对猫的强烈兴趣。她的个别化教育计划目标是，提升社交技能和实用语言水平，增强对感觉敏感的适应——例如，她在出门在外的几乎所有时间里都戴着耳机。

艾米丽和安娜都被诊断患有自闭症，但她们却有非常不同的表现和挑战。她们的父母不得不为两个女孩分别制订个别化计划。这对双胞胎之间的巨大差异说明，自闭症的谱系表现是多么不同，自闭症的成因又是多么复杂！

比利：自闭症相关挑战的影响

上面两个故事介绍的是生活在城市中的家庭，他们有一些可以获取的资源，但大部分家庭所在的区域可能服务资源不足。约翰逊一家的情况就是如此。他们居住在农村小镇上，获得医疗服务或护理的机会有限。儿子比利现在 10 岁了，他是在 5 岁时被确诊患有自闭症的，当时他刚开始上幼儿园。他的父母和老师注意到，他不会交朋友，对同龄人也毫无兴趣。

上幼儿园之前，比利大部分时间都和他的阿姨、姐姐待在家里。同辈互动对象仅限于住在附近的姐妹和表亲。进入社区生活前，比利和家人的相处似乎还说得过去。事后回想起来，比利的父母才认识到，他对自己不熟悉的同龄人不感兴趣，情感比较淡漠，也不讨人喜欢，而且似乎有非常强烈的兴趣点，这些兴趣点正是他消磨时间的利器。比利还有睡眠障碍，但除此之外，父母当时觉得他表现还不错。但在比利开始上学后，问题出现了，他无法适应学校的要求和时间安排。

虽然农村社区缺少资源，但比利的父母足智多谋，利用镇上现有的资源来支持他。他们与学校合作制订了他的个别化教育计划，其中包括常规教育。学校为他做了一些调整，包括社交技能训练、言语治疗、时间安排调整、利用社交故事和图片提示辅助活动转换、课间休息时有同伴支持，还在他的教室附近开辟了一片安静区域，出现情绪问题时，他就可以来这里舒缓。比利的父母通过阅读书籍和知名组织的网站获取了这些丰富的信息。

比利一直存在睡眠问题，这对他在学校日常作息的影响越来越明显。在一次个别化教育计划小组会议上，学校的心理学家指出，比利在教室里经常显得无精打采。他的父母报告了孩子存在上床和入睡的困难。他们单独安排了一次会议，与学校的心理学家进行了更深入的交谈，并很快发现，比利的这个问题与家人有关——家里所有人都没有养成良好的睡眠卫生习惯。

比利的父母报告说，他们两人都没有固定的就寝时间。比利的父亲拉尔夫，经常躺在沙发上看着电视就睡着了。比利的母亲黛安娜，有时看书一直到凌晨。比利的父母从早到晚都在靠咖啡"续命"。他们缺乏体育运动，都在为自己的体重而挣扎。比利的姐姐萨曼莎，也没有固定的睡眠时间，而且与她妈妈相似，也是一个书虫，喜欢躺在床上看书。她在学校没有表现出任何问题，所以没有人质疑过她的作息。比利没有固定的睡眠时间，也没有养成良好的睡前习惯。比利的父母开始意识到，实际上是不合理的夜间活动影响到了他。晚饭后，他会花好几个小时用房间里的旧电视看电影。他最喜欢的活动之一是蹦高，所以他晚上不是看电视就是在后院的蹦床上跳来跳去。他还喜欢汽水，父母会在他表现好时，拿便利店里含咖啡因的汽水奖励他。

学校的心理学家辛格博士提供了有关睡眠卫生的信息，推荐比利的父母阅读一些关于睡眠习惯的书籍，并鼓励他们与比利的儿科医生合作，共同培养健康的睡眠卫生习惯。拉尔夫和戴安娜购买了推荐的书籍，并对他们的家庭生活进行了一些基本的调整。

自从戴安娜和拉尔夫开始在家里建立良好的睡眠卫生习惯以来，已经过去4年多了。他们是怎么做的呢？首先，他们为比利规定了严格的晚上9点熄灯入睡的时间。戴安娜利用计时器，将晚上8点半设定为开始刷牙和换上睡衣的时间（在实施睡眠卫生计划之前，比利通常会穿着外衣睡觉）。之后，他可以在房间里安静地玩一会儿，或者看会儿书。然后她会来到他的房间把灯关上。黛安娜和拉尔夫把咖啡因从比利的饮食中剔除了。比利仍然会得到汽水作为奖励，但不含咖啡因（我们想澄清的是，对于比利这个年龄的孩子来说，汽水也是不健康的，不应该把喝汽水作为奖励）。他们把比利房间里的旧电视搬了出来，这样他在晚饭后就不能看电视了。起初，电视仍在比利的房间里，他们只是告诉他晚上 7 点以后不要看电视，但他没有遵守这个规定。他们还禁止他在晚上 8 点后使用蹦床，目的是帮助比利的身体尽早松弛下来。比利的妈妈花了好几个月的时间来实施这个计划，他们得到了比利学校校长的大力支持。最重要的是，学校团队注意到比利管理日常事务的能力有了显著的提高。随着时间的推移，戴安娜和拉尔夫已经能够减少对比利睡前过程的参与，并将其视为一种常规了。现在，将近 5 年过去了，比利在学校的表现依然很好，其他家庭成员的睡眠质量也有了很大的改善。

乔治娅：理解和接纳的案例

乔治娅今年 14 岁，在两岁半的时候被诊断出患有自闭症。那时，她无法进行口语沟通，缺乏目光注视，大部分时间都在玩弄绳子状的物品。她头围有点大，身高也远超出同龄人，经常间歇性地发呆（这促使神经科医生对她进行评估，并得出了自闭症的诊断结果），有严重的便秘问题。

她的父母珍和史蒂文一开始并不认同这个诊断。珍回忆道："那时我在想，这位神经科医生怎么知道？他只见过孩子一次！"冷静下来后，她开始和史蒂文上网查阅资料，他们意识到乔治娅的行为的确是自闭症的症状。尽管他们听从了神经科医生列出的所有建议（例如，让乔治娅参与行为干预，咨询胃肠病学家，参与癫痫的后续评估，参与 0 ～ 3 岁干预计划），但珍发现，她对生活的热爱和激情都在下降——她患上了抑郁症。在咨询了她的初级保健医生后，她开始服用治疗抑郁症的药物，并接受了认知行为治疗，效果很好。她的治疗师告诉她，要多与他人交流，不要孤立自己，这一点非常重要。随后，她每周尽量抽出时间去运动，还参加了一个家长支持小组。随着心态和生活方式的改变，她感到更有能力应对未来的挑战了。

回顾那"黑暗的一年"时，珍记得她一度很担心只比乔治娅小 13 个月的儿子。但还好，乔治娅弟弟的发育非常正常。

在过去的 10 年里，珍带着乔治娅东奔西走，与她的学校合作，建立了治疗团队来支持孩子。在这段时间里，乔治娅的语言、社交能力和行为没有很明显的改善，但是珍和她的家人发生了巨大的改变。珍尽力地照顾好自己。她开始通过社交网站与其他家长建立联系，分享自己家庭的故事，也聆听他人的故事。她找到了一个可以分享自己喜怒哀乐的家长社群。

如今，乔治娅每天晚上都可以和家人坐在一起吃晚餐。她有些挑食，主要吃通心粉、奶酪和花生酱三明治，但她愿意和大家共进晚餐。她参与了所有的家庭活动，陪着家人参加社区活动，陪着父母去看弟弟的足球比赛。珍和史蒂文都积极地参与女儿的行为治疗项目，乔治娅的弟弟尽管只有 12 岁，但他已经成了自闭症群体的权利倡导者。

安塞尔：迈向成年

20 世纪 90 年代末，5 岁的安塞尔被诊断出患有自闭症。在学校接受教育一段时间后，他的语言能力得到了发展，但功能性沟通并不顺畅。他的个别化教育计划的目标包括发展语言技能和社交技能、应对行为问题、提升适应能力。他在校外还接受行为干预和药物治疗。他会攻击他人（无论是熟悉的人还是陌生人），会破坏财物（家里的墙壁上布满了踢打留下的洞），有时还会撞自己的头或咬自己的手臂。伴随着中小学生活的结束，他的挑战行为得到了部分改善。

安塞尔小时候就比同龄人高，现在更是一个又高又壮的年轻人。他庞大的体型、有限的眼神交流、较少的语言表达和不可预知的情绪爆发等表现，对教育工作者构成了严峻的挑战。

高中时，因为严重的攻击性，他曾三次被送进精神病院。短暂的住院治疗虽然效果有限，但的确为他的母亲、父亲和继父提供了喘息的机会，这对他们来说至关重要。

在安塞尔十几岁时，他的父母就和学校商议，让他的受教育年限延长至 21 岁。这可以给他们更多的时间去考虑安塞尔的住房选择和未来规划。毕竟，他们平时需要上班，而安塞尔又需要人照顾。不幸的是，学校有时也难以应对安塞尔的挑战行为，这时就需要另外一种安置办法。安塞尔的父母与自己工作单位商议，准许他们有灵活的工作时间。同时，他们联系了州里的有关部门，要求提供临时护理服务，并呼吁自己的大家庭成员为他们提供支持。

安塞尔已经接近 21 岁，他的学校生涯即将在春季学期结束。父母继续借助药物治疗、间歇性的行为治疗以及临时护理服务来应对他的挑战行为。临时护理是由州政府资助的。安塞尔的父母也在一名社会工作者的帮助下申请了 SSI，用这些资金来支持孩子。这对安塞尔的父母来说尤其重要，毕竟他们的工作境况并不乐观。为了安塞尔，他们总是在关键时刻掉链子，不是经常去学校接孩子，就是经常带孩子去医院。为此，他们不得不寻找时间灵活的工作，或者频繁地换工作。对他们来说，财务问题已经变得十分紧迫。安塞尔接受州政府的服务，意味着他将有资格获得一个支持性住宅计划提供的住房，与其他患有自闭症和发展障碍的成年人，以及全天候支持他们的工作人员一起生活。虽然他的父母还没有确定最终的住房解决方案，但他们希望与各种项目的工作人员面谈，找到一个有富有包容性和支持性的居住环境。安塞尔的父母还没有为孩子确定一日生活安排，但至少要保证他持续参与社区生活的活动。他们正在积极寻找合适的社区，并与州政府的职业康复计划合作，希望在社区中找到志愿工作或者合适的就业安排，让安塞尔至少可以利用部分时间参加社区活动。

虽然安塞尔的未来还不明朗，但重要的一点是，如果安塞尔小时候能够获得更多的专业服务，比如早期筛查和诊断，以及密集的行为干预，他现在的生活可能会有所不同。

随着科学的进步，安塞尔的障碍完全有可能在童年早期就被诊断出来，并及早接受密集的行为干预，那时他的大脑仍具有高度可塑性，对治疗反应最为灵敏。最新科学发现大量涌现，今天的治疗机会和服务与20年前甚至10年前有很大的不同。

每一个孩子和他们的家庭都是独一无二的，他们的故事说明了自闭症谱系表现的多样性。基于这样的认识，自闭症儿童可以通过坚持不懈的努力、认知的发展进步，以及专业人员、朋友和家人的帮助与支持来学习新的技能，从而实现自己的人生价值。接下来，让我们探讨一下从以上故事中获得的启示。

来自案例的启示

以上故事充分显示了自闭症个体的多样性。实际上，只有尊重个体的独特性，才能最大限度地满足个体个别化的需求，同时保护家庭的福祉。基于这样的共识，在未来的道路上，你需要记住以下几点来帮助自己走得更远。

- **自闭症的问题源于生物体（部分源于基因，部分源于表观遗传效应）和环境之间复杂的相互作用。** 自闭症不是由养育不当或免疫原因导致的，也不是由某个单一原因导致的。导致自闭症出现的原因有很多，这也是为什么自闭症患者的表现千差万别。表观遗传学的研究表明，环境（尤其是早期子宫环境）在自闭症成因中的作用更为显著，与遗传倾向性共同发挥作用。在上面的故事中，一些家庭充分利用这种相互作用，改变了影响孩子发展的复杂要素中的某些方面——对米洛来说是行为干预，这引导了他对社交世界的关注；对比利来说是建立良好的睡眠卫生习惯，这提高了他控制自闭症症状的能力。
- **干预的效果有时不会立马显现，需要坚持不懈。** 以上案例告诉我们，一旦家庭整合了有效的方案，孩子的境况就会在几周或几个月里得到明显改善。尽管不是所有的孩子都是如此，但这在大部分情况下都会奏效。

- **寻求专业支持和改变个人生活方式，两种路径可以相互促进。**对于以上家庭来说，最重要的是在改变孩子的生活环境和寻求专业支持之间做出平衡。事实上，这两种路径的结合能够极大地促进干预的成功。积极主动地改变个人生活方式，能够事半功倍，并且减少对专业服务资源的依赖。

- **不论孩子是否被诊断为自闭症，我们讨论的这些原则都同样适用。**如果我们把社会能力看作一个连续的光谱，那么自闭症处于这个光谱的最远端。不论孩子处于光谱上的哪个位置，只要他正遭受这些问题的困扰，本书中总结的研究结论就对他适用。如果你自己的努力没有奏效，那就去寻找专业评估（相关方法请参照第 5 章）。不论你的孩子是否被确诊为自闭症，评估都可以帮助你认清问题的性质，也可以帮助你调整策略。无论是行为管理、药物治疗还是睡眠训练，干预措施都可能有效，也可能无效，这取决于你的实施过程。所以，你要建立一个团队，支持你做出正确的判断和选择。

- **本章所描述的家庭动态几乎适用于任何文化背景。**我们在信奉基督教、伊斯兰教和犹太教的家庭中，在非宗教家庭中，在白人、非裔美国人、西班牙裔或拉丁裔美国人、亚裔美国人以及混血家庭中，都听到过类似的故事。尽管我们在美国工作，但在其他国家从事自闭症工作的同事会在会议中谈到我们都熟悉的各种典型情况。当然，在每种文化和社会背景下，你还需要考虑额外复杂的因素。

- **改变家庭常规和决定治疗方法应始终基于对孩子、家人最有意义的目标。**理解自己当前的处境：有的人可能刚刚起步，想要知道第一步应该做什么；有的人可能已经尝试过所有的药物治疗或干预方案，但依然没有效果；有的人可能正在通过言语治疗来提升孩子的社会沟通能力，但还没有解决阻碍孩子社交的行为问题。正如本书前文提到的，最好的起点是拿到一份清楚的诊断评估报告。你可以根据专业建议检视孩子的情况，然后根据你的直觉选择对孩子最有益的办法，当然，也要考虑是否力所能及。例如，基于临床的社交干预显然不如参加学校的社交技能小组来得更加实际、有效。经过一段时间的试验后，你再重新申请评估报告，适时做出调整和新的尝试。

与专业人士合作

第 5 章介绍了如何为自闭症个体及其家庭提供各种专业支持。重点强调了在诊断和干预过程中，家长需要寻求有资质的、合格的专业帮助。当然，专业帮助也有两面性。即使你找到了合适的、值得信任的专业人士，你也需要在他们的建议和你自己的想法之间做出平衡。如果你提前做功课，提出自己的想法，并充满动力，专业人士也会感到欣喜。如果你不听从他们的建议，大多数专业人士会质疑你最初为什么向他们寻求帮助。所以，你要对专业人士的建议保持开放的心态，毕竟，一个好的专业人士应该充分尊重你的想法。理想的情况是，双方会发生想法的碰撞。一个好的临床工作者，会耐心地向你解释为什么某个方案不适合你的孩子，或者承认有时他们的首次建议也许行不通，并且能够设身处地为你着想，以一种安全、合理的方法帮助你尝试想法，实现目标。

例如，当杰西卡最初带米洛去看儿科医生时，儿科医生告诉他需要等待和观察。但第二次就诊时，杰西卡告诉医生，米洛除了语言发育迟缓外，还出现了行为问题，这时，儿科医生重新考虑了米洛的问题。经过一番仔细的询问后，医生为米洛做了转介，让他接受了自闭症的诊断评估。

另外一个例子是，珍带着乔治娅去看精神科医生，希望找到一种应对活动转换环节情绪失控的办法。家人在乔治娅的一日生活安排中加入了很多社交故事和图片提示，但考虑到乔治娅的认知能力，她可能无法理解这些内容。这位精神科医生尝试用一种新的药物来缓解乔治娅因活动转换而产生的焦虑不安。医生开了处方，并告诉他们三个月后再来。但服药一个月后，父母发现，虽然乔治娅能更好地应对活动转换，但她变得有些昏昏欲睡，与家人相处的时间也变少了。他们手足无措，珍感觉自己的女儿"正在消失"。他们再次回到精神科医生那里，医生解释说，可能只是需要调整一下药物的剂量。在未来几周里，这位精神科医生与家庭密切联系，不断地调整药物用量，直到药效发挥和保持家庭活动参与之间达到一种平衡。

向专业人士咨询

这里有一个围绕孩子诊断和干预问题的简短问题列表，你可以向临床医生咨询。当然，你不需要面面俱到，只要从中选择与你相关的问题即可。你的目标是在这个过程中成为专业人士的一个积极合作伙伴，让你的临床医生知道你想学习和理解关于自闭症的各种知识。这些问题可以促进合作关系的建立，也可以帮助你们避免错误和偏差。一名出色的专业人士会欣赏这一点，同时也会为你的积极参与感到高兴。当然，不是你说什么，医生就会去做什么（如果不需要，他也不应该做），但是这样可以促使医生更加严谨地思考问题，同时有机会澄清自己的想法。其中一些问题可以在临床医生的网页或其他材料上提前咨询。

专业背景

- "你的学位是什么？"
- "你在本州有营业执照吗？"
- "你从业多久了？"
- "你擅长哪种案例，解决哪类问题？"
- "你是专门研究儿童（幼儿，青少年，成人）的吗？"
- "你专攻自闭症吗？"

- "如果想从这里获取最大的帮助，我需要做什么？"

诊断

- "你确定这些挑战出现的原因不能用智力损伤或认知障碍来解释吗？"

- "他很爱发脾气，而且在信息整合方面也有问题。我听说这些问题可以联系在一起。有没有可能这些都和多动症而不是自闭症有关？"

- "她似乎总是重复做某些事情，这看起来似乎是强迫性的。你怎么知道这是自闭症而不是强迫症的表现？"

- "他对周围的人没有兴趣，总是莫名其妙发脾气，我们怎么知道这是自闭症而不是抑郁症的表现呢？"

- "自闭症的病因是什么？我怎么知道在什么情况下要去做自闭症诊断？"

- "我还能注意什么，还应该注意什么？"

治疗

- "对我的孩子来说，什么才是最有效的干预措施？"

- "你推荐的治疗方法都是有证据支撑的吗？"

- "除了让孩子在学校或诊所接受干预外，我在家可以做些什么来帮助他？"

- "我应该从哪一步开始？"

- "你能帮我确定一个科学的就寝时间（或者早上出门时间）吗？"

- "这种药物对孩子有什么影响？"

- "你推荐这种药物的依据是什么？"

- "这种药物的用量在哪个范围（高剂量、低剂量还是中剂量）？"

- "在我们换新药之前，为什么不先试试调整之前药物的剂量？"

- "孩子的有些方面有所改善，有些方面变得更加糟糕了，我们需要调整方案吗？"

- "能给我一个药物副作用的清单吗？"

- "你们提供父母行为咨询服务吗？如果有，是什么形式？"
- "在进行家长培训时，是否有整体框架或具体课程？"
- "我们计划会面多少次？"
- "如何评估孩子和家庭的进展？"

自我照料

- "我对自己在婚姻（工作、健康等）方面的问题（情绪、冲突等）感到困扰。你认为改善这些问题会对孩子有帮助吗？可行性怎么样？你能给我推荐相关的专业人员吗？"

孩子的未来图景

也许，对患有自闭症或类似发展障碍的孩子的父母来说，最迫切的问题是："孩子将来会怎样？"可惜，我们不是巫师，没有占卜命运的水晶球。如果有，我们就可以加入马戏团的环球旅行，靠四处给人算命过活，而不用一板一眼地进行科学研究了。我们没有这样的水晶球，只能从自身经验和科学研究发现中学习。我们是见证者，在进行科学研究的过程中，在与家庭合作的过程中，在组织社区讲座、咨询、会议的过程中，见证成千上万的自闭症儿童取得了良好的发展结果。通观全书，我们一直强调对自闭症儿童和成人的发展来说十分关键的因素，但在本书的结尾，我们想回归家长视角，看看你们最需要关注的重大事项。当前，无论你的孩子是处在进步过程中，还是仍挣扎在痛苦的边缘，这些事项都是不可忽视的。有经验的父母总是能做到以下几点：

1. **培养孩子强大的倡导自我权利的能力。**他们告诉社区孩子需要什么，并尽可能地获取这些资源。这项工作有时会进展顺利，有时则不可避免会有法律制度的限制、大量的眼泪和情感的受挫。但他们努力明确孩子的需求，最终获得了资源，确保孩子享受到各种福利。

2. **和孩子一起渡过难关。** 父母永远不要遗弃孩子，不要放弃对孩子的希望。那些成功的孩子都知道，不论别人说什么，不论自己犯多少错误，他们的父母总是不离不弃，陪他们面对一切艰难险阻。

3. **关注自身的身心健康，照顾好自己。** 父母需要通过各种途径，包括阅读自助书籍、寻求专业咨询、向朋友倾诉或自我反省，来解决自己因为压力过大导致的抑郁、酗酒、心理创伤、婚姻冲突等各种问题。即使他们认为自己难以完全摆脱这些问题，但至少意识到了自己的行为，可以倾听孩子的观点，并在需要的时候尽可能调整自己。

4. **建立团队。** 有经验的父母知道，"养育一个孩子，需要一个村庄"。他们寻找那些总是把孩子利益放在首位的强有力的支持者，这样自己就不是一个人在战斗了。

5. **成为自闭症专家。** 这并不意味着父母都要上过医学院或取得包含自闭症干预课程的相关学位。父母可以自学自闭症知识，向服务提供者咨询，熟悉社区资源。通过这种方式，孩子可以得到父母最好的支持。我们非常自豪地讲，通过阅读这本书，你已经直接解决了这个问题！

6. **建立强大的社会支持系统。** 你可以依赖自己的父母、朋友和家人，从他们那里获取情感、社交和后勤保障支持。在需要的时候，不要拒绝向他们寻求帮助。通过求助，你可以与大家建立社交情感联系，时不时地与大家分享自己的喜怒哀乐。

我们如何定义一个自闭症孩子的成功？这并不是指他可以进入普通教育系统就读，或者成为纽约百老汇的名角，亦不是这些年我们从父母那里听到的各种各样的愿景。成功的意思是，在一系列的努力后，孩子和家庭的目标得以实现。对于乔治娅和她的家人来说，他们的目标是可以每天幸福地坐在一起享用晚餐，全家一起参与社区活动。对于安塞尔和他的家人来说，目标是安塞尔能够在学校待到21岁，然后离开家生活，从事有意义的活动。杰西卡则用她惯常的幽默感戏称，她的目标是不让米洛继续舔邻居家的门阶。这些家庭之所以能够实现他们的目标，是因为他们做到了以上关键的几点。

当然，你可能会觉得自己有些方面做得不如他们好，但这并不意味着孩子的发展就会受阻——只不过，尽力做到以上几点，成功的概率就会更大！

我们最想强调的是自我照料的重要性。压力是我们最容易忽略的对孩子发展有重要影响的因素。如果压力过大，父母就无法为孩子提供必要的支持以及干预方案。照顾一个自闭症儿童是一件十分困难的事，很有挑战性，很耗精力，要求很高。如果没有休息，缺乏锻炼和睡眠，没有家人或朋友的支撑，生活中也没有乐趣可言，那你与孩子同行的这段路将十分辛苦。因此，照顾好自己，然后照顾好孩子。本书中探讨的很多经过修正的生活方式将为你和你的孩子提供帮助，请和家人一起实践。

科学将何去何从

心理学领域有这样一个说法：预测未来行为最好的因素是过去的行为。这是何意？当我们回顾过去数十年的"科学行为"时，我们发现，在科学家和自闭症家庭的共同努力下，我们对自闭症的病因以及干预方案有了更加清晰、更加深入的认识和理解。

十几年前，我们对自闭症的病因还所知甚少，那时的自闭症群体处境十分困难。正如本书第1章所讨论的，了解自闭症的成因至关重要，它可以促进我们找到支持自闭症个体及其家庭的最有效方法。十几年来，这方面的研究进展十分显著。在基因研究方面，公共的和私人的投资大幅增加，促进了研究团体之间的合作，几种具有重大影响的特殊罕见基因得到鉴定，为理解自闭症病因的生物途径带来了希望。第一，对基因和基因事件的识别强调了基因和早期环境之间相互作用的复杂机制。"如果你只见过一个自闭症患者，你千万别说你懂自闭症。"这是我们第一次对这句话有了生物学意义上的理解。第二，正如第4章所讨论的一样，对基因的识别结合快速发展的脑成像技术，可以阐明自闭症患者大脑结构的发育和运作方式。

临床研究进展表明，自闭症是一种谱系障碍。这种谱系的扩大和统一对我们理解上述遗传学研究进展至关重要。这表明，临床描述和病因与病理机制研究之间存在重要的协同作用，无法割裂和分离。在基础科学研究方面，人们已经对表观遗传机制、环境侵入并影响人体的路径，以及如何识别潜在的可逆因素有了更加丰富的认识。

这些研究发现反过来为开发自闭症患者的个别化支持方案和探索监测干预有效性的新方法奠定了基础。事实上，在过去的十几年中，早期筛查和干预研究的进展已经为自闭症儿童实现更快、更全面的康复打开了希望之门。

因此，用"过去的行为"来预测"未来的行为"，我们可以畅想未来更多的可能性，涉及的方面包括临床描述和早期识别、识别可逆的环境刺激因素、这些因素影响大脑发育的生物学机制、基因作用于大脑的方式，等等，从而可能带来新的治疗理念和诊断方法。我们将见证来自全球各地的科学家与自闭症家庭围绕该领域重大问题的关注与合作；我们也将看到个别实验室转换跑道，朝着新的方向努力，提出有创造性的研究思路。所有这些行动都指向一个核心问题：我们如何尽自己最大的努力，帮助自闭症患者实现人生价值，成就自我？未来的进展应该包括早期鉴别的进步、精准医疗的发展、监测疗效的生物学标记的识别进展，以及提升大众对社会融合的认识与支持水平（特别是针对过渡到成年期的儿童）的教育进步。

与其他类型的疾病相比，自闭症和多动症等神经发育障碍，抑郁症、焦虑症和精神分裂症等精神障碍，连同成瘾性疾病构成了世界上第一大致病类别（"病态"的正式定义是长时间带有某种疾病或残疾生活，我们更强调它对生活品质造成的持久性的伤害）。这类疾病出现在儿童早期，伴随大脑发育的整个过程，而且都是慢性疾病。在过去的十几年里，尽管有越来越多的公共和私人资金被投入到对自闭症的研究中，但相对于自闭症或神经发育障碍的社会成本，研究资金仍然不足。当前社会对导致死亡的疾病研究投入得多，对儿童早期疾病的预防研究投入得少。这种境况应该有所改变，而且我们相信会有所改变。到目前为止的研究成果十分振奋人心，科学界满怀热情，未来一定会出现更多的新疗法和新发现。

你在自己的生活哲学和生活实践当中，也有充分的理由保持乐观、充满希望。虽然自闭症被认为是一种伴随终身的疾病，但我们现在知道，在正确的支持下，每个自闭症患者都可以习得新技能，过上有意义的生活。通过提高公众意识，雇主们和整个社会将对自闭症群体有更深入的了解和接纳，学会欣赏自闭症患者的潜能优势和看待问题的独特视角。科学研究告诉我们，自闭症儿童和成人在他们的一生中可以通过学习不断提升自身能力，且富有成效。我们对自闭症个体的挑战以及如何应对挑战有了更多的了解。对自闭症患者及其家庭来说，今时不同往日，未来充满希望。我们衷心希望这本书能够在你们奋战的道路上提供有意义的指导，助力自闭症儿童挖掘自身的潜能，实现自己的人生价值。

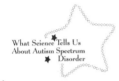

What Science Tells Us
About Autism Spectrum
Disorder

参考文献

以下是本书正文中提到的研究或讨论结果的主要文献来源。

第1章 对自闭症的新认识

American Psychiatric Association. (1986). *Diagnostic and statistical manual of mental disorders* (DSM-III-R) (3rd ed., rev.). Washington, DC: Author.

American Psychiatric Association. (1994). *Diagnostic and statistical manual of mental disorders* (DSM-IV) (4th ed.). Washington, DC: Author.

American Psychiatric Association. (2013). *Diagnostic and statistical manual of mental disorders* (DSM-5) (5th ed.). Arlington, VA: Author.

Arnett, A., Trinh, S., & Bernier, R. (2018). The state of research on the genetics of autism spectrum disorder: Methodological, clinical and conceptual progress. *Current Opinion in Psychology, 27,* 1–5.

Barger, B., Campbell, J., & McDonough, J. (2013). Prevalence and onset of regression within autism spectrum disorders: A meta-analytic review. *Journal of Autism and Developmental Disorders, 43*(4), 817–828.

Bernier, R. (2012, March 20). How do we measure autism severity? *SFARI Viewpoint.*

Bernier, R., & Dawson, G. (2016). Autism spectrum disorders. In D. Cicchetti (Ed.), *Developmental psychopathology* (Vol. 3, 3rd ed.). New York: Wiley.

Constantino, J. N., & Charman, T. (2012). Gender bias, female resilience, and the sex ratio in autism. *Journal of the American Academy of Child and Adolescent Psychiatry, 51*(8), 756–758.

Dawson, G., & Bernier, R. (2013). A quarter century of progress in the detection and early treatment of autism spectrum disorder. *Development and Psychopathology, 25,* 1455–1472.

Dawson, G., Bernier, R., & Ring, R. (2012). Social attention: A possible early response indicator in autism clinical trials. *Journal of Neurodevelopmental Disorders, 4,* 11–35.

Fein, D., Barton, M., & Dumont-Mathieu, T. (2017). Optimizing outcome in autism spectrum disorders. *Policy Insights from the Behavioral and Brain Sciences, 4*(1), 71–78.

Fein, D., Barton, M., Eigsti, I.-M., Kelley, E., Naigles, L., Schultz, R. T., et al. (2013). Optimal outcome in individuals with a history of autism. *Journal of Child Psychology and Psychiatry, 54,* 195–205.

Folstein, S., & Rutter, M. (1977). Infantile autism: A genetic study of 21 twin pairs. *Journal of Child Psychology and Psychiatry,18*(4), 297–321.

Georgiades, S., & Kasari, C. (2018). Reframing optimal outcomes in autism. *JAMA Pediatrics, 172*(8), 716–717.

Informed Health Online. (2016, June 15). *What types of studies are there?* Cologne, Germany: Institute for Quality and Efficiency in Health Care. Retrieved from *www.ncbi.nlm.nih.gov/books/NBK390304.*

Jacquemont, S., Coe, B. P., Hersch, M., Duyzend, M. H., Krumm, N., Bergmann, S., et al. (2014). A higher mutational burden in females supports a "female protective model" in neurodevelopmental disorders. *American Journal of Human Genetics, 94*(3), 415–425.

Jones, W., & Klin, A. (2013). Attention to eyes is present but in decline in 2-to 6-month-old infants later diagnosed with autism. *Nature, 504*(7480), 427–431.

Kanner, L. (1943). Autistic disturbances of affective contact. *Nervous Child, 2,* 217–250.

King, B., Navot, N., Bernier, R., & Webb, S. (2014). Update on diagnostic classification in autism. *Current Opinion in Psychiatry, 27,* 105–109.

Krumm, N., Turner, T., Baker, C., Vives, L, Mohajeri, K., Witherspoon, K., et al. (2015). Excess of rare, inherited truncating mutations in autism. *Nature Genetics, 47*(6), 582–588.

Kurita, H. (1985). Infantile autism with speech loss before the age of thirty months. *Journal of the American Academy of Child Psychiatry 24*(2), 191–196.

Lai, M. C., Lombardo, M. V., Auyeung, B., Chakrabarti, B., & Baron-Cohen, S. (2015). Sex/gender differences and autism: Setting the scene for future research. *Journal of the American Academy of Child and Adolescent Psychiatry, 54*(1), 11–24.

Lai, M., Lombardo, M., Suckling, J., Ruigrok, A., Chakrabarti, B., Ecker, C., et al. (2013). Biological sex affects the neurobiology of autism. *Brain, 136*(9), 2799–2815.

Lord, C., Petkova, E., Hus, V., Gan, W., Martin, D. M., Ousley, O., et al. (2011). A multi-site study of the clinical diagnosis of different autism spectrum disorders. *Archives of General Psychiatry, 69*(3), 306–313.

Luyster, R., Richler, J., Risi, S., Hsu, W., Dawson, G., Bernier, R., et al. (2005). Early regression in social communication in autistic spectrum disorders: A CPEA study. *Developmental Neuropsychology, 27,* 311–336.

Mottron, L., Duret, P., Mueller, S., Moore, R., Forgeot D'Arc, B., Jacquemont, S., et al. (2015). Sex differences in brain plasticity: A new hypothesis for sex ratio bias in autism. *Molecular Autism, 6,* 33.

Nigg, J. T. (2017). *Getting ahead of ADHD: What next-generation science says about treatments that work—and how you can make them work for your child.* New York: Guilford Press.

Osterling, J., & Dawson, G. (1994). Early recognition of children with autism: A study of first birthday home videotapes. *Journal of Autism and Developmental Disorders* 24(3), 247–257.

Osterling, J., Dawson, G., & Munson, J. (2002). Early recognition of 1-year-old infants with autism spectrum disorder versus mental retardation. *Development and Psychopathology, 14*(2), 239–251.

Pearson, N., Charman, T., Happé, F., Bolton, P. F., & McEwen, F. S. (2018). Regression in autism spectrum disorder: Reconciling findings from retrospective and prospective research. *Autism Research, 11*(12), 1602–1620.

Schaer, M., Kochalka, J., Padmanabhan, A., Supekar, K., & Menon, V. (2015). Sex differences in cortical volume and gyrification in autism. *Molecular Autism, 6*.

Werner, E., & Dawson, G. (2005). Validation of the phenomenon of autistic regression using home videotapes. *Archives of General Psychiatry 62*(8), 889–895.

Wing, L., & Gould, J. (1979). Severe impairments of social interaction and associated abnormalities in children: Epidemiology and classification. *Journal of Autism Development Disorders, 9*, 11–29.

第2章　自闭症的基本特征

Amaral, D., Dawson, G., & Geschwind, D. (2011). *Autism spectrum disorders*. New York: Oxford University Press.

Bacon, A., Fein, D., Morris, R., Waterhouse, L., & Allen, D. (1998). The responses of autistic children to the distress of others. *Journal of Autism and Developmental Disorders, 28*, 129–142.

Baron-Cohen, S. (1995). *Mindblindness: An essay on autism and theory of mind*. Cambridge, MA: Bradford/MIT Press.

Baron-Cohen, S., Baldwin, D., & Crowson, M. (1997). Do children with autism use the speaker's direction of gaze strategy to crack the code of language? *Child Development, 68*, 48–57.

Baron-Cohen, S., Leslie, A. M., & Frith, U. (1985). Does the autistic child have a theory of mind? *Cognition, 21*, 37–46.

Baron-Cohen, S., Ring, H., Bullmore, E., Wheelwright, S., Ashwin, C., & Williams, S. (2000). The amygdala theory of autism. *Neuroscience and Biobehavioral Reviews, 24*, 355–364.

Bernier, R., Dawson, G., & Webb, S. (2005). Understanding impairments in social engagement in autism. In P. Marshall & N. Fox (Eds.), *The development of social engagement: Neurobiological perspectives*. New York: Oxford University Press.

Björnsdotter, M., Wang, N., Pelphrey, K., & Kaiser, M. D. (2016). Evaluation of quantified social perception circuit activity as a neurobiological marker of autism spectrum disorder. *JAMA Psychiatry, 73*(6), 614–621.

Bodfish, J. (2011). Repetitive behaviors in individuals with autism. In D. Amaral, G. Dawson, & D. Geschwind (Eds.), *Autism spectrum disorders*. New York: Oxford University Press.

Bottema-Beutel, K., Kim, S. Y., & Crowley, S. (2019). A systematic review and meta-regression analysis of social functioning correlates in autism and typical development. *Autism Research, 12*(2), 152–175.

Chevallier, C., Kohls, G., Troiani, V., Brodkin, E., & Schultz, R. (2012). The social motivation theory of autism. *Trends in Cognitive Sciences, 16*(4), 231–239.

Dawson, G., Meltzoff, A., Osterling, J., Rinaldi, J., & Brown, E. (1998). Children with autism fail to orient to naturally occurring social stimuli. *Journal of Autism and Developmental Disorders, 28,* 479–485.

Dawson, G., Toth, K., Abbott, R., Osterling, J., Munson, J., Estes, A., et al. (2004). Early social attention impairments in autism: Social orienting, joint attention, and attention to distress. *Developmental Psychology, 40*(2), 271–283.

Dawson, G., Webb, S. J., & McPartland, J. (2005). Understanding the nature of face processing impairment in autism: Insights from behavioral and electrophysiological studies. *Developmental Neuropsychology, 27,* 403–424.

Dichter, G., Felder, J., Green, S., Rittenberg, A., Sasson, N., & Bodfish, J. (2010). Reward circuitry function in autism spectrum disorders. *Social, Cognitive and Affective Neuroscience, 7*(2), 160–172.

Dowd, A. C., Martinez, K., Davidson, B. C., Hixon, J. G., & Neal-Beevers, A. R. (2018). Response to distress varies by social impairment and familiarity in infants at risk for autism. *Journal of Autism and Developmental Disorders, 48*(11), 3885–3898.

Frazier, T. W., Strauss, M., Klingemier, E. W., Zetzer, E. E., Hardan, A. Y., Eng, C., et al. (2017). A meta-analysis of gaze differences to social and nonsocial information between individuals with and without autism. *Journal of the American Academy of Child and Adolescent Psychiatry, 56*(7), 546–555.

Kasari, C., Sigman, M., Mundy, P., & Yirmiya, N. (1990). Affective sharing in the context of joint attention interactions of normal, autistic, and mentally retarded children. *Journal of Autism and Developmental Disorders, 20,* 87–100.

Klin, A., Jones, W., Schultz, R., Volkmar, F., & Cohen, D. (2002). Visual fixation patterns during viewing of naturalistic social situations as predictors of social competence in individuals with autism. *Archives of General Psychiatry, 59*(9), 809–816.

Klin, A., Lin, D. J., Gorrindo, P., Ramsay, G., & Jones, W. (2009). Two-year-olds with autism orient to non-social contingencies rather than biological motion. *Nature, 459,* 257–261.

Lord, C., Elsabbagh, M., Baird, G., & Veenstra-Vanderweele, J. (2018). Autism spectrum disorder. *Lancet, 392*(10146), 508–520.

Malott, R., & Shane, J. (2016). *Principles of behavior* (7th ed.). New York: Routledge.

Mason, R. A., & Just, M. A. (2009). The role of the theory-of-mind cortical network in the comprehension of narratives. *Language and Linguistics Compass, 3,* 157–174.

McPartland, J., Dawson, G., Webb, S. J., Panagiotides, H., & Carver, L. J. (2004). Event-related brain potentials reveal anomalies in temporal processing of faces in autism spectrum disorder. *Journal of Child Psychology and Psychiatry, 45,* 1235–1245.

Orefice, L. L., Zimmerman, A. L., Chirila, A. M., Sleboda, S. J., Head, J. P., & Ginty, D. D. (2016). Peripheral mechanosensory neuron dysfunction underlies tactile and behavioral deficits in mouse models of ASDs. *Cell, 166*(2), 299–313.

Pavâl, D. (2017). A dopamine hypothesis of autism spectrum disorder. *Developmental Neuroscience, 39*(5), 355–360.

Pelphrey, K., & Carter, E. (2008). Charting the typical and atypical development of the social brain. *Developmental Psychopathology, 20*(4), 1081–1102.

Robertson, C. E., & Baron-Cohen, S. (2017). Sensory perception in autism. *Nature Reviews Neuroscience, 18*(11), 671.

Saxe, R., & Kanwisher, N. (2003). People thinking about thinking people: The role of the temporo-parietal junction in "theory of mind." *NeuroImage, 19,* 1835–1842.

Scott-Van Zeeland, A. A., Dapretto, M., Ghahremani, D. G., Poldrack, R. A., & Bookheimer, S. Y. (2010). Reward processing in autism. *Autism Research, 3,* 53–67.

Sulzer-Azaroff, B., & Mayer, R. (1991). *Behavior analysis for lasting change.* Fort Worth, TX: Holt, Reinhart & Winston.

Szatmari, P., Chawarska, K., Dawson, G., Georgiades, S., Landa, R., Lord, C., et al. (2016). Prospective longitudinal studies of infant siblings of children with autism: Lessons learned and future directions. *Journal of the American Academy of Child and Adolescent Psychiatry, 55*(3), 179–187.

Vismara, L. A., & Rogers, S. J. (2010). Behavioral treatments in autism spectrum disorder: What do we know? *Annual Review of Clinical Psychology, 27,* 447–468.

Weigelt, S., Koldewyn, K., & Kanwisher, N. (2012). Face identity recognition in autism spectrum disorders: A review of behavioral studies. *Neuroscience and Biobehavioral Reviews, 36*(3), 1060–1084.

Weiss, J., Thomson, K., & Chan, L. (2014). A systematic literature review of emotion regulation measurement in individuals with autism spectrum disorder. *Autism Research, 7*(6), 629–648.

Will, E., & Hepburn, S. (2015). Applied behavior analysis for children with neurogenetic disorders. In R. Hodapp & D. Fidler (Eds.), *International Review of Research in Developmental Disabilities* (Vol. 49, pp. 229–259). Waltham, MA: Academic Press.

Williams, D. L., Siegel, M., Mazefsky, C. A., & Autism and Developmental Disorders Inpatient Research Collaborative (2017). Problem behaviors in autism spectrum disorder: Association with verbal ability and adapting/coping skills. *Journal of Autism and Developmental Disorders, 48*(11), 1–10.

Wimmer, H., & Perner, J. (1983). Beliefs about beliefs: Representation and constraining function of wrong beliefs in young children's understanding of deception. *Cognition, 13,* 103–128.

Zhang, J., Meng, Y., He, J., Xiang, Y., Wu, C., Wang, S., et al. (2019). McGurk Effect by individuals with autism spectrum disorder and typically developing controls: A systematic review and meta-analysis. *Journal of Autism and Developmental Disorders, 49*(1), 34–43.

第3章　自闭症的成因

Andalib, S., Emamhadi, M. R., Yousefzadeh-Chabok, S., Shakouri, S. K., Høilund-Carlsen, P. F., Vafaee, M. S., et al. (2017). Maternal SSRI exposure increases the risk of autistic offspring: A meta-analysis and systematic review. *European Psychiatry, 45,* 161–166.

Bernier, R., Golzio, C., Xiong, B., Stessman, H., Coe, B., Penn, O., et al. (2014).

Disruptive CHD8 mutations define a subtype of autism early in development. *Cell, 158,* 263–276.

Bernier, R., Hudac, C., Chen, Q., Zeng, C., Wallace, A., Gerdts, J., et al. (2017). Developmental trajectories for young children with 16p11.2 copy number variation. *American Journal of Medical Genetics, Part B: Neuropsychiatric Genetics, 174*(4), 367–380.

Christensen, J., Grønborg, T. K., Sørensen, M. J., Schendel, D., Parner, E. T., Pedersen, L. H., et al. (2013). Prenatal valproate exposure and risk of autism spectrum disorders and childhood autism. *JAMA, 309*(16), 1696–1703.

Coe, B., Stessman, H., Sulovari, A., Geisheker, M., Bakken, T., Lake, A., et al. (2019). Neurodevelopmental disease genes implicated by de novo mutation and CNV morbidity. *Nature Genetics, 51*(1), 106–116.

Conde-Agudelo, A., Rosas-Bermudez, A., & Norton, M. H. (2016). Birth spacing and risk of autism and other neurodevelopmental disabilities: A systematic review. *Pediatrics, 137*(5).

Curran, E. A., O'Neill, S. M., Cryan, J. F., Kenny, L. C., Dinan, T. G., Khashan, A. S., et al. (2015). Research review: Birth by caesarean section and development of autism spectrum disorder and attention-deficit/hyperactivity disorder: A systematic review and meta-analysis. *Journal of Child Psychology and Psychiatry, 56*(5), 500–508.

Geisheker, M., Heymann, G., Wang, T., Coe, B., Turner, T., Stessman, H., et al. (2017). Hotspots of missense mutation identify novel neurodevelopmental disorder genes and functional domains. *Nature Neuroscience, 20*(8), 1043–1051.

Geschwind, D. H. (2011). Genetics of autism spectrum disorders. *Trends in Cognitive Sciences, 15*(9), 409–416.

Green Snyder, L., D'Angelo, D., Chen, Q., Bernier, R., Goin-Kochel, R. P., Wallace, A. S., et al. (2016). Autism spectrum disorder, developmental and psychiatric features in 16p11.2 duplication. *Journal of Autism and Developmental Disorders, 46*(8), 2734–2748.

Guinchat, V., Thorsen, P., Laurent, C., Cans, C., Bodeau, N., & Cohen, D. (2012). Pre-, peri- and neonatal risk factors for autism. *Acta Obstetricia et Gynecologica Scandinavica, 91*(3), 287–300.

Hanson, E., Bernier, R., Porche, K., Jackson, F., Goin-Kochel, R., Green-Snyder, L., et al. (2014). The cognitive and behavioral phenotype of the 16p11.2 deletion in a clinically ascertained population. *Biological Psychiatry, 77*(9), 785–793.

Jiang, H. Y., Xu, L. L., Shao, L., Xia, R. M., Yu, Z. H., Ling, Z. X., et al. (2016). Maternal infection during pregnancy and risk of autism spectrum disorders: A systematic review and meta-analysis. *Brain, Behavior, and Immunity, 58,* 165–172.

Krumm, N., O'Roak, B., Karakoc, E., Mohajeri, K., Nelson, B., Vives, L., et al. (2013). Transmission distortion of small CNVs in sporadic autism. *American Journal of Human Genetics, 93,* 595–606.

Krumm, N., Turner, T., Baker, C., Vives, L., Mohajeri, K., Witherspoon, K., et al. (2015). Excess of rare, inherited truncating mutations in autism. *Nature Genetics, 47*(6), 582–588.

Krupp, D. R., Barnard, R. A., Duffourd, Y., Evans, S. A., Mulqueen, R. M., Bernier,

R., et al. (2017). Exonic mosaic mutations contribute risk for autism spectrum disorder. *American Journal of Human Genetics, 101*(3), 369–390.

Lam, J., Sutton, P., Kalkbrenner, A., Windham, G., Halladay, A., Koustas, E., et al. (2016). A systematic review and meta-analysis of multiple airborne pollutants and autism spectrum disorder. *PLOS ONE, 11*(9).

Li, Y. M., Ou, J. J., Liu, L., Zhang, D., Zhao, J. P., & Tang, S. Y. (2016). Association between maternal obesity and autism spectrum disorder in offspring: A meta-analysis. *Journal of Autism and Developmental Disorders, 46*(1), 95–102.

Modabbernia, A., Velthorst, E., & Reichenberg, A. (2017). Environmental risk factors for autism: An evidence-based review of systematic reviews and meta-analyses. *Molecular Autism, 8*(1), 13.

O'Roak, B., Vives, L., Fu, W., Egertson, J., Stanaway, I., Phelps, I., et al. (2012). Massively multiplex targeted sequencing identifies genes recurrently disrupted in autism spectrum disorders. *Science, 338,* 1619–1622.

O'Roak, B., Vives, L., Girirajan, S., Karakoc, E., Krumm, N., Coe, B., et al. (2012). Sporadic autism exomes reveal a highly interconnected protein network of de novo mutations. *Nature, 485,* 246–250.

Ramaswami, G., & Geschwind, D. H. (2018). Genetics of autism spectrum disorder. *Handbook of Clinical Neurology, 147,* 321–329.

Saghazadeh, A., & Rezaei, N. (2017). Systematic review and meta-analysis links autism and toxic metals and highlights the impact of country development status: Higher blood and erythrocyte levels for mercury and lead, and higher hair antimony, cadmium, lead, and mercury. *Progress in Neuro-Psychopharmacology and Biological Psychiatry, 79,* 340–368.

Sanders, S. J., Campbell, A. J., Cottrell, J. R., Moller, R. S., Wagner, F. F., Auldridge, A. L., et al. (2018). Progress in understanding and treating SCN2A-mediated disorders. *Trends in Neuroscience, 41*(7), 442–456.

Sestan, N., & State, M. W. (2018). Lost in translation: Traversing the complex path from genomics to therapeutics in autism spectrum disorder. *Neuron, 100*(2), 406–423.

Stessman, H., Bernier, R., & Eichler, E. (2014). A genotype-first approach to defining the subtypes of a complex disease. *Cell, 156*(5), 872–877.

Stessman, H., Xiong, B., Coe, B., Wang, T., Hoekzema, K., Fenckova, M., et al. (2017). Targeted sequencing identifies 91 neurodevelopmental disorder risk genes with autism and developmental disability biases. *Nature Genetics, 49*(4), 515–526.

Tebbenkamp, A. T., Willsey, A. J., State, M. W., & Šestan, N. (2014). The developmental transcriptome of the human brain: Implications for neurodevelopmental disorders. *Current Opinion in Neurology, 27*(2), 149.

Thye, M. D., Bednarz, H. M., Herringshaw, A. J., Sartin, E. B., & Kana, R. K. (2018). The impact of atypical sensory processing on social impairments in autism spectrum disorder. *Developmental Cognitive Neuroscience, 29,* 151–167.

Wang, C., Geng, H., Liu, W., & Zhang, G. (2017). Prenatal, perinatal, and postnatal factors associated with autism: A meta-analysis. *Medicine, 96*(18).

Weiner, D. J., Wigdor, E. M., Ripke, S., Walters, R. K., Kosmicki, J. A., Grove, J., et al. (2017). Polygenic transmission disequilibrium confirms that common and rare variation act additively to create risk for autism spectrum disorders. *Nature Genetics, 49*(7), 978–985.

Woodbury-Smith, M., & Scherer, S. W. (2018). Progress in the genetics of autism spectrum disorder. *Developmental Medicine and Child Neurology, 60*(5), 445–451.

Yuen, R. K., Szatmari, P., & Vorstman, J. A. (2019). Genetics of autism spectrum. In F. Volkmar (Ed.), *Autism and pervasive developmental disorders* (pp. 112–128). Cambridge, UK: Cambridge University Press.

Zheng, Z., Zhang, L., Li, S., Zhao, F., Wang, Y., Huang, L., et al. (2017). Association among obesity, overweight and autism spectrum disorder: A systematic review and meta-analysis. *Scientific Reports, 7*(1), 11697.

第4章　自闭症患者的脑发育特点

Baron-Cohen, S., Ring, H., Bullmore, E., Wheelwright, S., Ashwin, C., & Williams, S. (2000). The amygdala theory of autism. *Neuroscience and Biobehavioral Reviews, 24,* 355–364.

Blakemore, S.-J. (2008). The social brain in adolescence. *Nature Reviews Neuroscience 9*(4), 267.

Dawson, G., Jones, E. J., Merkle, K., Venema, K., Lowy, R., Faja, S., et al. (2012). Early behavioral intervention is associated with normalized brain activity in young children with autism. *Journal of the American Academy of Child Adolescent Psychiatry, 51,* 1550–1559.

Dawson, G., Rogers, S., Munson, J., Smith, M., Winter, J., Greenson, J., et al. (2010). Randomized, controlled trial of an intervention for toddlers with autism: The Early Start Denver Model. *Pediatrics, 125,* 17–23.

Ecker, C., Bookheimer, S. Y., & Murphy, D. G. (2015). Neuroimaging in autism spectrum disorder: Brain structure and function across the lifespan. *The Lancet Neurology, 14*(11), 1121–1134.

Faja, S., Webb, S. J., Jones, E., Merkle, K., Kamara, D., Bavaro, J., et al. (2012). The effects of face expertise training on the behavioral performance and brain activity of adults with high functioning autism spectrum disorders. *Journal of Autism and Developmental Disorders, 42*(2), 278–293.

Ha, S., Sohn, I. J., Kim, N., Sim, H. J., & Cheon, K. A. (2015). Characteristics of brains in autism spectrum disorder: Structure, function and connectivity across the lifespan. *Experimental Neurobiology, 24*(4), 273–284.

Hull, J. V., Jacokes, Z. J., Torgerson, C. M., Irimia, A., & Van Horn, J. D. (2017). Resting-state functional connectivity in autism spectrum disorders: A review. *Frontiers in Psychiatry, 7,* 205.

Kaiser, M. D., Hudac, C. M., Shultz, S., Lee, S. M., Cheung, C., Berken, A. M., et al. (2010). Neural signatures of autism. *Proceedings of the National Academy of Sciences of the USA, 107,* 21223–21228.

Kandel, E., Schwartz, J., Jessell, T., Siegelbaum, S., & Hudspeth, A. (2012). *Principles of neural science* (5th ed.). New York: McGraw-Hill Education.

Konrad, K., Firk, C., & Uhlhaas, P. J. (2013). Brain development during adolescence:

Neuroscientific insights into this developmental period. *Deutsches Ärzteblatt International, 110*(25), 425.

Lenroot, R. K., & Giedd, J. N. (2006). Brain development in children and adolescents: Insights from anatomical magnetic resonance imaging. *Neuroscience and Biobehavioral Reviews, 30*(6), 718–729.

Li, D., Karnath, H. O., & Xu, X. (2017). Candidate biomarkers in children with autism spectrum disorder: A review of MRI studies. *Neuroscience Bulletin, 33*(2), 219–237.

McPartland, J., Tillman, R., Yang, D., Bernier, R., & Pelphrey, K. (2014). The social neuroscience of autism spectrum disorder. In F. Volkmar, R. Paul, A. Klin, & D. Cohen (Eds.), *Handbook of autism and pervasive developmental disorders* (4th ed.). New York: Wiley.

Müller, R. A., & Fishman, I. (2018). Brain connectivity and neuroimaging of social networks in autism. *Trends in Cognitive Sciences, 22*(12), 1103–1116.

O'Reilly, C., Lewis, J. D., & Elsabbagh, M. (2017). Is functional brain connectivity atypical in autism?: A systematic review of EEG and MEG studies. *PLOS ONE, 12*(5), e0175870.

Pagnozzi, A. M., Conti, E., Calderoni, S., Fripp, J., & Rose, S. E. (2018). A systematic review of structural MRI biomarkers in autism spectrum disorder: A machine learning perspective. *International Journal of Developmental Neuroscience, 71*, 68–82.

Rane, P., Cochran, D., Hodge, S. M., Haselgrove, C., Kennedy, D., & Frazier, J. A. (2015). Connectivity in autism: A review of MRI connectivity studies. *Harvard Review of Psychiatry, 23*(4), 223.

Ventola, P., Friedman, H. E., Anderson, L. C., Wolf, J. M., Oosting, D., Foss-Feig, J., et al. (2014). Improvements in social and adaptive functioning following short-duration PRT program: A clinical replication. *Journal of Autism and Developmental Disorders, 44*(11), 2862–2870.

Yang, D., Pelphrey, K. A., Sukhodolsky, D. G., Crowley, M. J., Dayan, E., Dvornek, N. C., et al. (2016). Brain responses to biological motion predict treatment outcome in young children with autism. *Translational Psychiatry, 6*(11), p. e948.

第5章　自闭症儿童的最佳干预策略

Adams, K. E., Cohen, M. H., Eisenberg, D., & Jonsen, A. R. (2002). Ethical considerations of complementary and alternative medical therapies in conventional medical settings. *Annals of Internal Medicine, 137*(8), 660–664.

Barroso, N. E., Mendez, L., Graziano, P. A., & Bagner, D. M. (2018). Parenting stress through the lens of different clinical groups: A systematic review and meta-analysis. *Journal of Abnormal Child Psychology, 46*(3), 449–461.

Benvenuto, A., Battan, B., Porfirio, M. C., & Curatolo, P. (2013). Pharmacotherapy of autism spectrum disorders. *Brain and Development, 35*(2), 119–127.

Bernier, R., Stevens, A., & Ankenman, K. (2014). Assessment of core features of ASD. In P. Sturmey, J. Tarbox, D. Dixon, & J. L. Matson (Eds.), *Handbook of early intervention for autism spectrum disorders: Research, practice, and policy.* New York: Springer.

Cowan, R. J., Abel, L., & Candel, L. (2017). A meta-analysis of single-subject research on behavioral momentum to enhance success in students with autism. *Journal of Autism and Developmental Disorders, 47*(5), 1464–1477.

Dawson, G. (2013). Early intensive behavioral intervention appears beneficial for young children with autism spectrum disorders. *Journal of Pediatrics, 162*(5), 1080–1081.

Dawson, G., & Burner, K. (2011). Behavioral interventions in children and adolescents with autism spectrum disorder: A review of recent findings. *Current Opinion in Pediatrics, 23*(6), 616–620.

Dawson, G., Jones, E. J., Merkle, K., Venema, K., Lowy, R., Faja, S., et al. (2012). Early behavioral intervention is associated with normalized brain activity in young children with autism. *Journal of the American Academy of Child and Adolescent Psychiatry, 51,* 1550–1559.

Dawson, G., Rogers, S., Munson, J., Smith, M., Winter, J., Greenson, J., et al. (2010). Randomized, controlled trial of an intervention for toddlers with autism: The Early Start Denver Model. *Pediatrics, 125,* 17–23.

Estes, A., Olson, E., Munson, J., Sullivan, K., Greenson, J., Winter, J., et al. (2013). Parenting-related stress and psychological distress in mothers of toddlers with autism spectrum disorders. *Brain and Development, 35,* 133–138.

Gates, J. A., Kang, E., & Lerner, M. D. (2017). Efficacy of group social skills interventions for youth with autism spectrum disorder: A systematic review and meta-analysis. *Clinical Psychology Review, 52,* 164–181.

Goldstein, S., & Ozonoff, S. (Eds.). (2018). *Assessment of autism spectrum disorder.* New York: Guilford Press.

Gringras, P., Nir, T., Breddy, J., Frydman-Marom, A., & Findling, R. L. (2017). Efficacy and safety of pediatric prolonged-release melatonin for insomnia in children with autism spectrum disorder. *Journal of the American Academy of Child and Adolescent Psychiatry, 56*(11), 948–957.

Gulliver, D., Werry, E., Reekie, T. A., Katte, T. A., Jorgensen, W., & Kassiou, M. (2018). Targeting the oxytocin system: New pharmacotherapeutic approaches. *Trends in Pharmacological Sciences, 40*(1), 22–37.

Howes, O. D., Rogdaki, M., Findon, J. L., Wichers, R. H., Charman, T., King, B. H., et al. (2018). Autism spectrum disorder: Consensus guidelines on assessment, treatment and research from the British Association for Psychopharmacology. *Journal of Psychopharmacology, 32*(1), 3–29.

Keech, B., Crowe, S., & Hocking, D. R. (2018). Intranasal oxytocin, social cognition and neurodevelopmental disorders: A meta-analysis. *Psychoneuroendocrinology, 87,* 9–19.

Koegel, R. L., Koegel, L. K., Kim, S., Bradshaw, J., Gengoux, G. W., Vismara, L. A., et al. (2018). *Pivotal response treatment for autism spectrum disorders.* Baltimore: Brookes.

Lord, C., Rutter, M., DiLavore, P. C., Risi, S., Gotham, K., & Bishop, S. L. (2012). *Autism Diagnostic Observation Schedule (ADOS-2) modules 1–4.* Los Angeles: Western Psychological Services.

Lord, C., Rutter, M., & Le Couteur, A. (1994). Autism Diagnostic Interview—Revised:

A revised version of a diagnostic interview for caregivers of individuals with possible pervasive developmental disorders. *Journal of Autism and Developmental Disorders, 24*(5), 659–685.

Masi, A., Lampit, A., DeMayo, M. M., Glozier, N., Hickie, I. B., & Guastella, A. J. (2017). A comprehensive systematic review and meta-analysis of pharmacological and dietary supplement interventions in paediatric autism: Moderators of treatment response and recommendations for future research. *Psychological Medicine, 47*(7), 1323–1334.

McPheeters, M. L., Warren, Z., Sathe, N., Bruzek, J. L., Krishnaswami, S., Jerome, R. N., et al. (2011). A systematic review of medical treatments for children with autism spectrum disorders. *Pediatrics, 127*(5), e1312–e1321.

Myers, S. M., & Johnson, C. P. (2007). Management of children with autism spectrum disorders. *Pediatrics, 120*(5), 1162–1182.

Ozonoff, S., Dawson, G., & McPartland, J. (2014). *A parent's guide to Asperger syndrome and high-functioning autism: How to meet the challenges and help your child thrive* (2nd ed.). New York: Guilford Press.

Peters-Scheffer, N., Didden, R., Korzilius, H., & Sturmey, P. (2011). A meta-analytic study on the effectiveness of comprehensive ABA-based early intervention programs for children with autism spectrum disorders. *Research in Autism Spectrum Disorders, 5*(1), 60–69.

Postorino, V., Sharp, W. G., McCracken, C. E., Bearss, K., Burrell, T. L., Evans, A. N., et al. (2017). A systematic review and meta-analysis of parent training for disruptive behavior in children with autism spectrum disorder. *Clinical Child and Family Psychology Review, 20*(4), 391–402.

Reichow, B. (2012). Overview of meta-analyses on early intensive behavioral intervention for young children with autism spectrum disorders. *Journal of Autism and Developmental Disorders, 42*(4), 512–520.

Reichow, B., Barton, E. E., Boyd, B. A., & Hume, K. (2012). Early intensive behavioral intervention (EIBI) for young children with autism spectrum disorders (ASD). *Cochrane Database of Systematic Reviews, 10*.

Rogers, S. J., & Dawson, G. (2010). *Early Start Denver Model curriculum checklist for young children with autism.* New York: Guilford Press.

Rogers, S. J., & Dawson, G. (2010). *Early Start Denver Model for young children with autism: Promoting language, learning, and engagement.* New York: Guilford Press.

Rogers, S. J., Dawson, G., & Vismara, L. (2012). *An early start for your child with autism.* New York: Guilford Press.

Schopler, E., Reichler, R. J., DeVellis, R. F., & Daly, K. (1980). Toward objective classification of childhood autism: Childhood Autism Rating Scale (CARS). *Journal of Autism and Developmental Disorders, 10*(1), 91–103.

Sipes, M., & Matson, J. (2014). Measures used to screen and diagnose ASD in young children. In P. Sturmey, J. Tarbox, D. Dixon, & J. L. Matson (Eds.), *Handbook of early intervention for autism spectrum disorders: Research, practice, and policy.* New York: Springer.

South, M., Williams, B. J., McMahon, W. M., Owley, T., Filipek, P. A., Shernoff, E., et al. (2002). Utility of the Gilliam Autism Rating Scale in research and clinical populations. *Journal of Autism and Developmental Disorders, 32*(6), 593–599.

Tachibana, Y., Miyazaki, C., Ota, E., Mori, R., Hwang, Y., Kobayashi, E., et al. (2017). A systematic review and meta-analysis of comprehensive interventions for pre-school children with autism spectrum disorder (ASD). *PLOS ONE, 12*(12), e0186502.

U.S. Department of Education. *Individuals with Disabilities Education Act.* Retrieved from *https://sites.ed.gov/idea.*

Vivanti, G., Duncan, E., Dawson, G., & Rogers, S. J. (2016). *Implementing the group-based Early Start Denver Model for preschoolers with autism.* New York: Springer.

Wagner, S., & Harony-Nicolas, H. (2018). Oxytocin and animal models for autism spectrum disorder. *Current Topics in Behavioral Neuroscience, 35,* 213–237.

Warren, Z., McPheeters, M. L., Sathe, N., Foss-Feig, J. H., Glasser, A., & Veenstra-VanderWeele, J. (2011). A systematic review of early intensive intervention for autism spectrum disorders. *Pediatrics, 127*(5), e1303–e1311.

Weston, L., Hodgekins, J., & Langdon, P. E. (2016). Effectiveness of cognitive behavioural therapy with people who have autistic spectrum disorders: A systematic review and meta-analysis. *Clinical Psychology Review, 49,* 41–54.

Yamasue, H., & Domes, G. (2018). Oxytocin and autism spectrum disorders. *Current Topics in Behavioral Neuroscience, 35,* 449–465.

Zwaigenbaum, L., & Penner, M. (2018). Autism spectrum disorder: Advances in diagnosis and evaluation. *BMJ, 361,* k1674.

第6章　运动、睡眠与自闭症

American Academy of Pediatrics. (2016). Recommended amount of sleep for pediatric populations. *Pediatrics, 138*(2), e20161601.

Archer, T., & Kostrzewa, R. M. (2015). Physical exercise alleviates health defects, symptoms, and biomarkers in schizophrenia spectrum disorder. *Neurotoxicity Research, 28*(3), 268–280.

Auger, R. R., Burgess, H. J., Emens, J. S., Deriy, L. V., Thomas, S. M., & Sharkey, K. M. (2015). Clinical practice guideline for the treatment of intrinsic circadian rhythm sleep-wake disorders: Advanced sleep-wake phase disorder (ASWPD), delayed sleep-wake phase disorder (DSWPD), non-24-hour sleep-wake rhythm disorder (N24SWD), and irregular sleep-wake rhythm disorder (ISWRD). *Journal of Clinical Sleep Medicine, 11*(10), 1199–1236.

Bandini, L. G., Gleason, J., Curtin, C., Lividini, K., Anderson, S. E., Cermak, S. A., et al. (2013). Comparison of physical activity between children with autism spectrum disorders and typically developing children. *Autism, 17*(1), 44–54.

Barnes, C. M., & Drake, C. L. (2015). Prioritizing sleep health: Public health policy recommendations. *Perspectives on Psychological Science, 10*(6), 733–737.

Bremer, E., Crozier, M., & Lloyd, M. (2016). A systematic review of the behavioural outcomes following exercise interventions for children and youth with autism spectrum disorder. *Autism, 20*(8), 899–915.

Bruni, O., Alonso-Alconada, D., Besag, F., Biran, V., Braam, W., Cortese, S., et al. (2015). Current role of melatonin in pediatric neurology: Clinical recommendations. *European Journal of Paediatric Neurology, 19*(2), 122–133.

Burdette, H. L., & Whitaker, R. C. (2005). Resurrecting free play in young children: Looking beyond fitness and fatness to attention, affiliation, and affect. *Archives of Pediatric and Adolescent Medicine, 159*(1), 46–50.

Chang, A. M., Aeschbach, D., Duffy, J. F., & Czeisler, C. A. (2015). Evening use of light-emitting eReaders negatively affects sleep, circadian timing, and next-morning alertness. *Proceedings of the National Academy of Sciences of the USA, 112,* 1232–1237.

Cuomo, B. M., Vaz, S., Lee, E. A. L., Thompson, C., Rogerson, J. M., & Falkmer, T. (2017). Effectiveness of sleep-based interventions for children with autism spectrum disorder: A meta synthesis. *Pharmacotherapy, 37*(5), 555–578.

De Paz, A. M., Sanchez-Mut, J. V., Samitier-Martí, M., Petazzi, P., Sáez, M., Szczesna, K., et al. (2015). Circadian cycle-dependent MeCP2 and brain chromatin changes. *PLOS ONE, 10*(4), e0123693.

Denham, J., Marques, F. Z., O'Brien, B. J., & Charchar, F. J. (2014). Exercise: Putting action into our epigenome. *Sports Medicine, 44*(2), 189–209.

Devnani, P. A., & Hegde, A. U. (2015). Autism and sleep disorders. *Journal of Pediatric Neurosciences, 10*(4), 304.

Dillon, S. R., Adams, D., Goudy, L., Bittner, M., & McNamara, S. (2017). Evaluating exercise as evidence-based practice for individuals with autism spectrum disorder. *Frontiers in Public Health, 4,* 290.

Falbe, J., Davison, K. K., Franckle, R. L., Ganter, C., Gortmaker, S. L., Smith, L., et al. (2015). Sleep duration, restfulness, and screens in the sleep environment. *Pediatrics, 135*(2), e367–e375.

Goldman, S. E., Alder, M. L., Burgess, H. J., Corbett, B. A., Hundley, R., Wofford, D., et al. (2017). Characterizing sleep in adolescents and adults with autism spectrum disorders. *Journal of Autism and Developmental Disorders, 47*(6), 1682–1695.

Gómez, R. L., & Edgin, J. O. (2015). Sleep as a window into early neural development: Shifts in sleep-dependent learning effects across early childhood. *Child Development Perspectives, 9*(3), 183–189.

Hackney, A. C. (2015). Epigenetic aspects of exercise on stress reactivity. *Psychoneuroendocrinology, 61,* 17.

Hargreaves, M. (2015). Exercise and gene expression. *Progress in Molecular Biology and Translational Science, 135,* 457–469.

Healy, S., Nacario, A., Braithwaite, R. E., & Hopper, C. (2018). The effect of physical activity interventions on youth with autism spectrum disorder: A meta-analysis. *Autism Research, 11*(6), 818–833.

Hillman, C. H. (2014). The relation of childhood physical activity and aerobic fitness to brain function and cognition: A review. *Monographs of the Society for Research in Child Development, 79,* 1–6.

Horváth, K., Myers, K., Foster, R., & Plunkett, K. J. (2015). Napping facilitates word learning in early lexical development. *Sleep Research, 24*(5), 503–509.

Jones, R. A., Downing, K., Rinehart, N. J., Barnett, L. M., May, T., McGillivray,

J. A., et al. (2017). Physical activity, sedentary behavior and their correlates in children with autism spectrum disorder: A systematic review. *PLOS ONE, 12*(2), e0172482.

Kashimoto, R. K., Toffoli, L. V., Manfredo, M. H., Volpini, V. L., Martins-Pinge, M. C., Pelosi, G., et al. (2016). Physical exercise affects the epigenetic programming of rat brain and modulates the adaptive response evoked by repeated restraint stress. *Behavioural Brain Research, 296,* 286–289.

Khan, N. A., & Hillman, C. H. (2014). Benefits of regular aerobic exercise for executive functioning in healthy populations. *Pediatric Exercise Science, 26,* 138–146.

Maski, K. P. (2015). Sleep-dependent memory consolidation in children. *Seminars in Pediatric Neurology, 22*(2), 130–134.

Must, A., Phillips, S. M., Curtin, C., Anderson, S. E., Maslin, M., Lividini, K., et al. (2014). Comparison of sedentary behaviors between children with autism spectrum disorders and typically developing children. *Autism, 18*(4), 376–384.

Myer, G. D., Faigenbaum, A. D., Edwards, N. M., Clark, J. F., Best, T. M., & Sallis, R. E. (2015). Sixty minutes of what?: A developing brain perspective for activating children with an integrative exercise approach. *British Journal of Sports Medicine, 49*(23), 1510–1516.

Reynolds, A. M., & Malow, B. A. (2011). Sleep and autism spectrum disorders. *Pediatric Clinics, 58*(3), 685–698.

Richdale, A. L., & Schreck, K. A. (2009). Sleep problems in autism spectrum disorders: Prevalence, nature, and possible biopsychosocial aetiologies. *Sleep Medicine Reviews, 13*(6), 403–411.

Rodrigues, G. M., Jr., Toffoli, L. V., Manfredo, M. H., Francis-Oliveira, J., Silva, A. S., Raquel, H. A., et al. (2015). Acute stress affects the global DNA methylation pro le in rat brain: Modulation by physical exercise. *Behavioural Brain Research, 15*(279), 123–128.

Schuch, J. B., Genro, J. P., Bastos, C. R., Ghisleni, G., & Tovo-Rodrigues, L. (2018). The role of CLOCK gene in psychiatric disorders: Evidence from human and animal research. *American Journal of Medical Genetics Part B: Neuropsychiatric Genetics, 177*(2), 181–198.

Singh, A., Uijtdewilligen, L., Twisk, J. W., van Mechelen, W., & Chinapaw, M. J. (2012). Physical activity and performance at school: A systematic review of the literature including a methodological quality assessment. *Archives of Pediatric and Adolescent Medicine, 166*(1), 49–55.

Souders, M. C., Zavodny, S., Eriksen, W., Sinko, R., Connell, J., Kerns, C., et al. (2017). Sleep in children with autism spectrum disorder. *Current Psychiatry Reports, 19*(6), 34.

Tan, B. W., Pooley, J. A., & Speelman, C. P. (2016). A meta-analytic review of the efficacy of physical exercise interventions on cognition in individuals with autism spectrum disorder and ADHD. *Journal of Autism and Developmental Disorders, 46*(9), 3126–3143.

Urbain, C., De Tiège, X., Op De Beeck, M., Bourguignon, M., Wens, V., Verheulpen D., et al. (2016). Sleep in children triggers rapid reorganization of memory-related brain processes. *NeuroImage, 134,* 213–222.

von Schantz, M., & Archer, S. N. (2003). Clocks, genes and sleep. *Journal of the Royal Society of Medicine, 96*(10), 486–489.

第7章 自闭症儿童的胃肠道问题与进食问题

Bubnov, R. V., Spivak, M. Y., Lazarenko, L. M., Bomba, A., & Boyko, N. V. (2015). Probiotics and immunity: Provisional role for personalized diets and disease prevention. *EPMA Journal, 6*(1), 14.

Buie, T., Campbell, D. B., Fuchs, G. J., Furuta, G. T., Levy, J., VandeWater, J., et al. (2010). Evaluation, diagnosis, and treatment of gastrointestinal disorders in individuals with ASDs: A consensus report. *Pediatrics, 125*(Suppl. 1), S1–S18.

Cao, X., Lin, P., Jiang, P., & Li, C. (2013). Characteristics of the gastrointestinal microbiome in children with autism spectrum disorder: A systematic review. *Shanghai Archives of Psychiatry, 25*(6), 342.

Castro, K., Faccioli, L. S., Baronio, D., Gottfried, C., Perry, I. S., & Riesgo, R. D. S. (2015). Effect of a ketogenic diet on autism spectrum disorder: A systematic review. *Research in Autism Spectrum Disorders, 20,* 31–38.

Castro, K., Klein, L. D. S., Baronio, D., Gottfried, C., Riesgo, R., & Perry, I. S. (2016). Folic acid and autism: What do we know? *Nutritional Neuroscience, 19*(7), 310–317.

Chistol, L. T., Bandini, L. G., Must, A., Phillips, S., Cermak, S. A., & Curtin, C. (2018). Sensory sensitivity and food selectivity in children with autism spectrum disorder. *Journal of Autism and Developmental Disorders, 48*(2), 583–591.

Esteban-Figuerola, P., Canals, J., Fernández-Cao, J. C., & Arija Val, V. (2018). Differences in food consumption and nutritional intake between children with autism spectrum disorders and typically developing children: A meta-analysis. *Autism, 23*(5), 1079–1095. [Epub ahead of print]

Fulceri, F., Morelli, M., Santocchi, E., Cena, H., Del Bianco, T., Narzisi, A., et al. (2016). Gastrointestinal symptoms and behavioral problems in preschoolers with autism spectrum disorder. *Digestive and Liver Disease, 48*(3), 248–254.

Gogou, M., & Kolios, G. (2017). The effect of dietary supplements on clinical aspects of autism spectrum disorder: A systematic review of the literature. *Brain and Development, 39*(8), 656–664.

Gorrindo, P., Williams, K. C., Lee, E. B., Walker, L. S., McGrew, S. G., & Levitt, P. (2012). Gastrointestinal dysfunction in autism: Parental report, clinical evaluation, and associated factors. *Autism Research, 5*(2), 101–108.

Grayson, D. S., Kroenke, C. D., Neuringer, M., & Fair, D. A. (2014). Dietary omega-3 fatty acids modulate large-scale systems organization in the rhesus macaque brain. *Journal of Neuroscience, 34*(6), 2065–2074.

Holingue, C., Newill, C., Lee, L. C., Pasricha, P. J., & Daniele Fallin, M. (2018). Gastrointestinal symptoms in autism spectrum disorder: A review of the literature on ascertainment and prevalence. *Autism Research, 11*(1), 24–36.

Israelyan, N., & Margolis, K. G. (2018). Serotonin as a link between the gut-brain-microbiome axis in autism spectrum disorders. *Pharmacological Research, 132,* 1–6.

Kang, V., Wagner, G. C., & Ming, X. (2014). Gastrointestinal dysfunction in children with autism spectrum disorders. *Autism Research, 7*(4), 501–506.

Kopec, A. M., Fiorentino, M. R., & Bilbo, S. D. (2018). Gut-immune-brain dysfunction in autism: Importance of sex. *Brain Research, 1693*(Part B), 214–217.

Lange, K. W., Hauser, J., & Reissmann, A. (2015). Gluten-free and casein-free diets in the therapy of autism. *Current Opinion in Clinical Nutrition and Metabolic Care, 18*(6), 572–575.

Levine, S. Z., Kodesh, A., Viktorin, A., Smith, L., Uher, R., Reichenberg, A., et al. (2018). Association of maternal use of folic acid and multivitamin supplements in the periods before and during pregnancy with the risk of autism spectrum disorder in offspring. *JAMA Psychiatry, 75*(2), 176–184.

Li, Q., Han, Y., Dy, A. B. C., & Hagerman, R. J. (2017). The gut microbiota and autism spectrum disorders. *Frontiers in Cellular Neuroscience, 11,* 120.

Li, Y. J., Ou, J. J., Li, Y. M., & Xiang, D. X. (2017). Dietary supplement for core symptoms of autism spectrum disorder: Where are we now and where should we go? *Frontiers in Psychiatry, 8,* 155.

Ly, V., Bottelier, M., Hoekstra, P. J., Vasquez, A. A., Buitelaar, J. K., & Rommelse, N. N. (2017). Elimination diets' efficacy and mechanisms in attention deficit hyperactivity disorder and autism spectrum disorder. *European Child and Adolescent Psychiatry, 26*(9), 1067–1079.

Maqsood, R., & Stone, T. W. (2016). The gut-brain axis, BDNF, NMDA and CNS disorders. *Neurochemical Resesarch, 11,* 2819–2835.

Masi, A., Lampit, A., DeMayo, M. M., Glozier, N., Hickie, I. B., & Guastella, A. J. (2017). A comprehensive systematic review and meta-analysis of pharmacological and dietary supplement interventions in paediatric autism: Moderators of treatment response and recommendations for future research. *Psychological Medicine, 47*(7), 1323–1334.

Mayer, E. A., Tillisch, K., & Gupta, A. (2015). Gut/brain axis and the microbiota. *Journal of Clinical Investigation, 125*(3), 926–938.

McCue, L. M., Flick, L. H., Twyman, K. A., & Xian, H. (2017). Gastrointestinal dysfunctions as a risk factor for sleep disorders in children with idiopathic autism spectrum disorder: A retrospective cohort study. *Autism, 21*(8), 1010–1020.

McElhanon, B. O., McCracken, C., Karpen, S., & Sharp, W. G. (2014). Gastrointestinal symptoms in autism spectrum disorder: A meta-analysis. *Pediatrics, 133*(5), 872–883.

Mittal, R., Debs, L. H., Patel, A. P., Nguyen, D., Patel, K., O'Connor, G., et al. (2016). Neurotransmitters: The critical modulators regulating gut-brain axis. *Journal of Cell Physiology, 232*(9), 2359–2372.

Moody, L., Chen, H., & Pan, Y. X. (2017). Early-life nutritional programming of cognition—the fundamental role of epigenetic mechanisms in mediating the relation between early-life environment and learning and memory process. *Advances in Nutrition, 8*(2), 337–350.

Neuhaus, E., Bernier, R. A., Tham, S. W., & Webb, S. J. (2018). Gastrointestinal and psychiatric symptoms among children and adolescents with autism spectrum disorder. *Frontiers in Psychiatry, 9*(515), 1–9.

Pennesi, C. M., & Klein, L. C. (2012). Effectiveness of the gluten-free, casein-free diet for children diagnosed with autism spectrum disorder: Based on parental report. *Nutritional Neuroscience, 15*(2), 85–91.

Petra, A. I., Panagiotidou, S., Hatziagelaki, E., Stewart, J. M., Conti, P., & Theoharides, T. C. (2015). Gut-microbiota-brain axis and its effect on neuropsychiatric disorders with suspected immune dysregulation. *Clinical Therapeutics, 37*(5), 984–995.

Piwowarczyk, A., Horvath, A., Łukasik, J., Pisula, E., & Szajewska, H. (2017). Gluten and casein-free diet and autism spectrum disorders in children: A systematic review. *European Journal of Nutrition, 57*(2), 433–440.

Sable, P., Randhir, K., Kale, A., Chavan-Gautam, P., & Joshi, S. (2015). Maternal micronutrients and brain global methylation patterns in the offspring. *Nutritional Neuroscience, 18*(1), 30–36.

Sathe, N., Andrews, J. C., McPheeters, M. L., & Warren, Z. E. (2017). Nutritional and dietary interventions for autism spectrum disorder: A systematic review. *Pediatrics, 139*(6), e20170346.

Sharp, W. G., Postorino, V., McCracken, C. E., Berry, R. C., Criado, K. K., Burrell, T. L., et al. (2018). Dietary intake, nutrient status, and growth parameters in children with autism spectrum disorder and severe food selectivity: An electronic medical record review. *Journal of the Academy of Nutrition and Dietetics, 118*(10), 1943–1950.

Sharp, W. G., Volkert, V. M., Scahill, L., McCracken, C. E., & McElhanon, B. (2017). A systematic review and meta-analysis of intensive multidisciplinary intervention for pediatric feeding disorders: How standard is the standard of care? *Journal of Pediatrics, 181,* 116–124.

Strøm, M., Granström, C., Lyall, K., Ascherio, A., & Olsen, S. F. (2018). Folic acid supplementation and intake of folate in pregnancy in relation to offspring risk of autism spectrum disorder. *Psychological Medicine, 48*(6), 1048–1054.

Sullivan, E. L., Nousen, E. K., & Chamlou, K. A. (2014). Maternal high fat diet consumption during the perinatal period programs offspring behavior. *Physiology and Behavior, 123,* 236–242.

Surén, P., Roth, C., Bresnahan, M., Haugen, M., Hornig, M., Hirtz, D., et al. (2013). Association between maternal use of folic acid supplements and risk of autism spectrum disorders in children. *JAMA, 309*(6), 570–577.

Thulasi, V., Steer, R. A., Monteiro, I. M., & Ming, X. (2019). Overall severities of gastrointestinal symptoms in pediatric outpatients with and without autism spectrum disorder. *Autism, 23*(2), 524–530.

Wasilewska, J., & Klukowski, M. (2015). Gastrointestinal symptoms and autism spectrum disorder: Links and risks—a possible new overlap syndrome. *Pediatric Health, Medicine and Therapeutics, 6,* 153.

Wolraich, M. L., Wilson, D. B., & White, J. W. (1995). The effect of sugar on behavior or cognition in children: A meta-analysis. *Journal of the American Medical Association, 274*(20), 1617–1621.

Yang, X. L., Liang, S., Zou, M. Y., Sun, C. H., Han, P. P., Jiang, X. T., et al. (2018). Are gastrointestinal and sleep problems associated with behavioral symptoms of autism spectrum disorder? *Psychiatry Research, 259,* 229–235.

Yarandi, S. S., Peterson, D. A., Treisman, G. J., Moran, T. H., & Pasricha, P. J. (2016). Modulatory effects of gut microbiota on the central nervous system: How gut could play a role in neuropsychiatric health and diseases. *Journal of Neurogastroenterology and Motility, 22*(2), 201–212.

第8章 科技与自闭症

American Academy of Pediatrics. (2016). Family Media Use Plan. Retrieved from *www.healthychildren.org/English/media/Pages/default.aspx.*

Anderson, C. A., Berkowitz, L., Donnerstein, E., Huesmann, L. R., Johnson, J. D., Linz, D., et al. (2003). The influence of media violence on youth. *Psychological Science in the Public Interest, 4*(3), 81–110.

Bellini, S., & Akullian, J. (2007). A meta-analysis of video modeling and video self-modeling interventions for children and adolescents with autism spectrum disorders. *Exceptional Children, 73*(3), 264–287.

Bushman, B. J. (2016). Violent media and hostile appraisals: A meta-analytic review. *Aggressive Behavior, 42,* 605–613.

Bushman, B. J., & Anderson, C. A. (2001). Media violence and the American public: Scientific facts versus media misinformation. *American Psychologist, 56,* 477–489.

Chonchaiya, W., Nuntnarumit, P., & Pruksananonda, C. (2011). Comparison of television viewing between children with autism spectrum disorder and controls. *Acta Paediatrica, 100*(7), 1033–1037.

Christakis, D. A., Garrison, M. M., Herrenkohl, T., Haggerty, K., Rivara, F. P., Zhou, C., et al. (2013). Modifying media content for preschool children: A randomized controlled trial. *Pediatrics, 131*(3), 431–438.

Christakis, D. A., Gilkerson, J., Richards, J. A., Zimmerman, F. J., Garrison, M. M., Xu, D., et al. (2009). Audible television and decreased adult words, infant vocalizations, and conversational turns: A population-based study. *Archives of Pediatrics and Adolescent Medicine, 163*(6), 554–558.

Christakis, D. A., & Zimmerman, F. J. (2007). Violent television viewing during preschool is associated with antisocial behavior during school age. *Pediatrics, 120*(5), 993–999.

Duch, H., Fisher, E. M., Ensari, I., & Harrington, A. (2013). Screen time use in children under 3 years old: A systematic review of correlates. *International Journal of Behavioral Nutrition and Physical Activity, 10*(1), 102.

Fletcher-Watson, S. (2014). A targeted review of computer-assisted learning for people with autism spectrum disorder: Towards a consistent methodology. Review. *Journal of Autism and Developmental Disorders, 1*(2), 87–100.

Garon, N., Zwaigenbaum, L., Bryson, S., Smith, I. M., Brian, J., Roncadin, C., et al. (2016). Temperament and its association with autism symptoms in a high-risk population. *Journal of Abnormal Child Psychology, 44*(4), 757–769.

Garrison, M. M., & Christakis, D. A. (2012). The impact of a healthy media use intervention on sleep in preschool children. *Pediatrics, 130*(3).

Grynszpan, O., Weiss, P. L., Perez-Diaz, F., & Gal, E. (2014). Innovative technology-based interventions for autism spectrum disorders: A meta-analysis. *Autism, 18*(4), 346–361.

Gwynette, M. F., Sidhu, S. S., & Ceranoglu, T. A. (2018). Electronic screen media use in youth with autism Spectrum disorder. *Child and Adolescent Psychiatric Clinics of North America, 27*(2), 203–219.

Hong, E. R., Ganz, J. B., Mason, R., Morin, K., Davis, J. L., Ninci, J., et al. (2016). The effects of video modeling in teaching functional living skills to persons with ASD: A meta-analysis of single-case studies. *Research in Developmental Disabilities, 57,* 158–169.

Kabali, H. K., Irigoyen, M. M., Nunez-Davis, R., Budacki, J. G., Mohanty, S. H., Leister, K. P., et al. (2015). Exposure and use of mobile media devices by young children. *Pediatrics, 136*(6).

Knight, V., McKissick, B. R., & Saunders, A. (2013). A review of technology-based interventions to teach academic skills to students with autism spectrum disorder. *Journal of Autism and Developmental Disorders, 43*(11), 2628–2648.

Kuo, M. H., Orsmond, G. I., Coster, W. J., & Cohn, E. S. (2014). Media use among adolescents with autism spectrum disorder. *Autism, 18*(8), 914–923.

Lee, C. S., Lam, S. H., Tsang, S. T., Yuen, C. M., & Ng, C. K. (2018). The effectiveness of technology-based intervention in improving emotion recognition through facial expression in people with autism spectrum disorder: A systematic review. *Journal of Autism and Developmental Disorders, 5*(2), 91–104.

Li, K., Jurkowski, J. M., & Davison, K. K. (2013). Social support may buffer the effect of intrafamilial stressors on preschool children's television viewing time in low-income families. *Childhood Obesity, 9*(6), 484–491.

Livingstone, S., & Smith, P. K. (2014). Annual research review: Harms experienced by child users of online and mobile technologies: The nature, prevalence and management of sexual and aggressive risks in the digital age. *Journal of Child Psychology and Psychiatry and Allied Disciplines, 55*(6), 635–654.

Logan, K., Iacono, T., & Trembath, D. (2017). A systematic review of research into aided AAC to increase social-communication functions in children with autism spectrum disorder. *Augmentative and Alternative Communication, 33*(1), 51–64.

Mason, R. A., Ganz, J. B., Parker, R. I., Burke, M. D., & Camargo, S. P. (2012). Moderating factors of video-modeling with other as model: A meta-analysis of single-case studies. *Research in Developmental Disabilities, 33*(4), 1076–1086.

Mazurek, M. O., Shattuck, P. T., Wagner, M., & Cooper, B. P. (2012). Prevalence and correlates of screen-based media use among youths with autism spectrum disorders. *Journal of Autism and Developmental Disorders, 42*(8), 1757–1767.

Mazurek, M. O., & Wenstrup, C. (2013). Television, video game and social media use among children with ASD and typically developing siblings. *Journal of Autism and Developmental Disorders, 43*(6), 1258–1271.

Mesa-Gresa, P., Gil-Gómez, H., Lozano-Quilis, J. A., & Gil-Gómez, J. A. (2018). Effectiveness of virtual reality for children and adolescents with autism spectrum disorder: An evidence-based systematic review. *Sensors, 18*(8), 2486.

Mineo, B. A., Ziegler, W., Gill, S., & Salkin, D. (2009). Engagement with electronic screen media among students with autism spectrum disorders. *Journal of Autism and Developmental Disorders, 39*(1), 172–187.

Montes, G. (2016). Children with autism spectrum disorder and screen time: Results from a large, nationally representative US study. *Academic Pediatrics, 16*(2), 122–128.

Morin, K. L., Ganz, J. B., Gregori, E. V., Foster, M. J., Gerow, S. L., Genç-Tosun, D., et al. (2018). A systematic quality review of high-tech AAC interventions as an evidence-based practice. *Augmentative and Alternative Communication, 34*(2), 104–117.

Nally, B., Houlton, B., & Ralph, S. (2000). Researches in brief: The management of television and video by parents of children with autism. *Autism, 4*(3), 331–337.

Pennisi, P., Tonacci, A., Tartarisco, G., Billeci, L., Ruta, L., Gangemi, S., et al. (2016). Autism and social robotics: A systematic review. *Autism Research, 9*(2), 165–183.

Radesky, J. S., Silverstein, M., Zuckerman, B., & Christakis, D. A. (2014). Infant self-regulation and early childhood media exposure. *Pediatrics, 133*(5), e1172–e1178.

Shane, H. C., & Albert, P. D. (2008). Electronic screen media for persons with autism spectrum disorders: Results of a survey. *Journal of Autism and Developmental Disorders, 38*(8), 1499–1508.

Shane, H. C., Laubscher, E. H., Schlosser, R. W., Flynn, S., Sorce, J. F., & Abramson, J. (2012). Applying technology to visually support language and communication in individuals with autism spectrum disorders. *Journal of Autism and Developmental Disorders, 42*(6), 1228–1235.

Takacs, Z. K., Swart, E. K., & Bus, A. G. (2015). Benefits and pitfalls of multimedia and interactive features in technology-enhanced storybooks: A meta-analysis. *Review of Educational Research, 85*(4), 698–739.

第9章　青春期与自闭症

Anderson, K. A., Sosnowy, C., Kuo, A. A., & Shattuck, P. T. (2018). Transition of individuals with autism to adulthood: A review of qualitative studies. *Pediatrics, 141*(Suppl. 4), S318–S327.

Ballan, M. S., & Freyer, M. B. (2017). Autism spectrum disorder, adolescence, and sexuality education: Suggested interventions for mental health professionals. *Sexuality and Disability, 35*(2), 261–273.

Bennett, A. E., Miller, J. S., Stollon, N., Prasad, R., & Blum, N. J. (2018). Autism spectrum disorder and transition-aged youth. *Current Psychiatry Reports, 20*(11), 103.

Chen, J., Cohn, E. S., & Orsmond, G. I. (2019). Parents' future visions for their autistic transition-age youth: Hopes and expectations. *Autism, 23*(6), 1363–1372. [Epub ahead of print]

Davignon, M. N., Qian, Y., Massolo, M., & Croen, L. A. (2018). Psychiatric and medical conditions in transition-aged individuals with ASD. *Pediatrics, 141*(Suppl. 4), S335–S345.

Gates, J. A., Kang, E., & Lerner, M. D. (2017). Efficacy of group social skills interventions for youth with autism spectrum disorder: A systematic review and meta-analysis. *Clinical Psychology Review, 52,* 164–181.

George, R., & Stokes, M. A. (2018). Gender identity and sexual orientation in autism spectrum disorder. *Autism, 22*(8), 970–982.

George, R., & Stokes, M. A. (2018). Sexual orientation in autism spectrum disorder. *Autism Research, 11*(1), 133–141.

Glidden, D., Bouman, W. P., Jones, B. A., & Arcelus, J. (2016). Gender dysphoria and autism spectrum disorder: A systematic review of the literature. *Sexual Medicine Reviews, 4*(1), 3–14.

Hancock, G. I., Stokes, M. A., & Mesibov, G. B. (2017). Socio-sexual functioning in autism spectrum disorder: A systematic review and meta-analyses of existing literature. *Autism Research, 10*(11), 1823–1833.

Hatfield, M., Ciccarelli, M., Falkmer, T., & Falkmer, M. (2018). Factors related to successful transition planning for adolescents on the autism spectrum. *Journal of Research in Special Educational Needs, 18*(1), 3–14.

Lappé, M., Lau, L., Dudovitz, R. N., Nelson, B. B., Karp, E. A., & Kuo, A. A. (2018). The diagnostic odyssey of autism spectrum disorder. *Pediatrics, 141*(Suppl. 4), S272–S279.

Paradiz, V., Kelso, S., Nelson, A., & Earl, A. (2018). Essential self-advocacy and transition. *Pediatrics, 141*(Suppl. 4), S373–S377.

Pecora, L. A., Mesibov, G. B., & Stokes, M. A. (2016). Sexuality in high-functioning autism: A systematic review and meta-analysis. *Journal of Autism and Developmental Disorders, 46*(11), 3519–3556.

Shattuck, P. T., Lau, L., Anderson, K. A., & Kuo, A. A. (2018). A national research agenda for the transition of youth with autism. *Pediatrics, 141*(Suppl. 4), S355–S361.

Sosnowy, C., Silverman, C., & Shattuck, P. (2018). Parents' and young adults' perspectives on transition outcomes for young adults with autism. *Autism, 22*(1), 29–39.

Strang, J. F., Meagher, H., Kenworthy, L., de Vries, A. L., Menvielle, E., Leibowitz, S., et al. (2018). Initial clinical guidelines for co-occurring autism spectrum disorder and gender dysphoria or incongruence in adolescents. *Journal of Clinical Child and Adolescent Psychology, 47*(1), 105–115.

Turner, D., Briken, P., & Schöttle, D. (2017). Autism-spectrum disorders in adolescence and adulthood: Focus on sexuality. *Current Opinion in Psychiatry, 30*(6), 409–416.

Van Der Miesen, A. I., Hurley, H., & De Vries, A. L. (2016). Gender dysphoria and autism spectrum disorder: A narrative review. *International Review of Psychiatry, 28*(1), 70–80.

Vincent, J. (2019). It's the fear of the unknown: Transition from higher education for young autistic adults. *Autism, 23*(6), 1575–1585. [Epub ahead of print]

Watkins, L., O'Reilly, M., Kuhn, M., Gevarter, C., Lancioni, G. E., Sigafoos, J., et al. (2015). A review of peer-mediated social interaction interventions for students with autism in inclusive settings. *Journal of Autism and Developmental Disorders, 45*(4), 1070–1083.

White, S. W., Simmons, G. L., Gotham, K. O., Conner, C. M., Smith, I. C., Beck, K. B., et al. (2018). Psychosocial treatments targeting anxiety and depression in adolescents and adults on the autism spectrum: Review of the latest research and recommended future directions. *Current Psychiatry Reports, 20*(10), 82.

第10章　成年期与自闭症

Anderson, D., Liang, J., & Lord, C. (2014). Predicting young adult outcome among more and less cognitively able individuals with autism spectrum disorders. *Journal of Child Psychology and Psychiatry, 55*(5), 485–494.

Dijkhuis, R. R., Ziermans, T. B., Van Rijn, S., Staal, W. G., & Swaab, H. (2017). Self-regulation and quality of life in high-functioning young adults with autism. *Autism, 21*(7), 896–906.

García-Villamisar, D., & Hughes, C. (2007). Supported employment improves cognitive performance in adults with autism. *Journal of Intellectual Disability Research, 51,* 142–150.

Gelbar, N. W., Smith, I., & Reichow, B. (2014). Systematic review of articles describing experience and supports of individuals with autism enrolled in college and university programs. *Journal of Autism and Developmental Disorders, 44*(10), 2593–2601.

Gotham, K., Brunwasser, S., & Lord, C. (2015). Depressive and anxiety symptom trajectories from school age through young adulthood in samples with autism spectrum disorder and developmental delay. *Journal of American Academy of Child and Adolescent Psychiatry, 54*(5), 369–376.

Hollocks, M., Lerh, J. W., Magiati, I., Meiser-Stedman, R., & Brugha, T. (2018). Anxiety and depression in adults with autism spectrum disorder: A systematic review and meta-analysis. *Psychological Medicine, 49*(4), 559–572.

Levy, A., & Perry, A. (2011). Outcomes in adolescents and adults with autism: A review of the literature. *Research in Autism Spectrum Disorders, 5,* 1271–1282.

Magiati, I., Tay, X. W., & Howlin, P. (2014). Cognitive, language, social, and behavioural outcomes in adults with autism spectrum disorders: A systematic review of longitudinal follow-up studies in adulthood. *Clinical Psychology Review, 34,* 73–86.

Moss, P., Mandy, W., & Howlin, P. (2017). Child and adult factors related to quality of life in adults with autism. *Journal of Autism and Developmental Disorders, 47*(6), 1830–1837.

Nicolaidis, C., Kripke, C. C., & Raymaker, D. (2014). Primary care for adults on the autism spectrum. *Medical Clinics, 98*(5), 1169–1191.

Poon, K. K., & Sidhu, D. J. (2017). Adults with autism spectrum disorders: A review of outcomes, social attainment, and interventions. *Current Opinion in Psychiatry, 30*(2), 77–84.

Scott, M., Milbourn, B., Falkmer, M., Black, M., Bölte, S., Halladay, A., et al. (2019). Factors impacting employment for people with autism spectrum disorder: A scoping review. *Autism, 23*(4), 869–901. [Epub ahead of print]]

Taylor, J. L., McPheeters, M. L., Sathe, N. A., Dove, D., Veenstra-VanderWheele, J., & Warren, Z. (2012). A systematic review of vocational interventions for young adults with autism spectrum disorders. *Pediatrics, 130*(3), 531–538.

Taylor, J. L., & Seltzer, M. M. (2011). Employment and post-secondary educational activities for young adults with autism spectrum disorders during the transition to adulthood. *Journal of Autism and Developmental Disorders, 41*(5), 566–574.

van Heijst, B. F., & Geurts, H. M. (2015). Quality of life in autism across the lifespan: A meta-analysis. *Autism, 19*(2), 158–167.

科学教养

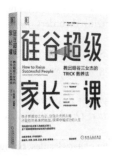

硅谷超级家长课
教出硅谷三女杰的 TRICK 教养法
978–7–111–66562–5

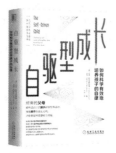

自驱型成长
如何科学有效地培养孩子的自律
978–7–111–63688–5

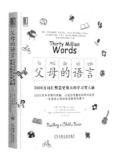

父母的语言
3000 万词汇塑造更强大的学习型大脑
978–7–111–57154–4

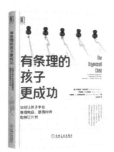

有条理的孩子更成功
如何让孩子学会整理物品、管理
时间和制订计划
978–7–111–65707–1

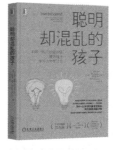

聪明却混乱的孩子
利用"执行技能训练"提升孩子
学习力和专注力
978–7–111–66339–3

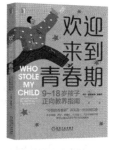

欢迎来到青春期
9~18 岁孩子正向教养指南
978–7–111–68159–5

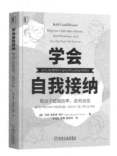

学会自我接纳
帮孩子超越自卑，走向自信
978–7–111–65908–2

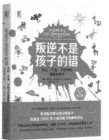

叛逆不是孩子的错
不打、不骂、不动气的温暖教养术
（原书第 2 版）
978–7–111–57562–7

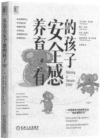

养育有安全感的孩子
978–7–111–65801–6

抑郁 & 焦虑

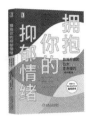

《拥抱你的抑郁情绪：自我疗愈的九大正念技巧（原书第2版）》

作者：（美）柯克·D.斯特罗萨尔 帕特里夏·J.罗宾逊 译者：徐守森 宗焱 祝卓宏 等

美国行为和认知疗法协会推荐图书
两位作者均为拥有近30年抑郁康复工作经验的国际知名专家

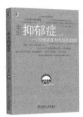

《走出抑郁症：一个抑郁症患者的成功自救》

作者：王宇

本书从曾经的患者及现在的心理咨询师两个身份与角度而写，希望能够给绝望中的你一点希望，给无助的你一点力量，能做到这一点是我最大的欣慰。

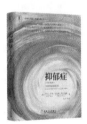

《抑郁症（原书第2版）》

作者：（美）阿伦·贝克 布拉德 A.奥尔福德 译者：杨芳 等

40多年前，阿伦·贝克这本开创性的《抑郁症》第一版问世，首次从临床、心理学、理论和实证研究、治疗等各个角度，全面而深刻地总结了抑郁症。时隔40多年后本书首度更新再版，除了保留第一版中仍然适用的各种理论，更增强了关于认知障碍和认知治疗的内容。

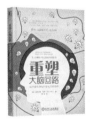

《重塑大脑回路：如何借助神经科学走出抑郁症》

作者：（美）亚历克斯·科布 译者：周涛

神经科学家亚历克斯·科布在本书中通俗易懂地讲解了大脑如何导致抑郁症，并提供了大量简单有效的生活实用方法，帮助受到抑郁困扰的读者改善情绪，重新找回生活的美好和活力。本书基于新近的神经科学研究，提供了许多简单的技巧，你可以每天"重新连接"自己的大脑，创建一种更快乐、更健康的良性循环。

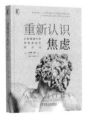

《重新认识焦虑：从新情绪科学到焦虑治疗新方法》

作者：（美）约瑟夫·勒杜 译者：张晶 刘睿哲

焦虑到底从何而来？是否有更好的心理疗法来缓解焦虑？世界知名脑科学家约瑟夫?勒杜带我们重新认识焦虑情绪。诺贝尔奖得主坎德尔推荐，荣获美国心理学会威廉·詹姆斯图书奖

更多>>>

《焦虑的智慧：担忧和侵入式思维如何帮助我们疗愈》 作者：（美）谢尔尔·保罗
《丘吉尔的黑狗：抑郁症以及人类深层心理现象的分析》 作者：（英）安东尼·斯托尔
《抑郁是因为我想太多吗：元认知疗法自助手册》 作者：（丹）皮亚·卡列森

原生家庭

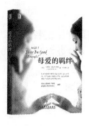

《母爱的羁绊》

作者：（美）卡瑞尔·麦克布莱德 译者：于玲娜

爱来自父母，令人悲哀的是，伤害也往往来自父母，而这爱与伤害，总会被孩子继承下来。

作者找到一个独特的角度来考察母女关系中复杂的心理状态，读来平实、温暖却又发人深省，书中例举了大量女儿们的心声，令人心生同情。在帮助她们重塑健康人生的同时，还会起到激励作用。

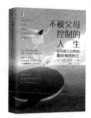

《不被父母控制的人生：如何建立边界感，重获情感独立》

作者：（美）琳赛·吉布森 译者：姜帆

已经成年的你，却有这样"情感不成熟的父母"吗？情绪极其不稳定，控制孩子的生活，逃避自己的责任，拒绝和疏远孩子……

本书帮助你突破父母的情感包围圈，建立边界感，重获情感独立。豆瓣8.8分高评经典作品《不成熟的父母》作者琳赛 重磅新作。

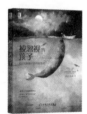

《被忽视的孩子：如何克服童年的情感忽视》

作者：（美）]乔尼丝·韦布 克里斯蒂娜·穆塞洛 译者：王诗溢 李沁芸

"从小吃穿不愁、衣食无忧，我怎么就被父母给忽视了？"美国亚马逊畅销书，深度解读"童年情感忽视"的开创性作品，陪你走出情感真空，与世界重建联结。

本书运用大量案例、练习和技巧，帮助你在自己的生活中看到童年的缺失和伤痕，了解情绪的价值，陪伴你进行重建自我。

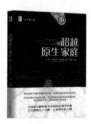

《超越原生家庭（原书第4版）》

作者：（美）罗纳德·理查森 译者：牛振宇

所以，一切都是童年的错吗？全面深入解析原生家庭的心理学经典，全美热销几十万册，已更新至第4版！

本书的目的是揭示原生家庭内部运作机制，帮助你学会应对原生家庭影响的全新方法，摆脱过去原生家庭遗留的问题，从而让你在新家庭中过得更加幸福快乐，让你的下一代更加健康地生活和成长。

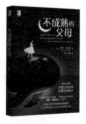

《不成熟的父母》

作者：（美）琳赛·吉布森 译者：魏宁 况辉

有些父母是生理上的父母，心理上的孩子。不成熟父母问题专家琳赛·吉布森博士提供了丰富的真实案例和实用方法，帮助童年受伤的成年人认清自己生活痛苦的源头，发现自己真实的想法和感受，重建自己的性格、关系和生活；也帮助为人父母者审视自己的教养方法，学做更加成熟的家长，给孩子健康快乐的成长环境。

更多>>> 《拥抱你的内在小孩（珍藏版）》 作者：（美）琳赛·吉布森
《性格的陷阱：如何修补童年形成的性格缺陷》 作者：（美）罗西·马奇-史密斯
《为什么家庭会生病》 作者：（美）杰弗里·E.杨 珍妮特·S.克罗斯科